フレーム法で、もうコワくない **総合内科**

# ただいま診断中！

CLINICAL DIAGNOSIS IN GENERAL MEDICINE

著／**森川　暢** JCHO東京城東病院 総合診療科チーフ

監修／**徳田安春** 群星沖縄臨床研修センター長

中外医学社

# 巻頭言

　内科を英語で表すとインターナルメディスンまたは単にメディスンという。メディスンには薬という意味があるが、医学という意味もある。医学の中で最も基本的でコア部分が内科なのである。すなわち、全人医療をベースにしながら、成人での診断と治療を幅広く行うことができる診療科が本来の内科であった。しかし、近年における内科の臓器別細分化によって、内科という診療科がだんだん意味を持たなくなってきた。

　そこで登場したのが総合内科である。日本型の総合内科医は入院診療のみならず、救急外来と集中治療、そして外来もカバーできる守備範囲の広い医師集団である。救急外来では小児患者や外傷患者をケアすることもあるので病院総合診療と呼んでも良い。最近注目されている日本型ホスピタリストである。

　臨床医学の父であるウィリアム・オスラー先生の時代から、最も尊敬される医師像とは、診断困難なケースでの診断の追求を懸命に行う医師たちであった。総合内科または病院総合診療の医師は、世界中のメディアに時々取り上げられる題材にもなっている。アメリカではドクターハウスというテレビシリーズが人気があった。日本では、研修医とガチンコでディスカッションするドクターＧのシリーズが有名である。

　医学の中で最も基本的でコア部分を引き継いでいるのが総合内科や病院総合診療の医師集団であることから、これらの診療部門が充実していることが、初期研修医や内科・総合診療専攻医のトレーニングプログラムを充実させるのに不可欠である。総合内科の訓練目標を習得するためには総合内科医から直接指導を受けることが望ましい。しかし、日本の多くの病院では、総合内科部門または総合内科医が存在していないのが現状である。

　そんな中、近年大変好評であるところの、ただいま診断中シリーズで、総合内科版が登場した。総合内科指導医と研修医のテンポの良い対話を通じて、総合内科の診断の醍醐味が楽しく学習できるようになっている。医学の中で最も基本的でコア部分をきちんと身に付けることが楽にできるとは嬉しい限りである。ただいま診断中シリーズは、これまで多くの新進気鋭の若手指導医を発掘し世の中にアピールさせるきっかけを与えてきた。本書の著者である森川医師も、情熱あふれる総合内科若手指導員のリーダー格であり、幅広い読者層から支持を得ていた。総合内科版の著者としてふさわしい書き手である。初期研修医や内科・総合診療専攻医だけでな

く臨床実習に入る前の医学生のみなさんや、メディスンをもう一度勉強したいと考えるベテラン医師の方々にも本書をぜひ読んでいていただきたいと思う。

2018 年 4 月吉日

徳田安春

# 序

　総合内科の醍醐味として臨床推論がある。シャーロック・ホームズが推理で犯人を追い詰めるように、総合内科医は病歴と身体診察で鑑別疾患を絞り込む。奇しくもシャーロック・ホームズの著者であるアーサー・コナン・ドイルが医師であることは決して偶然ではない。シャーロック・ホームズが初めて、ジョン・H・ワトソンに出会った時、ワトソンが軍医であることをホームズはワトソンの容姿のみで推理した。病歴と身体診察のみで鮮やかに病気を診断することもまた同様なのである。しかし、学生や初期研修医が病歴と身体診察のみで病気を鮮やかに診断することは困難である。むしろ、ひとつの病気に当たりをつけようとすることは危険である。さらに、医師年数が経ったところで病歴と身体診察だけで鮮やかに診断できないことも多々ある。つまり泥臭く、網羅的に診断を考えることが臨床の現場では重要になってくる。しかし泥臭く考えようにも、指針がなければ考えようがない。医師3年目の時に、発熱を伴う嘔吐の患者をノロウイルス感染症として帰宅させたことがある。患者は実は、気腫性膀胱炎であった。幸いその後適切な治療がなされたが、何故見逃したのだろうとその時に考え、網羅的に考えることが見逃しを少なくするだろうという結論を得た。しかし個別の疾患を全て網羅的に考えることは出来ない。そこで、主訴別に枠組みをあらかじめ作っておいてそれに基づき考えれば、効率的に見逃しを少なく出来るのではと考えた。それがフレームワークである。当時医師3年目に初めて参加した関西若手医師フェデレーションでフレームワークについてレクチャーをさせていただく機会にも恵まれた。その後フレームワークを自分の中で洗練させていく過程でビジネスの世界でフレームワークが多用されていることを知り、考え方は間違ってないのだとより確証を得ることが出来た。つまりフレームワークこそが指針であったのだ。フレームワークにもとづいた臨床推論の講演を何度か行っているうちに、中外医学社から出版の話を頂き、今回の出版につながった。この本は、外来で内科診断をどのようにすればよいか戸惑っている研修医に向けて書いた。フレームワークを中心としつつ、どのように病歴聴取をすべきかを中心に総論とした。各症候におけるフレームワークとよく遭遇する症例のピットフォールを各論とした。また指導医が研修医に語るように会話形式の内容としている。皆様の助けになれば幸いである。

　最後に本書の執筆にあたり、監修を引き受けていただいた德田安春先生、後期研修医時代の恩師である上田剛士先生、東京城東病院総合診療科の同僚の皆、私の遅

筆を温かく見守ってくださった編集部の宮崎様、そして家族の支えがなければこの本は完成しなかった。改めて感謝の言葉を申し上げたいと思う。羅針盤のない航海は難しい。本書が茫洋たる臨床の大海における羅針盤となることを切に願う。

2018 年 5 月

JCHO 東京城東病院 総合診療科

森川　暢

## 目次

---

### 1 総論

**▶ 1-1. 主訴の決定** ..... 2
- まとめ ..... 7
- 解説 ..... 8

**▶ 1-2. 主訴の解析** ..... 10
- Time course ..... 11
- Onset ..... 14
- Situation ..... 17
- Severity ..... 19
- 痛みの解析 ..... 19
- TOSS＋PQR のまとめ ..... 21

**▶ 1-3. 基本情報の把握** ..... 23
- 患者背景 ..... 23
- 既往歴 ..... 25
- 内服薬 ..... 27
- 喫煙歴 ..... 28
- 飲酒歴 ..... 29
- アレルギー ..... 32
- その他 ..... 33
- まとめ ..... 34

**▶ 1-4. Think worst scenario フレーム法** ..... 36
- まとめと補足 ..... 41

**▶ 1-5. 追加問診　ROS** ..... 43
- まとめ ..... 45

## ▶1-6. 1文サマリー 48
- ○1文サマリーについて ································································ 53

## ▶1-7. 問診の流れ 57
- 問診の前に：バイタルサインおよび重症度の確認 ················ 57
  - 1）Open question ················································································ 57
  - 2）主訴の決定 ···················································································· 57
  - 3）主訴の解析 ···················································································· 58
  - 4）基本情報の把握 ············································································ 58
  - 5）フレーム法＋Think worst scenario 法による鑑別の想起 ····· 59
  - 6）フレームに基づく追加問診（Review of Systems）··············· 59
  - 7）1文サマリーの作成 ······································································ 59

## ▶1-8. 診断学総論　診察・検査へどうつなげるか 61
- 解説 ···································································································· 66

# 2　各　論

## ▶2-1. 失神 70
- 失神の前提 ························································································· 71
- 心原性 ································································································ 74
- 起立性低血圧 ···················································································· 78
- 脳血管性 ···························································································· 81
- 神経介在性 ························································································· 83
- その後 ································································································ 85
- まとめ ································································································ 86

## ▶2-2. 胸痛 91
- 肺・縦隔 ···························································································· 93
- 消化器（食道・胃・十二指腸、肝胆膵）························· 95
- 皮膚・筋骨格系 ················································································· 97
  - 1）視覚的に異常を認める ······························································· 98
  - 2）明らかな圧痛がある場合 ··························································· 99
  - 3）特定の動作で明らかな痛みが誘発される ································· 99
- 心・血管 ···························································································· 100
  - 1）急性大動脈解離 ··········································································· 101

ii　目次

2）肺塞栓 ……………………………………………………… 102

3）急性冠動脈症候群 …………………………………………… 105

- その後 …………………………………………………………… 108
- まとめ …………………………………………………………… 109

## ▶2-3. めまい　　112

- 前失神 …………………………………………………………… 114

1）起立性 ………………………………………………………… 114

2）心原性 ………………………………………………………… 115

- 平衡障害 ………………………………………………………… 116
- 頭位性めまいと持続性めまい ………………………………… 119

1）持続性めまい ………………………………………………… 119

2）頭位性めまい ………………………………………………… 122

- その後 …………………………………………………………… 125
- まとめ …………………………………………………………… 126

## ▶2-4. 頭痛　　133

- その後 …………………………………………………………… 133
- 雷鳴様頭痛 ……………………………………………………… 135
- 頭蓋内疾患 ……………………………………………………… 138
- 頭蓋外疾患 ……………………………………………………… 140
  - 皮膚 …………………………………………………………… 141
  - 眼 ……………………………………………………………… 141
  - 鼻 ……………………………………………………………… 142
  - 耳 ……………………………………………………………… 143
  - 血管 …………………………………………………………… 143
  - 神経 …………………………………………………………… 143
- 全身性疾患 ……………………………………………………… 144
- 機能性頭痛 ……………………………………………………… 145

## ▶2-5. 腹痛　　152

- Killer abdominal pain ………………………………………… 153
- 若年女性の破れる病態 ………………………………………… 155
- 若年者の捻れる病態について ………………………………… 158
- 主に高齢者の破れる病態について …………………………… 161
- 主に高齢者の捻れる病態について …………………………… 162

iii

- 胸部のフレームワーク ･･･････････････････････････････････ 166
- 皮膚・筋骨格系のフレームワーク ･･････････････････････ 168
- 代謝/内分泌性のフレームワーク ･･････････････････････ 170
- 腹部（腹膜炎、持続痛、蠕動痛）のフレームワーク ･･･････････ 172
  - 1）腹膜炎 ･･････････････････････････････････････ 172
  - 2）虫垂炎 ･･････････････････････････････････････ 173
  - 3）骨盤内炎症性疾患 ･････････････････････････････ 176
  - 4）持続痛 ･･････････････････････････････････････ 178
  - 5）蠕動痛 ･･････････････････････････････････････ 180
- その後 ･･･････････････････････････････････････････ 183

## ▶2-6. 咽頭痛について 187

- 咽頭痛の Think worst scenario 法 ･･････････････････ 188
- Killer throat pain ･･････････････････････････････ 190
- 薬剤性 ･･･････････････････････････････････････････ 195
- 心血管 ･･･････････････････････････････････････････ 196
- 咽喉頭 ･･･････････････････････････････････････････ 198
  - 1）ウイルス性上気道炎 ･･･････････････････････････ 198
  - 2）細菌性扁桃腺炎 ･･･････････････････････････････ 200
  - 3）伝染性単核球症 ･･･････････････････････････････ 202
  - 4）STD ････････････････････････････････････････ 204
  - 5）非感染症 ････････････････････････････････････ 206
- 甲状腺 ･･･････････････････････････････････････････ 207
- その後 ･･･････････････････････････････････････････ 208

## ▶2-7. 動悸 212

- 不整脈 ･･･････････････････････････････････････････ 213
- 洞性頻脈 ･･･････････････････････････････････････ 217
  - 1）Tablet（薬剤性）･･･････････････････････････････ 218
  - 2）Anemia（貧血、脱水）･･･････････････････････････ 219
  - 3）Chest（心臓、肺）･････････････････････････････ 220
  - 4）Infection/Inflammation（感染症、炎症）･･･････････ 223
  - 5）Endocrine（内分泌・代謝）･･･････････････････････ 224
- 心因性 ･･･････････････････････････････････････････ 227
- その後 ･･･････････････････････････････････････････ 228

iv　目次

## ▶2-8. 腰痛　　234

- 筋骨格系腰痛の Red flag 全般 ……………………………… 236
- 筋骨格系腰痛各論 ……………………………………………… 238
  - 1）Fracture ……………………………………………… 238
  - 2）Autoimmune ……………………………………… 239
  - 3）Compression ……………………………………… 242
  - 4）Epidural abscess（infection）……………………… 244
  - 5）Tumor ………………………………………………… 247
- 非筋骨格系の腰痛 ……………………………………………… 248
- 大血管 …………………………………………………………… 250
- 子宮・卵巣 ……………………………………………………… 251
- 消化管・肝胆膵 ………………………………………………… 252
- 腎臓 ……………………………………………………………… 253
- 皮膚 ……………………………………………………………… 256
- その後 …………………………………………………………… 257

## ▶2-9. 急性下痢　　260

- 全身疾患 ………………………………………………………… 262
  - 1）その他の全身疾患に伴う下痢 …………………………… 265
  - 2）見逃してはいけない心窩部痛＋下痢 ………………… 266
- 腸管外病変 ……………………………………………………… 267
- 腸管内病変 ……………………………………………………… 269
  - 1）便色変化のない腸管内病変 …………………………… 270
- 薬剤・栄養 ……………………………………………………… 271
- 感染性腸炎 ……………………………………………………… 273
  - 1）院内発症 ……………………………………………… 274
  - 2）市中発症 ……………………………………………… 275
  - 3）毒素型 ………………………………………………… 276
  - 4）小腸型 ………………………………………………… 276
  - 5）大腸型 ………………………………………………… 278
- その後 …………………………………………………………… 281

## ▶2-10. 発熱　　284

- ①中枢神経 ……………………………………………………… 288
- ②頭頸部（副鼻腔・咽頭・中耳・歯・眼・甲状腺・唾液腺）…… 291
- ③気道 …………………………………………………………… 292

v

- ④心・血管（IE, 血管内カテーテル） ················ 294
- ⑤肝・胆道系 ················ 297
- ⑥消化管 ················ 301
  - 1）腹膜炎 ················ 302
  - 2）蠕動痛 ················ 303
- ⑦尿路（前立腺含む） ················ 304
  - 1）膀胱炎と腎盂腎炎 ················ 304
  - 2）前立腺炎 ················ 307
- ⑧生殖器 ················ 311
  - 1）男性の生殖器関連 ················ 312
  - 2）女性の生殖器関連 ················ 314
- ⑨骨・関節 ················ 317
- ⑩皮膚・軟部組織 ················ 323
  - 1）蜂窩織炎と蜂窩織炎に見誤られる疾患 ················ 323
  - 2）壊死性筋膜炎 ················ 329
- その後 ················ 337

▶ あとがき ················ 347
▶ 索引 ················ 348

## コラム

| | |
|---|---:|
| ADL と I-ADL について | 24 |
| コンサルトのフレームワーク | 54 |
| 起立性血圧試験 | 81 |
| 失神の検査 | 85 |
| 意識障害のフレームワーク | 87 |
| 急性片側性下腿浮腫 | 104 |
| 全身性浮腫のフレームワーク | 110 |
| めまいと眼 | 128 |
| 神経学的診察 | 129 |
| 耳石置換法 | 132 |
| Sudden onset の頭痛 | 138 |
| クモ膜下出血における画像検査 | 150 |
| 低髄液圧性頭痛 | 151 |
| 便秘のフレームワーク | 165 |
| 腹膜炎のピットフォール | 185 |
| 扁桃周囲膿瘍を示唆する咽頭所見と頸部 X 線側面像の読み方 | 193 |
| 患者さんの訴えに耳を傾けるということ | 210 |
| 薬剤性の動悸 | 219 |
| 呼吸困難のフレームワーク | 221 |
| 肺エコーについて | 223 |
| 褐色細胞腫と甲状腺機能亢進症の鑑別 | 226 |
| 脈の不整をみたら | 231 |
| 咳嗽のフレームワーク | 231 |
| 脊椎関節炎の種類と診断 | 241 |
| 化膿性脊椎炎の MRI 所見 | 247 |
| ショックのフレームワークについて | 263 |
| 免疫不全と感染性腸炎 | 283 |
| 症状が絞りにくい感染症 | 287 |
| 効果判定について | 310 |
| 関節炎のフレームワーク | 322 |
| 発熱＋全身性皮疹の鑑別 | 334 |
| フレームワーク毎の代表的な市中感染の起因菌 | 342 |
| 入院中の敗血症を見逃さない | 343 |
| 感染症診療の 3 つの軸について | 344 |
| 入院患者の発熱 | 345 |
| 非感染症が原因の発熱 | 346 |

総論

1

# 1-1 主訴の決定

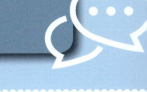

とある ER。7 年目の指導医のメガネ先生と 1 年目の研修医のピカピカ先生で当直をしていた。今日は、1 年目研修医ピカピカ先生の初当直。

**メガネ先生**：じゃあ、今日はウォークインの患者さんが来たら問診してみて！

**ピカピカ先生**：えー！ 急に言われても何を聞いていいかわからないですよ！

全く！ 最近の研修医は。自分が若いころは…

わかりましたよ。ひとまず話聞けばいいですよね。でもまず何から聞こうかな？

ところで、問診って何のためにするの？

なんの検査をするか決めるためじゃないでしょうか。

確かにそういう側面もあるけど、問診で診断を絞り込むためだね。

え。診断って検査しないとわからないのでは？

ある論文では、なんと病歴で診断の 76％ が決まるとなっているとされているね。つまり問診が診断において一番大切ってことだね。ちなみに問診で最初に聞くことって何かな？[1]

えーっと。今日はどうされましたか？

最初は Open question で聞いたほうが良いね。30 秒は患者さんの話をじっと聞くという格言もあるくらいだから。じっと聞くのは難しいのだけど、最初は患者さんに喋ってもらったほうが情報量も多いし、何よりラポール形成に役立つよね。

確かに話を聞いてもらうと嬉しいですよね。

そうだね。患者さんに、この先生なら安心して話せるという雰囲気を作るのが大切だね。イライラしたりすると陰性

感情が出てしまったりするよね。そうすると患者さんも喋りたくても喋れなくなって…その結果大切な病歴を見逃すこともあり得るので、和やかな雰囲気作りが大切だね。

なるほど。良い雰囲気は、診断にも良い影響を与えるんですね。ちなみに問診票にバイタルサインが書いているのですが、どう考えればよいですか？

 バイタルサインは極めて大切だね。初診外来でも救急外来でもバイタルサインによるトリアージはとても大切だね。もしバイタルが崩れていれば、問診は最小限にして検査や治療を優先することもあるね。

心筋梗塞もそうですね。

 その通り！　予診票の時点で心筋梗塞らしい胸痛なら、問診は最小限にして、迅速に心電図を施行すべき状況もあるね。

なんだか問診の立つ瀬がないですね。

 そんなことはないよ。先ほどの心筋梗塞の例でいえば主訴の決定が極めて大切だったということだね。

主訴の決定？

 胸痛という主訴を決定したので、そこからまず除外すべき疾患として心筋梗塞が想起され、心電図を行うことができたと言えるね。

なるほど。

 他には熱があれば発熱を主訴にして鑑別を考えればよいし、$SpO_2$ が低下していれば呼吸困難を主訴にして鑑別を考えれば良いと言えるね。

バイタルサインも主訴の決定に有用なのですね。

 その通り！　ただ、主訴を決定すること自体が時に難しいこともあるので注意が必要だね。

でも、主訴って問診票に書いてあるじゃないですか。決定も何も決まっているような気がしますが…

 じゃあ、例えば意識障害と失神の違いって何？

えっと…完全に意識を失うのが意識障害でしょうか。失神なら意識が残っているとか…

 実は、そうではないのだよね。

そうなんですか！

例えば、電車で長時間立っているうちに気持ち悪くなって、冷や汗をかいてたらいつの間にか気を失った。でも倒れていたら、1分ほどで意識が完全に元に戻った。これは失神？意識障害？

えーっと。失神でしょうか？

その通りだね！　失神の定義は、脳血流低下によって起こる数分以内の意識消失発作および筋トーヌスの消失とされているんよ。つまり、意識は数分以内に完全に清明になれば失神で、意識が完全に戻らなければ意識障害ということ[2]。

えー、完全に誤解していました！

例えば、失神における頭部 CT の意義ってどう思う？

有用だと思います。

実は、失神において頭部 CT はルーチンで使用する必要はないんだ。失神は脳への血流低下がメインの病態なので、心拍出や循環血漿量という脳以外の問題をまずは考えるべきだね。一方、意識障害において特に血圧が高ければ頭蓋内疾患の可能性は極めて高くなるので頭部 CT は必須の検査と言えるね[3]。

へー。失神と意識障害で鑑別がかなり違うのですね。

その通り！　主訴によって鑑別の方向性が全く変わってくるからこそ、主訴の決定が極めて大切なんだ。そのためには主訴の定義をしっかりと理解しておく必要があるね。関節痛と関節炎の違いもわかりやすい例と言えるね。

関節炎は炎症を伴っているということでしょうか。

そうだね。関節炎は炎症なので、発赤・熱感・腫脹を伴うのが原則だね。関節炎は非常に特徴的な所見で、関節リウマチ、結晶性関節炎、化膿性関節炎などを想起する必要があるね。一方、関節痛だけで炎症を伴っていなければウイルス感染などを考えるので、やはり鑑別疾患の方向が異なってくるね。

なるほど。でもそれは患者さんが言ってくれますよね？

患者さんが、自分は関節炎ですって言ってくれるかな？

いやー。それは…

そうだよね。なので、こちらから積極的に主訴の定義を意識して患者さんに問診することが大切ということだね。主訴の決定においてもう一つ重要な視点が、患者さんの言葉を医学用語に変換すること。これがとても大切なの。

というと…

例えば、患者さんが、膝が痛いと言ってきた場合を考えてみようか。患者さんの言葉をそのまま書いても、鑑別のしようがないよね。でも、積極的に問診して、発赤・腫脹・熱感がありそうなら…

それなら関節炎の可能性が高そうですね！

その通り。実際は身体診察で確認をするけど関節炎でよさそうだね。ここで関節炎という医学用語に変換できれば、関節炎という言葉を教科書やインターネットで調べることができるよね。そうすれば自然に鑑別もわかるはずだね。つまり、問診の第1歩は患者さんの現実世界の話を医学的世界の話に変換することから始めると言っても過言ではない。

なるほど。でも、主訴は患者さんが一番困っていることでよいんじゃないですか？？

するどいね。とてもいい視点だと思う。確かに患者さんの困っていることを解決してあげる必要があるよね。ただ診断という意味では、患者さんの困っていることが必ずしも主訴として適切とは言えないこともあるんだ。

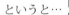というと…

例えば患者さんが、体がだるいという訴えで来た場合を考えてみよう。この場合の主訴は全身倦怠感になり、全身倦怠感を解決してあげたいということになるよね。

はい。主訴は全身倦怠感で良いと思います。

その通りなのだけど、倦怠感は非特異的な症状で鑑別を絞れないんだ。全身倦怠感だけではなく呼吸困難を認める場合は、主訴を呼吸困難にしたほうが、はるかに鑑別を絞りやすいと言えるね。

といいますと。

倦怠感だけならば、感染症、電解質異常、悪性腫瘍、心血管疾患、膠原病、薬剤性、内分泌疾患、神経疾患など鑑別

が多岐にわたるね。一方、呼吸困難ならば大きく分けて心臓・肺・貧血の3つを考えればいいので、はるかに鑑別を絞ることができるね。呼吸困難のように鑑別が絞りやすい主訴を high yield の症状と言い、全身倦怠感のように鑑別が絞りにくい主訴のことを low yield の症状と呼ぶんだ[4]。

つまり、症状がいくつかある場合は、可能な限り high yield な症状を主訴に設定するということですね。

そういうことだね！ 現場では最初は患者さんの訴えを主訴として問診をしているうちに、真の主訴を設定しなおすことも多々あるんだ。主訴は一度決めたら終わりではなく、問診をするなかで何回か吟味されるべきなの。

なるほど！

実は、患者さんの言葉を医学用語に変換することは慣れが必要で意外に難しいんだ。例えば「動けなくなった」という訴えで救急搬送された症例では、どういう主訴にする？

筋力低下ですかね？

筋力低下だとするとどういう疾患を考える？

脳梗塞とかですかね…

そこが落とし穴だね。

えー！ どういうことですか？

脳梗塞などの神経疾患による筋力低下と言うには、全身状態が良好であるというのが前提なんだ。例えばインフルエンザで40℃くらいの高熱が出ていて、体がしんどかったら、何となく力が入らないよね？

確かに…

あるいは動けない理由がひょっとしたら膝関節痛かもしれないよね？ つまり医学用語に変換する際は患者さんの言葉を鵜呑みにしないように注意が必要ということ。

動けなくなるのは、筋力低下があるせいだと思い込んでしまいました。

そうだね。なぜ動けなくなったのか。Why を徹底的に突き詰めることが大切であるとも言えるね。

なるほど。

他の注意点としては、患者さんの言葉をそのままプレゼンしたほうが間違いないが少ないこともあるね。動けなくなったと言えばよいものを、脱力と言われちゃうと、脱力という言葉に引っ張られて誤診する可能性もあるからね。

主訴の決定も奥が深いのですね…

その通り！　主訴は診断における入口であり、極めて大切であるとも言えるね。

## まとめ

- 病歴で診断の 76％が決まるため、問診は診断を絞るうえで極めて重要である。
- Open question で問診をはじめ、30 秒は患者さんの話をじっと聞くことが大切ある。
- 患者さんに最初は喋ってもらったほうがむしろ情報量が多く、ラポール形成にも役立ち、診断にも良い影響を与える。
- ただしバイタルサインが不安定である場合や、緊急性の高い症状を認めれば、問診は最小限にして検査や治療を優先すべきである。
- 主訴が決定すれば、まず除外すべき鑑別疾患を想起することができる。
- バイタルサインも主訴の決定に有用である。
- ただし、主訴の決定は時に難しく、主訴によって鑑別の方向性が全く変わってくるため、主訴の決定が極めて大切である。
- 主訴の定義をしっかりと理解しておく必要があり、定義を意識して積極的に問診を行う必要がある（失神と意識障害の違い、関節痛と関節炎の違いなど）。
- 問診の第 1 歩は患者さんの現実世界の話を医学的用語（主訴）に変換することであり、変換後は教科書やインターネットなどで鑑別疾患を調べることが可能である。
- 呼吸困難のように鑑別が絞りやすい主訴を high yield の症状と言い、全身倦怠感のように鑑別が絞りにくい主訴のことを low yield の症状と呼ぶ。
- 症状がいくつかある場合は、可能な限り high yield な症状を主訴に設定すべきである。
- 主訴は一度決めた後も変更することが可能であり、問診をするなかで何回か吟味されるべきであり、より high yield な症状があればそちらを主訴にすべきであ

る。
- 患者さんの言葉を医学用語に変換する際は、患者さんの言葉を鵜呑みにしないように注意が必要であり、Whyを徹底的に突き詰めることが大切である。
- ただし、患者さんの言葉をそのまま使用したほうがむしろより正確な状況もある。

## 解説

　診断において主訴の決定が第1歩であることは間違いないのですが、マニュアルや教科書には主訴別の鑑別疾患の記載はあっても、どうやって主訴を決定するかについてはあまり記載がありません。前述のように、患者の言葉を医学用語に変換し、できるだけhigh yieldの主訴を選び、主訴の定義を確認するという3つの過程が主訴の決定には必要です。下記の図1-1のように患者の話を医学的な主訴に変換する過程は帰納的です。一方医学用語から疾患を想定する過程は演繹的です。カンファレンスでは鑑別疾患が出てきても実際の現場では鑑別疾患が出てこない理由は、演繹的な医学的世界の扱いに慣れていても、現実世界を医学世界に変換するための帰納的な過程に慣れていないことに起因します。また前述のように主訴は一度決めたら終了ではなく、問診をするなかでより良い主訴に変更したほうが良い場合もあります。ただ前述のように不適切な医学用語への変換は誤診のもとになるので、自信がなければ患者さんの言葉をそのまま使ったほうが良いでしょう。実際に精神疾患などは患者さんの言葉をそのまま使ったほうが、むしろ正確であることも経験

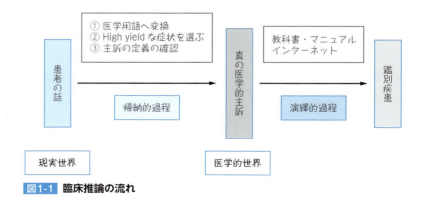

図1-1 臨床推論の流れ

されます。

● 文献 ●

1) Peterson MC, et al. West J Med. 1992; 156（2）: 163-5.
2) Saklani P, et al. Circulation. 2013; 127: 1330-9
3) Ikeda M, et al. BMJ. 2002: 325（7368）: 800.
4) ローレンス・ティアニー. ティアニー先生の診断入門. 第 2 版. 医学書院; 2011.

# 1-2 主訴の解析

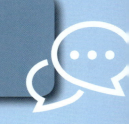

**ピカピカ先生**：主訴の決定についてはわかりました。ところで、さっき先生は主訴の解析と言っていましたが、どういう意味ですか？ 主訴が決まれば鑑別は決まる気がするのですが…

**メガネ先生**：主訴の解析は病歴の根幹と言えるね。前提条件として大切な事実は、病歴はダイナミックな時間軸を持った概念ということだね。

どういうことですか？

例えば主訴が頭痛である場合、ただ頭痛があるだけでは情報量は極めて少なく診断を絞ることは困難だね。

つまり診断を絞るために症状の時間軸が大切ということですね。

その通り！ 情報の解析におけるもっとも大切な要素が時間軸つまり Time course（時間経過）だね。他には Onset（発症様式）、Situation（どういう状況）、Severity（重症度）の 4 つの要素が主訴の解析において大切であると僕は考えていて、頭文字をとって TOSS と覚えればよいね。

---

**TOSS**[1]

T（Time course）　時間経過
O（Onset）　　　　発症様式
S（Situation）　　　状況
S（Severity）　　　重症度

それって、OPQRST のことですか??

> **OPQRST**
> O (Onset) 発症様式
> P (Palliative/Provocative) 増悪・寛解因子
> Q (Quality/Quantity) 症状の性質・重症度
> R (Region/Radiation) 場所・放散の有無
> S (associated Symptom) 随伴症状
> T (Time course) 時間経過

 よく知っているね！ OPQRST で覚えているならそちらを使っても大丈夫。ただ、その中でもより本質的な4つの要素を取り出したのが TOSS と言えるね。では、TOSS について考えてみようか。

## Time course

 例えば腹痛を例に出すと、痛みが増悪傾向か改善傾向かが重症度判定に有用だよね。あたりまえだけど、悪化傾向の腹痛は重症疾患を疑うし、逆に改善傾向の腹痛ならば少し安心できるよね。他には腹痛であれば持続性かあるいは間欠性（波がある痛みかどうか）かは問題になるね。

間欠的な痛みのほうが確かに安心できるイメージですね。

 その通りだね！ 特に間欠的で痛みがゼロになる腹痛は蠕動痛を示唆するので、重大な疾患の可能性は低くなるね。逆に持続性の腹痛は要注意と言えるかもしれないね。ただし、狭心症など血管の問題は例外として注意が必要だね。

> **原則**
> ・増悪傾向の症状はキケン
> ・改善傾向の症状は一安心
> ・持続性の痛みも重大な疾患を示唆（血管の問題は例外）

なるほど！

あとはそれぞれの症状が出現する順番も大切だね。例えば虫垂炎なら嘔吐と腹痛のどちらが先に出現すると思う？

え、特に決まっていないのでは？　えーと、じゃあ嘔吐！

実は、基本的に虫垂炎では腹痛が先に出現して、その後嘔吐が出現すると言われているね。逆にウイルス性の感染性腸炎では、まず嘔吐を認めてから腹痛が出現するね。嘔吐が腹痛に先行する場合、虫垂炎はかなり否定的と言えるんだ[2]。

そうなんですね。

ここで大切なのは経過を図式化できるように問診をすること。例えば下記の 図2-1 のような経過をたどる場合は、虫垂炎の可能性が極めて高くなるよね。

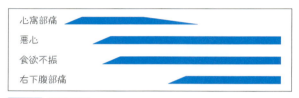

図2-1　経過の図

確かにそうですね！

カルテに書くときも、この図をイメージしながら書くと良いと思う。実際にこの図を意識しながら書いたカルテが以下の通り。

---

**カルテの例**
- 4時間前から心窩部痛
- 3時間ほど前から悪心・食欲不振が出現
- 1時間前に痛みが心窩部から右下腹部に移動した。

---

なんだかとてもシンプルなカルテですね。

あくまで時間経過を簡潔にわかりやすく書くことが目的だからね。陽性症状（Review of Systems）を、ただ症状があるとだけ書く先生もいるけど、あまり勧められないね。その理由はどんな症状も Time course つまり時間軸を有

しているので病歴に組み込むことが大切だね。もちろん、陰性症状はただ症状がないと書いて良いね。

例えば今回の腹痛と関係のない腰痛が元々ある場合も病歴に組み込んだほうがよいのですか？

それも病歴に組み込むべきだと思う。例えば、さっきのカルテに追加するとすれば、下記のようになる。

> **追加カルテの例**
> 今回の腹痛とは別に1か月前から慢性的に体動時のみの腰痛があるが、特に痛みに変化はない。

このようにメインのエピソードと関係のない症状も Time course を記載して病歴に組み込むことが大切だね。他には、再発性の Time course であれば、どんな病気が考えられるかな？

えーと。再発性多発軟骨炎でしょうか。

マニアックな病気が出てきたね（笑）。他には再発性の経過として、多発性硬化症やメニエール病、家族性地中海熱などの病気も考えられるね。

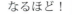
なるほど！

特に家族性地中海熱は、周期的に繰り返す発熱＋腹痛±胸痛±関節痛という特徴的な Time course を有しているので、病歴だけで相当に疑うことが可能な疾患だね。

やはり、Time course が重要なのですね。

> 周期的に腹痛、発熱、胸痛、関節痛を認める
> →特徴的な Time course より自己炎症性疾患とくに家族性地中海熱を疑う

● **家族性地中海熱について**
　Tel-Hashomer 基準が最も有名ですが、詳細は以下の通りです。

| Major criteria 典型的発作 | Minor criteria |
|---|---|
| 1 腹膜炎（非限局性） | 1 胸膜炎または心膜炎 |
| 2 胸膜炎（片側性）または心膜炎 | 2 単関節炎（股、膝、足関節） |
| 3 単関節炎（股、膝、足関節） | 3 労作後の下肢痛 |
| 4 発熱のみ（38度以上） | 4 コルヒチンに対する良好な反応 |

Major criteria の1項目以上、または Minor criteria の2項目以上で診断。

「典型的な家族性地中海熱の発作は38度以上の発熱を伴い12時間～3日間続き、同じ型の発作を3回以上繰り返す」とされています。

ここで、最も肝要なのが、症状が12時間～3日間続き、同じ型の発作を3回以上繰り返すという点です。裏を返せば、間欠期は全く無症状であり、発作的なTime course を繰り返すということになります。CRPで言うのも恐縮ですが、CRPは間欠期にはゼロになっていて発作時には上昇します。そのような、特徴的な病歴は家族性地中海熱を強く疑います。家族性地中海熱は、病歴における Time course が非常に重要である疾患と言えます。

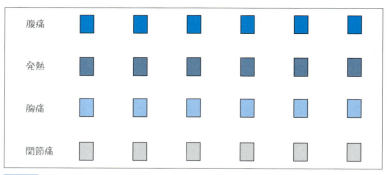

**図2-2** 家族性地中海熱の Time course

## Onset

次に大切なのは Onset だね。Onset ってイメージ湧くかな？

うーん。突然発症がヤバイっていう気がします。

そういうことだね！ Sudden onset は危険な疾患を示唆するね。ところで、Sudden onset の痛みって患者さんにどんなふうに問診するの？

突然痛くなりませんでしたか？

それで患者さんが突然の痛みっていったら Sudden onset で良いの？

それで良いと思いますが…

ここが非常に大切なポイントなんだ。Sudden onset の痛みというには全く症状がないところから数秒で痛みがピークに達する必要があるんだ。それを図式化すると 図2-3 のようになるね。

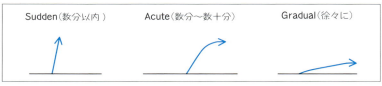

図2-3 **Onset の図**（森川 暢, 他. レジデントノート. 2016; 18: 478-86)[1]

確かにこんな図を意識はしてなかったですね。症状が突然発症しませんでしたかと言うだけでは不十分ということですか？

突然発症しませんでしたか？ という聞き方だけだと厳密には Sudden onset でなくても突然発症と答える人は結構いるのよね。

知りませんでした…

患者さんに聞くときも、この図を書いてみて本当に Sudden onset なのか確認したほうが良いと思う。あとは全く症状がないところから数分以内に最大の症状になりましたかと聞いてみるのも良いね。ちなみに、Sudden onset を他にどう聞くかって知っている？

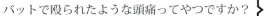

バットで殴られたような頭痛ってやつですか？

その通り！ 痛みが出た瞬間に何をしていたか覚えているかも有用だね。例えばテレビの野球中継でホームランを打った瞬間に頭痛が起こったと言われれば Sudden onset の頭痛になるよね。

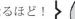

なるほど！

Sudden onset かどうか問診で確認することは実はとても大切で、それによって検査や治療の方針が 180 度変わるこ

ともあるね。頭部 CT が全く問題なくても、問診で明らかに Sudden onset の頭痛であれば、髄液検査まで必ず行う必要があるかもしれないね。

なるほど。Sudden onset の確認が大切なのですね。

その通り！ Sudden onset か確かめる方法は以下の通りだね。

**Sudden onset を確かめる問診の方法**
- ゼロから数秒以内に最強になる
- 発症した瞬間に何をしていたか言える
- バットで殴られたような痛み

なるほど。ところで Sudden onset って血管系の疾患が多いイメージなのですが…？

そうだね。Sudden onset の痛みではまず血管系疾患を考えるのが鉄則だね。特に腹痛では、詰まる、破れる、捻じれる、裂ける、という 4 つの機序で鑑別を考えることもできるとされているね。Sudden onset の腹痛であれば下記のような鑑別になるね。

**Sudden onset の腹痛**（上田剛士．内科診断リファレンス．医学書院；2014[3] より改変）

**詰まる**：腸間膜動脈閉塞症、心筋梗塞、腎梗塞、脾梗塞
**破れる**：腹部大動脈瘤破裂、肝細胞癌破裂、異所性妊娠、卵巣出血、子宮破裂、膀胱破裂、尿管破裂、脾破裂
**捻じれる**：絞扼性イレウス（ヘルニア・腸捻転）、卵巣腫瘍茎捻転、精巣捻転
**裂ける**：大動脈解離、上腸間膜動脈解離

血管系の疾患じゃないのもけっこうありますが、どれも重症な疾患ばかりですね。

そういうことだね！ Sudden onset の症状であれば重症な疾患を考えることが重要だね。逆に Gradual な症状で以前からあればまず一安心と考えることができるね。痛みが

16

数分〜数十分でピークに達する Acute onset の症状は Time course（増悪傾向かどうか）も参考に重症度を判断することになるね。

なるほど！ ちなみに Acute か Gradual で鑑別は変わるのでしょうか？

そうだね。Onset によってある程度病因が絞れるとはされていて、以下の通りだね。

---

**Onset の種類とそれによる病態**
- Sudden: 心血管系
- Acute: 感染症、炎症性疾患
- Gradual: 悪性腫瘍、変性疾患、自己免疫疾患、先天性疾患

---

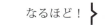

ただし、例えば血管炎は自己免疫疾患だけど、急性発症をすることもあるので、あくまで目安であると考えるべきだね。

## Situation

次に重要なのは Situation。つまり主訴がどういう状況で起こったのか、どういう状況で悪化するのか、どういう状況で改善するのかの 3 つが重要だね。

---

**Situation で重要な 3 つのポイント**
- 誘因（どういう状況で発症したか）
- 増悪因子（どういう状況で悪化するか）
- 寛解因子（どういう状況で改善するか）

---

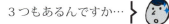

まあ、そう言わずに。めまいを例に挙げてみよう。

めまいは苦手です。めまいがしそうです。

…例えば回転性めまいが寝返りをうったときに起こった場合は何を考える？

え、それだけでわかるんですか。

寝返りをうったということは、頭を動かしていることになるよね.

あ、頭位変換性めまい（BPPV）ですか！

もちろん、そう簡単に話が進むことばかりではないけど、原則は頭位変換時に発症することが多いね。それではBPPVであれば、どういう状況で悪化して、どういう状況で改善すると思う？

えーと。やっぱり頭を動かしたら悪化して、頭を動かさなかったら改善するんじゃないですか？

その通り！ じっとしていたら1分以内に症状が改善し、頭を動かしたときに症状が悪化する場合はBPPVの可能性が高いとされているの[4]。

なるほど！ OPQRSTで言うところの増悪因子と寛解因子ってやつですね。

その通り！ さらに再現性があるときは特にその症状は有意と取るべきだね。例えば労作時に再現性を持って発症しかつ増悪する胸痛で、安静時に再現性を持って改善する場合は何を考える??

やはり、労作性狭心症でしょうか。

その通り！ つまり特徴的なSituationがある場合はそれだけで診断的になりうるということだね。

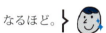なるほど。

もうひとつ誘因に関して失神で例を挙げると、起立後に起こった失神では何を考える？

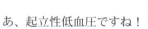あ、起立性低血圧ですね！

その通り！ 他には失神でいえば、労作や、いきむという誘因で発症した頭痛を伴う失神はクモ膜下出血を疑うべきだね[5]。

なるほど。Situationだけでもかなりのことがわかるわけですね。

その通りだね！

## Severity

最後に Severity を考えてみようか。これは比較的シンプルで症状がどれだけ重症かを考えれば良いと思う。例えばめまいであれば重症度の指標ってなんだと思う？

うーん。日常生活への影響ですかね？

いいポイントだね！　確かに日常生活への影響があるというのは重症度判定に有用だね。あと、めまいに関しては歩けるかどうかというのが重症度判定に有用だね。

歩けるかですか？

歩けないめまいは帰してはいけないという格言があるくらいなの。歩けないってことは平衡障害が示唆されるので中枢性の可能性が否定できないと言われているの。

なるほど！　痛みのときは Pain scale で評価しますよね。

その通り！　10点満点で、10点の痛みと言われれば重症度が高いことが示唆されるよね。あとは、人生で最悪の痛みというのも危険な疾患を示唆するとされているね。実際に、人生で最悪の頭痛、増悪傾向の頭痛、突然発症の頭痛の3つすべてがなければ緊急性のある頭痛は否定的という報告もあるんだ[6]。

あ、TOSS で網羅されていますね！

その通り！　腹痛で考えても、鎮痛薬に全く反応しないくらい強い痛みはそれだけで、腹部 CT の適応になりうるぐらいだからね。

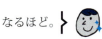
なるほど。

## 痛みの解析

TOSS で本質的な解析はできるのだけど、痛みに関しては追加で PQR（Position、Quality、Radiation）を聴取するね。つまり痛みの場所と質および放散痛ってことね。

つまり、OPQRST ということですね。

そういうことだね。痛みに関しては OPQRST で考えてもいいよ。それでは、それぞれ考えていこうか。

> **痛みで追加すべき PQR**
> Position ：痛みの場所
> Quality ：痛みの性状（めまいでも同様に質を聴取）
> Radiation：放散痛・関連痛

 まず、Position（場所）はどうかな？

 Position はわかりやすいですよね。痛ければ実際にどこが痛いのかは聞きますしね。

 その通り。これは痛み全般に言えることだけど、痛みの鑑別疾患は解剖学的に考えるという原則があるの。

 というと…

例えば腹痛だったら、どこの臓器に問題があるかを考えながら問診や身体診察を行うことが重要だね。特に身体診察は臓器をイメージしながら行うと、上達が早くなる印象があるね。

 なるほど。あと、Radiaton（放散痛）は一応聞くんですけど、役に立っている印象があまりないんですが…

 Radiation もときに有用だね。例えば胸痛で両腕に放散痛がある場合は陽性尤度比 7.1 で心筋梗塞の可能性が高いとされているけど、まさに Radiation が有用な一例だね[7]。

 そうなんですね！

 そうそう。狭心痛でいえば Quality（痛みの性状）はどうだろう？

 締め付けられるような痛みということでしょうか？

 その通り！ 締め付けられるような胸痛は狭心痛らしいけど、鋭い痛みであれば狭心症の可能性は下がるとされているね[8]。

 偏頭痛における拍動性もそうですよね！

 そうだね！ 拍動性の頭痛も偏頭痛の可能性を上げるとされているけどまさに Quality が有用な例だね[9]。

 なるほど！ 確かに解析は役に立ちそうです！

# TOSS ＋ PQR のまとめ

主訴の解析

> **主訴の解析は TOSS で行うと良い**
> Time course 　主訴の時間経過
> Onset 　　　　主訴の発症様式
> Situation 　　　主訴が発症した状況
> Severity 　　　主訴の重症度

## Time course

　症状が増悪傾向か改善傾向か、症状が間欠的か持続性かを確認する。症状は図式化してイメージができるように病歴に組み込む必要がある。ただ症状があるというだけでは不十分なので必ず時間軸を意識する。症状がない場合は、ないということだけを表示すれば十分である。

## Onset

　Sudden Onset は危険な疾患を示唆するサインである。痛みが全くない状態から数秒以内に最強になる痛みは Sudden onset であると言える。また痛みが発症した瞬間に何をしていたか言える場合も Sudden onset を示唆する。

> **Sudden onset を確かめる問診の方法**
> 痛みがゼロから数秒以内に最強になる
> 痛みが発症した瞬間に何をしていたか言える
> 頭痛なら、バットで殴られたような痛み

　また 図2-3 を患者さんにも見てもらい一緒に確認する方法も有用である。Sudden Onset の痛みであれば、血管系疾患を第一に考えるが、腹痛では「詰まる」、「捻じれる」、「破れる」、「裂ける」の 4 つの機序を考える必要がある。

## Situation

　主訴がどのような状況で発症したか、どういう状況で増悪するか、どういう状況で改善するかを確認するとよい。増悪・寛解に関しては再現性をもっていれば、より所見が特異的になるので、再現性も必ず確認すべきである。

> **Situation で重要な 3 つのポイント**
> - 誘因（どういう状況で発症したか）
> - 増悪因子（どういう状況で悪化するか）
> - 寛解因子（どういう状況で改善するか）

## Severity

　「人生で最悪の痛み」は重症な疾患を示唆する。痛みが 10 点満点で何点かを定量的に評価することも重要で、これをペインスケールと言う。10 点満点の痛みは重篤な疾患を示唆する。また日常生活に支障をきたしたりするほどの症状は重症であると考える。他には、めまいであれば歩行ができないことは重症であることが示唆される。

> **痛みの解析**
> 　痛みの場合は TOSS に加え PQR（Position,Quality,Radiation）を聴取する必要がある。PQR は以下のようになる。
> Position　：痛みの場所
> Quality　　：痛みの性状
> Radiation：放散痛

　痛みの場所は、痛みの原因が解剖学的にどこにあるかを考えるうえで重要である。
　痛みの性状と放散痛は特に胸痛において痛みが心臓由来かを考えるうえで有用である。

● 文献 ●
1) 森川　暢, 他. レジデントノート. 2016; 18 (3): 478-86.
2) Wanger JM, et al. JAMA. 1996; 276 (19): 1589-94.
3) 上田剛士. 内科診断リファレンス. 医学書院; 2014.
4) von Breverm M, et al. J Neurol Neurosurg Psychiatry. 2007; 78 (7): 710-5.
5) Linn FH, et al. J Neurol Neurosurg Psychiatry. 1998; 65 (5): 791-3.
6) Basugi A, et al. 日本頭痛学会誌. 2006; 33: 30-3.
7) Panju AA, et al. JAMA. 1998; 280 (14): 1256-63.
8) Chun AA, et al. Am J Med. 2004; 117 (5): 334-43.
9) Smetana GW. Arch Intern Med. 2000; 160 (18): 2729-37.

# 1-3 基本情報の把握

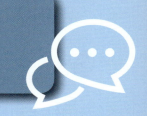

**ピカピカ先生**：主訴の決定と解析だけで日が暮れそうですね！

**メガネ先生**：まあまあ、そう言わずに。主訴の決定と解析が終われば、基本情報の把握を行うべきだね。型通りに患者背景、既往歴、薬剤歴、社会歴をもれなく聴取する必要があるね。

　　　　　　　　　　　　　　　　それならできそうです！

はたしてそうかな？

## 患者背景

患者背景って何を聞けば良いと思う？

　　　　　　　　　えーっと。ADL や年齢でしょうか？

そうだね。ADL と年齢はとても重要だね。例えば同じ発熱でも 20 歳と 70 歳は当然鑑別疾患が違ってくるし、同じ 70 歳でも全く ADL が自立した人と、寝たきりの人でも鑑別疾患が変わってくるからね。あと高齢者では施設入所中なのか、デイサービスを使っているのか、要介護・要支援についても聞くとイメージがしやすいね。

　　　なるほど！　そこまでは意識して聞いていなかったですね。

さらに独居なのかどうか、家族構成についても合わせて聞けると良いね。高齢者ではキーパーソンが誰かを確認すると後々やりやすいことが多いね。

　　　　　　キーパーソンは基本的に家族で良いでしょうか？

家族がいれば家族が基本的にはキーパーソンになるね。一緒に受診する家族がいればその人がキーパーソンでよいの

だけど、他に決定権がある家族がいるかを確認することも大切だね。

なるほど。

あと本人に認知症があるときは家族に問診することがとても大切だね！　施設入所中なら施設の職員からの情報もとても有用なので必ず聴取すべきだね。必要ならば家族や施設に電話してでも問診をしたほうがいいね！

なるほど！　高齢者で社会背景が大切というのはよくわかりました！　でも若い人ならそんなに重要じゃないような気もします。

確かに若年者ならADLも自立していて施設にも入所してないことが多いけど、その分職業がとても重要になると言えるね。例えば幼稚園の先生は子供と接触する機会が多いから、マイコプラズマ肺炎などの感染症のリスクが高くなる傾向もあるね。

なるほど！

経済状況も重要で、貧困であれば重大な病気である可能性が上がると考えたほうがよいね。実際に貧困と死亡率に関連があるという話もあるくらいだから[1]。当然、路上生活もリスクと言えるだろうね。

確かにそうですね。

あとは、社会背景からは少し離れるけど食事摂取量って地味に大切なの。特に入院適応かどうかを決める根拠が食事摂取量だったりするからね。

## コラム

### ADLとI-ADLについて

　ADL（日常生活動作）は普段の日常で行っている動作を以下の5項目で表現しています。覚え方はDEATHになります。

D – Dressing（着る）
E – Eating（食べる）
A – Ambulating（歩く）
T – Toileting（トイレ）
H – Hygiene（入浴）

なかでも特に食事、トイレの2項目はADLの把握においてとても重要です。まず食事に介助が必要かを確認します。さらに高齢者では食事形態の把握が極めて重要です。嚥下機能が落ちると食事形態がペースト状になることがあります。入院した際に食事形態を確認せずに通常の食事を食べてしまい、誤嚥性肺炎を発症するケースも経験されます。高齢者では必ず食事形態を確認しましょう。

次に大切なのはトイレです。一人で歩いてトイレに行けるのか？ ポータブルトイレを使用しているのか？ あるいは寝たきりでオムツになっているのかを確認する必要があります。基本的に食事が常食でトイレに一人で歩いて行けるならば最低限のADLは確保されていると考えることができます。

ただしADLが確保されればサービスなどを使用せずに独居が可能かどうかは、別の問題になります。

独居が可能かどうかの指標は以下のI-ADLが有用です。覚え方はSHAFTです。

I-ADL（手段的日常生活動作）
S － Shopping（買い物）
H － Housekeeping（掃除）
A － Accounting（お金の管理）
F － Food preparation（料理）
T － Transport（乗り物に乗る）

特にサービスなどを使用せずに独居が可能かどうかの指標であると考えれば良いでしょう。SHAFT独居の軸であると覚えましょう。I-ADLは特に認知機能と密接な関係があります。MMSEが20点を切ると独居が難しくなると一般的には言われているので、適宜参考にします。

## 既往歴

 既往歴はどのように聞いたら良いと思う？

うーん。今まで何か病気をしたことはありませんか？

 確かにそう聞くことが多いね。でも、その聞き方だと漏れが出る可能性があるね。

というと…

何か病気をしたことがありますか？ という言い方だと例えば高血圧や糖尿病などの慢性疾患を病気と認識せずに言ってくれないことがあるの。

そうなのですね！ では、どのように問診したら良いですか？

どこかに通院していませんか？ こういうふうに具体的に聞くと漏れがなくなるね。あとは健診で何か異常を指摘されたことがありませんか？ と聞くのも大切だね。健診で糖尿病が指摘されていても、それを言ってくれないことがあるからね。

なるほど！ ひょっとして、入院もそうですか？

その通り！ どこかに入院したことはないですか？ と具体的に確認すべきだね。それと併せて手術歴も確認したほうが良いね。

つまり、通院・健診・入院・手術の4つを確認しないといけないということですね。

---

**既往歴で確認すべき4つの項目**
・通院歴　・入院歴　・手術歴　・検診歴

---

その通り！ ちなみに、他の医療機関で入院や通院をしている場合は積極的に診療情報を取り寄せるべきだね。採血や心電図などの採血データや既往歴を本人に聞いてもわからないこともあるからね。

確かに診療情報があるとすごく助かりますね。

あと既往歴が診断に直結することもあるね。つまり患者さんが診断を教えてくれるということだね。

というと…

例えば尿路結石の既往があるというだけで尿路結石の可能性は上がるとされているね[2]。さらに患者さん自身が過去の尿路結石と同様の痛みだから自分で尿路結石だと思うと教えてくれることもあったりするね。全てで当てはまるわけではないけど、実際に患者さんに診断を聞くという方法を提唱している先生もいるくらいだからね[3]。

なるほど…

ちなみに、急性の呼吸困難で心不全の既往歴があれば、陽性尤度比 5.8 で心不全の可能性を上げるという報告もあるね[4]。

それだけ既往歴は診断に直結するのですね！

## 内服薬

じゃあ、内服薬はどう聞いたら良いかな？

何か薬は飲んでいますか…

まずはそれでよいね。ただ、これも具体的に聞ければなおよいね。

どこかに通院して薬をもらっていませんか？

その通り！ あとは通院している場合は薬手帳を持っていることが多いから必ず確認したほうがいいね。

あ、確かに持っている人いますね。

薬手帳があれば必ず確認すること！ 既往歴と同様に薬がわからなければ必要に応じて電話して、かかりつけ医に確認することが大切だね。

なぜ、そこまでして確認しないといけないのでしょうか？ある程度わかれば良いような気もしますが…

実は、薬手帳に書いていることと実際の処方が食い違うこともあったりするね。患者さんは内服薬を全て把握しているとも限らないので、やはり、かかりつけ医に確認する必要があるね。例えばジギタリス内服患者の食欲不振なら何を考える？

え、ジギタリス中毒…

その通り！ 特に高齢者では薬剤による有害事象による救急受診が問題になっていて、特にジギタリス、血糖降下薬、抗血小板薬、抗凝固薬の頻度が高いとされているね[5]。

つまり、有害事象かどうかの判断には正確な薬剤歴が必要ということですね。

その通り！ 実際に診断がよくわからない場合は医原性から考えると良いケースが多々経験されるね。あと、最近開始した薬は有害事象の原因となることが多いけど、以前から内服している薬も原因となることもあることに注意が必要

| だね。

そうなのですか。以前から内服している薬は、副作用は出現しないと思っていました。

確かにそんなイメージがあるね。でも例えば、薬剤熱は通常、薬剤投与後から平均8日で発熱するけど、投与後数か月から発熱することも報告されているね。つまりどんな薬も医原性疾患の原因となりうるということだね。

なるほど！

あとは開始した薬だけではなくて、中止した薬も非常に重要だね。

と言いますと？

例えばベンゾジアゼピンを大量に内服していた人が急にベンゾジアゼピンの内服を中断した場合… 何が起こると思う？

離脱でしょうか。

その通り！ 急なベンゾジアゼピンの中止は、離脱を惹起するね。あとはL-DOPAも同様に、急に内服を中断することは悪性症候群のリスクと言われているね。

なるほど。だからこそ、内服薬は電話をしてでも聞くべきだということですね！

内服薬は市販薬やサプリも確認したほうがよいね。思いもかけない薬を飲んでいることもあるからね。

市販薬も医原性疾患を起こすのですか？

例えば、風邪薬に入っているジフェンヒドラミンは抗コリン作用を有することが知られていて、中毒の原因になったりするの。他にも市販のカフェイン製剤を大量に内服することでカフェイン中毒を起こすことも経験されるね。

なるほど… やはり、内服薬の把握は大切だということですね。

## 喫煙歴

次に喫煙歴について確認する必要があるね。

これは簡単ですね。喫煙歴と言えばブリンクマン指数ですね！

その通り！ 1日の喫煙本数×喫煙年数で表される指標だね。日本で多用される指数で、ブリンクマン指数200とい

うのが禁煙外来の適応基準にも使われているね。でも国際的には Pack years が使われることが多いね。

 Pack years？

 1日のタバコの箱数×喫煙年数　で計算されるのが Pack years なの。1箱にタバコは何本か知っている？

 20本ですね！

 その通り！　例えば、1日40本を20年間吸ったとしたらどう計算できる？

 つまり1日2箱を20年ということだから、Pack years は40ですね！

 実際に Pack years が70を超えると COPD に対して陽性尤度比が8.0と報告されているね[6]。

 なるほど。やはり喫煙歴の正確な把握が大切なのですね。

 初診ではなかなか難しいけど、喫煙歴がある場合はできれば禁煙を勧めたいところだね。

## 飲酒歴

 次に飲酒歴も本当に大切だね。飲酒歴はどのように問診したらいいと思う？

 1日にどれくらいお酒を飲んでいますか？

 確かに、飲酒量は大切だね。あとはどんな種類のお酒を飲んでいるかも重要だね。アルコール度数がお酒によって違うのは知っているよね？

 もちろん！　ウイスキーを飲んだら次の日の二日酔いがつらいですね！

 確かにウイスキーはビールの約8倍のアルコール度数があるからね。ただ患者さんはついつい、飲酒量を過小申告することが多いね。そういうときに飲酒量を正確に聞くコツがあるんだ。

 コツ？

 危険な飲酒習慣がある人は、ビッグサイズのお酒を買うことが多いね。仮に2Lの日本酒を買っているのならば、それが何日でなくなるかを聞くと正確な飲酒量がわかるよね。例えば、2Lの日本酒が10日でなくなるどうかな？

2 L ÷ 10 で計算すると、1 日に 200 mL の日本酒を飲酒していることがわかるわけですね。

 その通り！　ちなみに日本酒 1 合は何 mL か知っている？

180 mL です!!

 詳しいね！　飲酒量も喫煙と同じで、飲酒量×飲酒年数で考えるとよいね。実際に、日本酒 3 合/日がアルコール性肝障害の目安と言われているね[7]。　喫煙同様、正確な飲酒歴の把握が非常に大切だね。

アルコール多飲のリスクはやはり肝障害でしょうか？

 他にもビタミン B1 欠乏症・ウェルニッケ脳症、アルコール性ケトアシドーシス、アルコール離脱、電解質異常の原因にもなるね。ちなみに、アルコール性肝硬変の平均寿命ってどれくらいか知っている？

70 歳くらいでしょうか？

 一説にはアルコール性肝硬変の平均寿命は 50 歳前後と言われているね。実際にアルコール関連の突然死は平均 52 歳で起こっているという報告もあるね。つまり、危険な飲酒やアルコール依存に対して早期介入が大切ということ。

なるほど！　危険な飲酒の目安ってありますか？

 ビール 2.5 L or 日本酒 5 合を 1 度に飲酒するというのは、危険な飲酒の目安と言われているね。特にその頻度が多ければ多いほど危険とされている[7]。

じゃあ、メガネ先生危ないですね。

 ……アルコール依存症のスクリーニングには CAGE スコアが有用だね。4 項目中 2 項目以上が陽性であればアルコール依存症を疑うとされているね[8]。

---

**CAGE スコア**

Cut down: 飲酒量を減らさないといけないと思ったことがあるか？
Annoyed: 飲酒を注意されてイライラしたことがあるか？
Guilty: 飲酒について罪悪感があるか？
Eye openers: 飲酒を朝からすることがあるか？
4 項目中 2 項目以上が陽性であればアルコール依存症を疑う。

CAGEスコアは聞いたことがあります！

ちなみにCAGEスコアは依存症のスクリーニングだけど、依存症でなければ大丈夫と言えるかな？

メガネ先生はCAGEの点数は何点ですか？

Cut downのみ当てはまるので、1点だね。

えー！　でもメガネ先生、飲みすぎて記憶なくしたりすることあるじゃないですか…危ないと思うけどな！

う…　実は、AUDIT（Alcohol Use Disorders Identification Test）というスコアがあって危険な飲酒の検出に有用とされているね。つまりアルコール依存になる前に危険な飲酒を拾い上げることが重要ということだね。

---

**AUDIT（Alcohol Use Disorders Identification Test）**
① 飲酒する頻度
② 飲酒量
③ 純アルコールで60g以上飲酒する頻度
④ 飲酒して止められなかった頻度
⑤ 飲酒することで通常行えることができなくなった頻度
⑥ 迎え酒の頻度
⑦ 飲酒後、罪悪感や自責の念にかられた頻度
⑧ 飲酒で前夜の出来事が思い出せなかった頻度
⑨ 飲酒で自分自身や他人をケガさせた頻度
⑩ 他の人に飲酒について心配されたり、飲酒量を減らすように言われたことはあるか。
8点以上　：危険な飲酒
16点以上：潜在的にアルコール依存症の危険あり
20点以上：アルコール依存症の疑い

---

なるほど。CAGEスコアとも被っていますね。

そうだね。ただし飲酒量、飲酒の頻度、多量飲酒の頻度についてもスクリーニングが可能なので危険な飲酒を早期に発見可能だね。

点数ですが、どうやって計算すればよいでしょうか？

AUDIT はキリンのサイトで Web 版があるので、とても便利だね。「AUDIT、キリン」で google 検索してみると良いよ[9]。

確かに便利ですね。ちなみにメガネ先生は何点だったのですか？

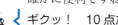ギクッ！　10 点だね…

危険な飲酒になっちゃいますね。先生、気を付けないとだめですよ！

う…　確かに危険や飲酒はアルコール依存の前段階であり、ひいては肝硬変のリスクであるので可能な範囲で拾い上げて節酒指導などの介入を行うべきだね。

ところで、節酒の目安はあるのでしょうか？

1 日に日本酒なら 1 合（180 mL、ビールなら中瓶 1 本（500 mL）までというのが一つの目安と言われているね。いわゆる、「生中」でいえば飲んでも 2 杯までということになるね。

先生、生中 4 〜 5 杯くらい飲むときありますよね。

そうだね。気を付けないといけないね。

アルコール依存になる前に危険な飲酒を拾い上げることが大切だとよくわかりました!!

## アレルギー

次に聞くのはアレルギーだね。

これは簡単ですね！　今までアレルギーはありませんでしたか？　と聞けば良いですね！

確かにそうなんだけど、これも具体的に薬のアレルギーと食べ物のアレルギーに分けて聞くと良いとされているね。NKDA、NKFA という略語を見たことある？

あ、確かに誰かがカルテに書いていたような…　どういう意味なんでしょう？

No Known Drug Allergy と No Known Food Allergy の略なの。つまり薬と食事を分けてアレルギーがないことを記載しているわけだね。

なるほど、今度からカッコイイので使ってみます！

まあ、コメディカルが理解できないなら使わないほうが良いんだけどね… あと、抗菌薬投与前は必ずアレルギーは確認してね！ 抗菌薬に関連したアナフィラキシーは致死的になりうるからね。

なるほど。ちなみに僕はサバのアレルギーだけありますね。

それは、Scombroid poisoning かもね。

スコンブ… なんですかそれ？

要はヒスタミン中毒ってこと。サバなどの赤身魚に含まれるヒスタミンによる症状でアレルギー反応ではないの。サバだけのアレルギーで他にはアレルギーが全くないと患者さんが言う場合は、この病態を考えたほうがよいね。

なるほど。

Scombroid poisoning に限らないけど、アレルギーがあると患者さんが言ったときには具体的に何のアレルギーでどんな症状が出たかを確認すべきだね。実際に聞いてみると、アレルギーではないことも経験されるね。

## その他

上記以外の情報に関しては必ずしもルーチンで聞く必要はないけど、若い女性の腹痛ではとても大切な問診事項があるね。

性交渉歴ですね！ やはり子宮外妊娠が怖いと聞きます！

その通り！ この辺りは各論で、詳しく話すとしようか。

他には何か聞いたほうが良いことはありますか？

STATES という覚え方があるね。STATES は以下の通りだね。

**STATES**
Sick contact（病気接触歴）
TB contact（結核接触歴）
Animal contact, intake（動物接触および摂取歴）
Travel history（旅行歴）
Environmental exposure（特別な環境への曝露）
Sexual contact（性交渉歴）

STATES は特に、発熱で感染症を疑ったときに有用な問診と言えるね。

なるほど。覚えやすいですね。

他には、食事歴、野外活動歴も重要な問診項目だね。

なるほど。基本情報の把握も奥が深いですね。

## まとめ

#### ①患者背景
- まず年齢と性別を確認する。
- 高齢者ではADL、認知機能、介護度、施設入所、家族構成（キーパーソン）、食事形態を確認すると良い。
- 若年者では経済状況や職業が重要である。
- 食事摂取量も重症度判定に有用なので聴取する。

#### ②既往歴
- 入院歴、通院歴、健診歴、手術歴と具体的に聴取する。
- 必要に応じて、かかりつけ医に情報提供を依頼する。

#### ③薬剤歴
- 通院しているならば薬手帳も利用しつつ薬を全て網羅する。
- 必要に応じて、かかりつけ医に情報提供を依頼する。
- 市販の内服薬やサプリについても聴取する。
- 最近開始した内服薬や中止した内服薬についても注意が必要である。

#### ④喫煙
- 1日の喫煙本数（喫煙箱数）×喫煙年数を確認する。

### ⑤飲酒歴

- 飲酒量、飲んでいる酒の種類、飲酒の頻度を確認する。
- 大瓶を買っているならば、それが何日でなくなるかで 1 日の飲酒量が確認可能である。
- 必要に応じて、CAGE スコアや AUDIT についても確認する。

### ⑥アレルギー

- 内服と食事に分けてアレルギーを聴取する。
- アレルギーがあるならば具体的にどんな薬で、どんな症状が起こったかを確認する。

### ⑦感染症の追加問診：STATES

- Sick contact（病気接触歴）
- TB contact（結核接触歴）
- Animal contact, intake（動物接触および摂取歴）
- Travel history（旅行歴）
- Environmental exposure（特別な環境への曝露）
- Sexual contact（性交渉歴）

STATES の他に食事歴・野外活動歴も重要である。

### ● 文献 ●

1) Haan M, et al. Am J Epidemiol. 1987; 125（6）: 989-98.
2) Kartal M, et al. Emerg Med. 2006; 23（5）: 341-4.
3) Shimizu T, et al. Int J Gen Med. 2012; 5: 873-4.
4) Wang CS, et al. JAMA. 2005; 294（15）: 1944-56.
5) Daniel S, et al. N Engl J Med. 2011; 365: 2002-12.
6) Holleman DR, et al. JAMA. 1995; 273（4）: 313-9.
7) 上田剛士，他．内科診断リファレンス．医学書院；2014.
8) Dhalla S, et al. Clin Invest Med. 2007; 30（1）: 33-41.

# 1-4 Think worst scenario フレーム法

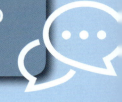

**ピカピカ先生**: ところで、ここまで問診はしてきましたけど鑑別疾患ってどうやって挙げればよいですか？

 **メガネ先生**: そのまえに、ピカピカ先生は何を重視して鑑別を挙げるの？

えーっと…見逃したら危ない病気は考えろと言われたことがあります。」

 その通り！ 特に救急では常に最悪の疾患を考えて、それを除外するという考え方が基本であり最も大切だね。これを Think worst scenario 法と呼ぶね。

そのままですね。

 例えば、胸痛なら見逃してはいけない疾患は何？

あ、それは知っています。5 killer chest pain ですね！

---

**5 killer chest pain**
- 急性冠動脈症候群
- 大動脈解離
- 肺塞栓
- 緊張性気胸
- 食道破裂

---

 その通りだね。胸痛ではその 5 つを見逃さないことがとても大切だね。じゃあ、例えば呼吸困難だったら何を見逃したらだめかな？

えーと。肺炎とか心不全とかですかね…

ね、意外に出てこないでしょ。まる覚えしようとしているから出てこないの。なので、系統立てて鑑別を挙げることが大切になるよね。ただ残念ながら VINDICATE のような全ての主訴をカバーするような考え方って広すぎて、実際の現場では意外に使いにくいね。

じゃあどうすればよいですか？

主訴毎にフレームワークを作ればいいね！

フレームワーク？

フレームワークはビジネスの世界で多用されている概念で、事実をもれなく論理的に整理して論理的に結論を導くツールとされているね。例えば下記は有名な 3C というフレームワークだね。事業を展開するにあたり顧客（Customer）、競合（Competitor）、自社（Company）の 3C に整理して考えるとよいとされているね。

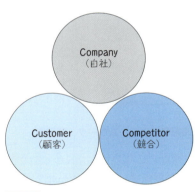

図4-1 3C フレームワーク

フレームワークはわかりました。それと鑑別疾患はどう関係があるのですか？？

つまり、主訴毎にフレームワークを作って、それに基づいて鑑別を挙げればよいということだね。僕はこれをフレーム法と呼んでいるね。VINDICATE も広義にはフレームワークだけど、主訴別にというところがミソだね。

なるほど、具体的にはどのように考えればいいのですか？

例を挙げると、呼吸困難を簡易に考えるなら肺・心臓・貧血の3つのフレームワークで考えればよいと言われているよね。これはフレーム法の簡単な例だよね。このフレームワークに基づいて見逃してはいけない疾患を挙げるとすればどう??

えーと、肺なら気胸、肺炎、COPD、喘息、心臓なら心不全、心筋梗塞、貧血なら出血ですかね。確かに枠組みがあるほうが鑑別は挙がりやすいですね！

そうだよね。以下、呼吸困難のフレームワークを図式化してみたよ。

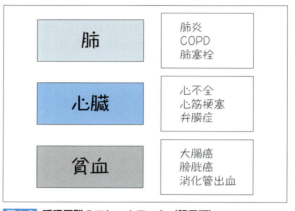

**図4-2** 呼吸困難のフレームワーク（簡易版）

確かに、改めてこう見るとわかりやすいですね。

じゃあ、失神なら何を見逃したらだめかな？

失神はひとまず不整脈や心筋梗塞とかですかね…

やはり出てこないでしょ。でも失神もフレームワークで考えるとわかりやすいね。失神のフレームワークは下記の通り。

---

● **失神のフレームワーク**
・**心原性**　・**起立性低血圧**　・**脳血管性**　・**神経介在性**

---

心原性はわかりやすいですよね。さっき言ったとおり、不整脈や心筋梗塞が挙がりますね。

その通り。あと弁膜症も重要な鑑別疾患だね。では、起立性低血圧の鑑別疾患は？

起立性低血圧ということは。脱水でしょうか。

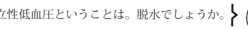脱水も大事だけど、もっと緊急性が高い疾患があるよね。

出血でしょうか？

その通り！　特に消化管出血は重要だね。じゃあ、脳血管性は？

一過性脳虚血発作ですかね。

脳血管性では一過性脳虚血発作も一応は考えるけど、クモ膜下出血が最も大切だね。神経介在性はいわゆる迷走神経反射だね。じゃあ、これらのフレームワークをどう分類すれば良いだろう？

うーん。起立性低血圧は立ち上がったときに失神するんじゃないですかね？

その通り！　どういう状況で失神が起こったかが極めて大切だね。つまり失神は TOSS でいえば Situation が分類をするうえで重要ということだね。起立性低血圧なら立ったときに失神するということだね。では、心原性は？

あ！　臥位と労作時に起こるって聞いたことがあります[1]。

その通り！　じゃあ、神経介在性失神は？」

なんでしょうね…

例えば、長時間の立位も神経介在性失神を起こすよね。小学校のときに朝の朝礼で長時間立っていたら失神しちゃうのも神経介在性失神だね。

あ、それ経験あります。

失神する前になんか症状ってなかった？

そういえば、気持ち悪くなって冷汗かきはじめてから気を失った気がします。

その通り！　神経介在性失神は通常前駆症状があってから失神するの。つまり Time course でいえば前駆症状⇒失神の順番。これが心原性だとどう思う？

あ、前駆症状がなく急に失神するわけですね。

その通り！　つまり失神のフレームワークは 4 つに分類され、特に Time course と Situation によって分類される

と言えるね．このように主訴別にフレームワークを作ることで，効率よく鑑別疾患を想起することができるね．さらに言うと Think worst scenario 法とフレーム法を組み合わせるとより有効と言えるね．

つまり，フレームワーク毎に必ず除外すべき鑑別を挙げるということですね！

 その通り！ 例えば失神でいえば，下記のようになるね

---

● 失神のフレーム法＋ Think worst scenario 法
- 心原性失神⇒不整脈，弁膜症，肺塞栓，急性冠動脈症候群，大動脈解離
- 起立性低血圧⇒消化管出血，異所性妊娠，卵巣出血，後腹膜血腫
- 脳血管性⇒クモ膜下出血，一過性脳虚血発作

---

なるほど！ 確かに闇雲に Think worst scenario 法を考えるよりもずっとわかりやすいですね．

 その通り！ フレーム法＋ Think worst scenario 法は，特に救急外来で有用と言えるね．

なるほど！ 確かに役に立ちそうですね．ところで，フレームワークってどうやって勉強すれば良いですか？？

 成書を見るのが手っ取り早いね．主訴別に考え方が載っている成書があるのでそれを参考にしてもらえれば良いと思うね．ただ全てを完全に網羅している本はなかなかないのが現状ではあるよね．なので，それらの成書を読みながら自分なりのフレームワークを作り上げることが大切だね．

自分なりのフレームワークですか．でも全ての主訴にフレームワークを作るのは骨が折れそうですね．

 全部の主訴でそれを行うのは確かに大変だね．ただ頻度が高い主訴に関しては自分なりのフレームワークがあるほうが良いと思う．Think worst scenario 法とフレーム法の組み合わせを自分なりに主訴別に作ることが，特に内科救急では必勝攻略法であるという言い方もできるかもしれないね．

でも本を読んだだけではなかなか難しそうですね…

その通り！ 本を読んで予習することがとても大切だけど、さらに実践することがとても大切だよね。実践でフレームワークを使ってみて、不備があれば再度フィードバックをしてより洗練されたフレームワークにすることが大切だね。

なるほど！

## まとめと補足

　救急の現場では、主訴別に緊急性がある疾患を挙げ見逃さない考え方が基本になります。これが前述のThink worst scenario法で、5 killer chest pain が代表的な例になります。

　さらに主訴別にフレームワークを作り、それに基づき考える方法がフレーム法です。

　フレームワークの作り方は2つの方法があります。

① TOSS に重きを置いたフレームワーク
② Review of Systems（ROS）に重きを置いたフレームワーク

　例えば、前述の失神のフレームワークは典型的な TOSS に重きを置いたフレームです。TOSS によってどのフレームワークに分類するかが決まります。例えば心原性失神であれば…

T　前駆症状がない失神
O　突然の失神
S　臥位で起こる失神
S　頭部を強打するほどの重度の失神

　これで自然に心原性失神と分類されます。

　一方前述の呼吸困難のフレームワークは典型的な ROS に重きを置いたフレームです。ROS は系統的に症状の有無を聴取する手法になります。そして ROS によってどのフレームに分類するかが決まります。前述の呼吸困難のフレームを例に挙げます。

- 心臓⇒起坐呼吸、夜間発作性呼吸困難、浮腫、体重増加、胸痛、背部痛
- 肺　⇒咳嗽、喀痰、胸痛、血痰
- 貧血⇒血便、黒色便、血尿

例えば、起坐呼吸、夜間発作性呼吸困難、浮腫、体重増加があるとすれば、該当するフレームワークは心臓であると考えることができます。ROS については次の章に詳細を譲ります。

　おそらく、TOSS に重きを置いたフレームワークのほうがより鑑別を絞ることができますが、ROS に重きを置いたフレームのほうが作るのは簡単です。どちらが優れているというわけではなく、主訴の特性に応じて TOSS に重きを置くか、ROS に重きを置くかを決めれば良いと思います。

　言い換えれば TOSS に重きを置いたフレームワークは病態生理による分類で、ROS に重きを置いたフレームワークは解剖に重きを置いた分類と考えて差し支えありません。では、なぜあえて主訴別にフレームワークを作る必要があるのでしょうか？　例えば病態生理を網羅的に考える方法として VINDICATE という覚え方が知られています。Vascurlar, Infection, Neoplasm, Iatrogenic, Idiopathic, Congenital, Auto immune, Trauma, Endocrine と病態生理を網羅しています。それに加えて解剖も網羅すれば自然に診断がつきそうです。診断に難渋する症例ではこのようなアプローチが良いでしょう。しかし日常診療において全例でこのアプローチを行うのは時間の制約もあり難しいと思われます。そこで、フレーム法です。つまり、病態生理 or 解剖のどちらかの最適化したフレームワークをあらかじめ主訴別に用意しておけば、より素早く鑑別を挙げることができ、直感的な方法より漏れが少なくなります。ひとまず、フレーム法＋ Think worst scenario 法、つまりフレームワークで考えつつ、緊急性のある疾患を見逃さないという戦略を覚えて頂ければと思います。フレームワークをどう学ぶかに関しても前述のように成書を見るのが良いと思いますが、この本でも各論のところで代表的な主訴のフレームワークを扱うので是非御覧ください。そして皆様がこの本を勉強することで、自分独自のフレームワークを作ってくださることを期待しています！

● 文献 ●
1) Del Rosso A, et al. Am J Cardiol. 2005; 96 (10): 1431-5.

# 1-5 追加問診 ROS

**ピカピカ先生**：主訴の解析、基本情報、フレームワークだけで、ほぼ鑑別が絞れそうですね。あとはもう特に問診はする必要はなさそうですね。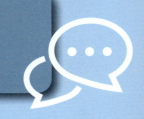

 **メガネ先生**：ちょっと待った！ まだ最後の段階が残っているぞ！

えー。まだあるのですか。そろそろ、疲れてきました。

 まあまあ、そう言わずに。最後の仕上げは追加で Review of Systems（ROS）を聴取することだ！

あー。ROS ですね。それなら知っています。臓器別に系統的に症状を聴取することですね。

 その通り！ ピカピカ先生は ROS ってどんなふうに聴取しているの？

教科書にも書いているように頭から下まで全部聴取するものですよね。ROS のリストを持ち歩いて、全部聞こうと思っています。

 す、すごいね。でも、それって大変じゃない？ というか鑑別疾患を念頭に置いて聞いているの？

う！ 学生の頃に ROS を上から下までやったことがありますが、確かにかなり時間がかかりました。特に鑑別疾患は念頭には置いてなかったですね。

 もちろん、勉強という意味では隅々まで ROS を聞くことも大切なのだけど、鑑別疾患を念頭に置きながら ROS を聴取するほうが、ずっと効率がいいね。

おっしゃることは確かにわかります。じゃあ、どうやったら効率よく ROS を聴取できるのですか？

どうしたら良いと思う？

あ！　フレーム法ですね。確かにフレームワークに基づいてROSを聞けばわかりやすいですね。

その通り！　ROSもフレームワークを使って行うほうが効率は良いね！　例えば食欲不振の鑑別って何？

えーっと。消化器系疾患とか癌とか…

ね。意外に出てこないでしょ。ここもフレームワークを使えば良いね。食欲不振のフレームワークはGERD-PPIで考えればよいね。GERDにPPIを使うって形で覚えやすいでしょ。

---

● **食欲不振の鑑別（GERD-PPI）**

| | | |
|---|---|---|
| G | Gastric | （消化管） |
| E | Endocrine | （内分泌） |
| R | Respiratory | （心・呼吸器） |
| D | Drug | （薬剤） |
| P | neoPlasm | （悪性腫瘍） |
| P | Psycological | （精神） |
| I | Infection/Inflammation | （感染症/炎症） |

---

確かに覚えやすいですね！　このフレームワークに基づいてROSを聴取すればいいわけですね。

その通り！　実際にROSをフレームワークに基づいて行ったらこのようになったけど、どう考えればよいかな？

---

| | | |
|---|---|---|
| G | Gastric | ⇒腹痛・血便・便秘あり、胸焼け・下痢・黒色便なし |
| E | Endocrine | ⇒口渇・多飲・多尿なし |
| R | Respiratory | ⇒呼吸困難・咳嗽なし |
| D | Drug | ⇒新規に開始・変更・中止した内服薬なし |
| P | neoPlasm | ⇒体重減少・咳嗽・便通変化なし |
| P | Psycological | ⇒抑うつ・認知症なし |
| I | Infection/Inflammation | ⇒発熱・寝汗・悪寒・関節痛なし |

腹痛・血便・便秘がありますね！ ということは消化器系の疾患による食欲不振ということになりますね！

 その通り！ 実際は、こんなにわかりやすいことは珍しいのだけどね。でもこれでかなり鑑別は絞ることができたよね。

確かに！ 闇雲に聴取するより効率的ですね。

 そうそう。そして身体診察も同じようにフレームワークで考えればいいね。

身体診察もですか？

 もちろん、基本的に身体診察は上から下までやるべきだけど、忙しい初診外来や救急外来では時間がないことも多いよね。よって身体診察もROS同様にフレームワークにもとづいて行うと効果的だね。さらにROSでフレームワークを絞っているので、身体診察も消化器系をより重点的に行えば良いことがわかるね。つまりROSでスクリーニングして、身体診察で確認しにいくというイメージだね。ちなみに今回なら身体診察は何を診たいかな？

直腸診、腹部触診をみたいです。

 その通り！ ただ高齢者でうまく問診できない場合や入院症例は上から下までくまなく身体診察することがスクリーニングとして極めて有用だね。ただその場合も主訴毎のフレームワークに基づいて身体診察を行うのはやはり有用だね！

なるほど！

## まとめ

　今までは主訴の解析、主訴の決定、基本情報の把握、そしてフレーム法を用いて鑑別疾患を挙げることを述べてきました。そしてその後さらに鑑別疾患を絞り込む過程がROSと身体診察（バイタルサイン含む）です。特にROSと身体診察はフレームワークに基づいて考えることで効率よく行うことができます。後述するように感染症の診断においても、ROSと身体診察が大切で、どこの臓器の感染症かを意識しながら行うと効率が良いです。この際もやはり、フレームワークが有効です。

## ● 感染症のフレーム

① 中枢神経

② 頭頸部（副鼻腔、咽頭、中耳、歯、眼、甲状腺、唾液腺）

③ 気道

④ 心・血管（IE, 血管内カテーテル）

⑤ 肝・胆道系

⑥ 腹腔内・消化管

⑦ 尿路（前立腺含む）

⑧ 生殖器

⑨ 骨・関節

⑩ 皮膚・軟部組織

　これらのフレームを念頭に置きながら、ROS と身体診察を行うと非常に効率が良いです。

　以下感染症のフレームワークごとの ROS と身体所見を列挙します。

## ROS

| | |
|---|---|
| 中枢神経 | 頭痛、脱力、しびれ、意識変容 |
| 頭頸部 | 鼻閉、鼻汁、耳痛、歯痛、咽頭痛 |
| 気道 | 咳嗽、喀痰 |
| 心・血管 | 胸痛、呼吸困難 |
| 肝・胆道系 | 嘔吐、腹痛 |
| 腹腔内・消化管 | 下痢 |
| 尿路 | 排尿時痛、残尿感、頻尿 |
| 生殖器 | 帯下異常、外陰部瘙痒感 |
| 骨・関節 | 関節痛、腰痛 |
| 皮膚・軟部組織 | 皮疹 |

**身体所見**

| | |
|---|---|
| 中枢神経 | 項部硬直、意識変容 |
| 頭頸部 | 副鼻腔叩打痛、耳介牽引痛、歯圧痛、扁桃腫大 |
| 気道 | 呼吸音左右差、肺副雑音 |
| 心・血管 | 心雑音、結膜点状出血・septic emboli |
| 肝・胆道系 | Murphy、肝叩打痛 |
| 腹腔内・消化管 | 腹部圧痛、腹部触診 |
| 尿路 | CVA 叩打痛・前立腺圧痛（男性） |
| 生殖器 | 子宮頸部可動時痛（女性）・精巣上体圧痛（男性） |
| 骨・関節 | 関節他動時痛、関節腫脹、脊椎叩打痛 |
| 皮膚・軟部組織 | 皮疹、褥瘡、皮下気腫 |

　このようにフレームワークを念頭に置きながら ROS と身体診察を行うことでより効率的に診断にたどり着くことができます。

# 1-6

## 1文サマリー

**メガネ先生**: さて、ここまでの過程で情報はそろったと思うのだけど、実はひとつ良い技があるのだけど知りたい？

**ピカピカ先生**: 知りたいです！

そう来ると思った。その名も1文サマリーだ！

もしかして、Semantic qualifier（SQ）のことですか？？

な、なぜその言葉を。

たまたま聞いたことがあるだけですよ。ただ中身はよくわかっていません。

Semantic qualifier はキーワードを端的に医学用語に置き換える手法のことだね[1]。

うーん、難しいです。

簡単に言うと1文にまとめれば良いということになると思う。つまり1文サマリー！

で、結局どうするんですか？

これだから最近の若者は…　実は既に今までやってきたことを、まとめれば良いだけだから。

というと…

1文サマリーの構造は、形容詞＋名詞なの。名詞は何にしたら良いと思う？

あ、主訴ですね！

その通り！　〇〇な主訴というのが1文サマリーの基本構造だね。じゃあ、形容詞はどうしたら良いと思う？

主訴は解析したはずなので…、形容詞はTOSSになるわけですね！

その通り‼ TOSS±PQR が形容詞になるわけだね。理想を言えば TOSS±PQR の中でもより良い要素だけを厳選できれば良いのだけど、ここは慣れが必要だね。最初は TOSS の全てを形容詞にするのが無難だね。

基本情報はどう反映させれば良いですか？

良い質問だね！ 基本情報も形容詞に当然入れたほうが良いね。ただ基本情報を全て網羅すると大変な量になるのでサマライズできなくなっちゃうよね。

うーん。確かに！ じゃあ、どうすれば良いですか？

まずは当たり前だけど、年齢と性別！ これは入れる必要があるね。

確かにそうですね。

他に基本情報として絶対に抑えるべきは既往歴だね。仮に既往歴が何もなくても既往歴なしと述べる必要があるね。

既往歴は全部網羅する必要がありますか？？

ここも難しいところだけど、全ての既往歴を網羅すると煩雑だよね。なので、主訴に最も関連する既往歴をピックアップする必要があるね。例えば胸痛ならどんな既往歴が気になる？

えーっと糖尿病や高血圧ですかね。

その通り！ 冠動脈疾患では、当然 Coronary risk factors については言及する必要があるね。さらに心筋梗塞の既往があれば、それは診断に直結するわけなので必ず言及する必要があるね。

なるほど。患者さんが教えてくれるというやつですね。

そうそう。内服薬に関しては通常既往歴がわかれば自然にわかるので、省略することも多いけど、ジギタリスによる食欲不振など副作用に関連した症状を疑う場合は、言及したほうが良いね。例えば SU 薬内服中の意識障害では何を考える？？

低血糖ですね！

その通り！ ただ、どの内服薬をピックアップするかは経験が必要なところだから、まずは最低限の既往歴だけでも、よいかもしれないね。

タバコ、アルコール、アレルギーはどうですか？

全て言うときりがないので、そのあたりは問題なければ省略することが多いね…。ただ病的なアルコール依存症やアルコール多飲、明らかなアレルギーがありアレルギー関連の病態を考える場合などは、やはり言及すべきだね。

なるほど。他の患者背景はどうですか？

患者背景に関しても主訴に直結すれば入れたほうが良いね。例えば主訴が喀痰だとすれば、寝たきりで施設入所という社会背景があれば誤嚥性肺炎を疑わないといけなくなるよね。他には主訴が発熱のときに、発展途上国から帰国した直後という患者背景があれば鑑別疾患が変わってくるよね。

なるほど。確かに少し経験が必要みたいですね。Review of Systems はどう反映させれば良いですか？

Review of Systems も全て反映させる必要は必ずしもないね。当たり前だけどきりがないからね。よって診断において最も役に立つ症状だけを厳選する必要があるね

うーん。そこは難しいですね。

ただ、ここでも役に立つのがフレーム法だね！ フレームワークに基づき最も鍵となる症状をここに加えることが大切だね。
少しここで 1 文サマリーについて整理してみようか。

---

○ 1 文サマリー
① ○歳の　男性 or 女性
② 基本情報（既往歴±内服薬±タバコ±アルコール±アレルギー
　　　±患者背景）
③ TOSS ± PQR
④ 追加問診（Review of Systems）
⑤ 主訴

---

つまりこの順に今までの問診をまとめるのが、1 文サマリーと言われる手法だね！ これを図示すると 図6-1 のようになるね。

確かにこれはわかりやすいですね！

じゃあ、少し例を挙げようか。

```
プロフィール  +  基本情報  +  TOSS±PQR  +  追加問診  +  主訴

○歳          既往歴（必須）   Time course
男性 or 女性   内服薬          Onset
             タバコ           Situation
             アルコール        Severity
             アレルギー        Position
             患者背景          Quality
                             Radiation
```

**図6-1** 1文サマリーの構造

**症例**
76歳男性で、主訴は胸痛
既往歴：高血圧、糖尿病
内服薬：ARB、DPP-IV阻害薬
タバコ：20本/日×40年　現在も喫煙している
アルコール：機会飲酒
ADL自立　独居
T　20分ほど継続し改善、徐々に頻度が増している
O　3日前に急性に発症
S　労作で増悪、安静時に発症
S　10点満点で6の痛み
P　左前胸部
Q　押しつぶされるような痛み
R　左肩に痛みが放散

実際のカルテの書き方とは違うけど、問診の流れに基づいてキーワードを羅列してみたよ。これをどうまとめたらいいと思う？

えーっと、76歳で糖尿病と高血圧の既往歴があり、DPP-IV阻害薬とARBを内服中で、20本×40年の喫煙歴がありADLが自立した男性で、3日前に安静時に緩徐に発症し20分ほどの持続時間で頻度が増悪傾向で、労作で増悪する10

点中 6 点の左前胸部の痛みで、押しつぶされるような痛みで、左肩に放散する胸痛。

ありがちだけど、それ全部言っているだけでまとまってないよねー

確かに！　全部言わなきゃいけないかなと思って…

さっきも言ったように、既往歴と内服薬などは必要最低限にしても良いかもね。あとは TOSS 以外の PQR は必要最低限にしたらわかりやすいかも。

なるほど。だったらメガネ先生やってみてください

全く…

> ○ 1 文サマリー
> 76 歳男性で糖尿病と高血圧の既往がある喫煙者の安静時に急性に発症し頻度が増悪傾向で左肩に放散する 6/10 の締め付けられるような左前胸部痛。

どう、わかりやすいでしょ？

確かに…　そしてこう聞くと急性冠症候群を考えたくなりますね。

そうそう！　こうすると自然に鑑別が絞れるよね。ただ、今回は TOSS + PQR を全て網羅したので、追加問診を入れる余裕はなかったけどね。じゃあ、例えばこのような 1 文サマリーだとどう考える？

> ○ 1 文サマリー
> 特に既往歴がない 79 歳女性の、前駆症状なく臥位で突然発症した不随意運動を伴う失神。

ここからどういう疾患を考える？

あ、これはこの前フレーム法の話のときに出てきたからわかります！　心原性の失神ですね！

その通り！　典型的な心原性失神の病歴だね。フレームを知っていると自然にわかるよね？

確かにそうですね！　でもなんで不随意運動というキーワードが入っているのですか？　TOSS にも含まれていないですよね。

よく気づいたね！　実はフレーム毎の知識が 1 文サマリーには求められるの。失神中の不随意運動というのは、心原性失神に特徴的な病歴なんだ[2]。

つまり、フレームワークに基づく Review of Systems が大切ということですね！

その通り！

## ○ 1 文サマリーについて

1 文サマリーは非常に有用な技法で以下のような構成になっています。
① ○歳の　男性 or 女性
② 基本情報（既往歴±内服薬±タバコ±アルコール±アレルギー±患者背景）
③ TOSS ± PQR
④ 追加問診（Review of Systems）
⑤ 主訴

　①～④が形容詞であり、⑤の名詞である主訴を修飾するのが 1 文サマリーの基本的な形式だと私は考えています。本文中でもあったように、②をどうコンパクトにまとめるかは経験が必要なので少し難しいですが、必要最低限の重要な既往歴だけでも組み込むと良いでしょう。その反面慣れないうちは、①だけでなく③の TOSS は全て盛り込んだほうが良いと思います。④の追加問診は知識と慣れが必要ですが、フレーム法が身につけば自然と取捨選択ができると思います。なお TOSS は主訴の解析の根幹であるだけでなく、1 文サマリーの根幹でもあります。本文中の急性冠動脈症候群を疑う病歴でもあったように、1 文サマリーを適切に作成するだけで診断がほぼ決まってしまうということも経験されます。ここまで述べてきた問診の流れの理解を促進する意味でも積極的に 1 文サマリーを作ることをお勧めします。よくあるコモンな病気に関しても TOSS に基づいた 1 文サマリーを繰り返し作成するだけで、理解が深まることが実感できると思います。

　ところで、身体所見、検査所見はどのように考えれば良いでしょうか？　基本的には、ROS と同様にカギとなるバイタルサイン、身体診察、検査所見を 1 文サマリーに組み入れます。それらを組み入れた 1 文サマリーの構成は以下になります。

① ○歳の　男性 or 女性
② 基本情報（既往歴±内服薬±タバコ±アルコール±アレルギー±患者背景）
③ TOSS ± PQR
④ 追加問診（Review of Systems）
⑤ 身体診察・バイタルサイン
⑥ 検査所見
⑦ 主訴

　ただし、身体診察や検査所見まで網羅すると 1 文でまとめきれないので、最初は問診までで 1 文サマリーを作るとよいと思います。

● 文献 ●
1) Nendaz MR, et al. Med Educ. 2002; 36（8）: 760-6.
2) Del Rosso A, et al. Am J Cardiol. 2005; 96（10）: 1431-5.

## コラム

### コンサルトのフレームワーク
▶ コンサルトにおけるフレームワークはいかに病歴を整理できるかがポイントである。
▶ 基本的には 1 文サマリーに準じて考えると良い。

① 今話してよいかの確認。
② 現地点での診断と相手にしてほしいこと。
③ 年齢、性別、主訴。
④ 最初に既往例、内服歴、バックグラウンド。
⑤ TOSS ± PQR に従ったキーになる主訴の経過。
⑥ バイタルサインと ROS、身体診察のキーポイント。
⑦ キーとなる検査所見。
⑧ アセスメントと現時点での診断（結論）。
⑨ 相手にしてほしいこと（目的）。

### ① 今話してよいかの確認
「今、お時間よろしいでしょうか？」

相手の状況を確認する。例えば患者への病状説明の最中であれば対応は困難である可能性が高く、別の医師に相談するか、後で連絡するかを考慮すべきである。

② 現地点での診断と相手にしてほしいこと

「救急外来に不安定狭心症疑いの患者様がいるのでカテーテル検査の適応についてご相談させてください」

最初に、現時点での診断と、何をしてほしいかを言ってしまう。えてして研修医のプレゼンは長くなりがちで要点をえない。結論（現時点での診断）と目的（相手に何をして欲しいか）を最初に言ったほうが相手に伝わりやすい。

なお、緊急性が高ければ②の地点で切り上げてよい。

診断がついていなくても、重症度が高い状態であれば先にそれを伝える。例えば病棟での心肺停止は、「病棟で○○さんが心肺停止になりました！」の一言で充分である。

また ST 上昇型の心筋梗塞であれば「今、ER に 50 歳男性の STEMI が来ました！」とさえ述べれば、その時点で循環器内科医は来てくれるかもしれない。その後必要に応じて、③以降に進めばよい。

③年齢、性別、主訴

「68 歳男性で主訴は胸痛です」

年齢、性別、主訴は、やはり基本である。

④最初に既往例、内服歴、バックグラウンド

「糖尿病、高血圧で近医かかりつけで、喫煙歴がある患者です。抗血小板薬や抗凝固薬の内服歴はありません」

ここも重要な既往歴と内服歴、バックグラウンドに絞ってプレゼンをする。すべてをプレゼンする必要はない。

⑤ TOSS ± PQR に従ったキーになる主訴の経過

「今回は、1 週間前から労作時に急性に出現した胸痛があり、痛みの頻度が徐々に多くなり、持続時間も長くなってきているようです。本日は胸痛が50 分ほど継続し、冷や汗と両肩への放散痛も伴っていたようです。来院時に胸痛は認めませんでした」

ここもすべてをプレゼンする必要はない。主訴に関するカギとなる TOSS ± PQR を述べる。特に Time course は重要で、現時点で症状がどうかということもプレゼンする。

⑥バイタルサインと ROS、身体診察のキーポイント

「酸素飽和度、血圧などバイタルサインは安定し、背部痛や呼吸困難、頸静脈怒張や浮腫なども認めませんでした」

ここも、同様にすべてプレゼンする必要はない。鍵となる所見のみをプレゼンする。

ただし、バイタルサインは重要であり異常があれば、正確にすべてプレゼンすべきである。

また ROS と身体所見では重要な陰性所見も同様にプレゼンを行う。

⑦キーとなる検査所見

「心電図では特に ST-T 変化は認めず、胸部 X 線では心拡大、肺水腫、気胸や縦郭の拡大は認めませんでした。採血でも腎機能障害や、心筋逸脱酵素の上昇を認めませんでした。心エコーでも壁運動異常、弁膜症、胸水などは認めませんでした」

ジェネラリストをやっていると病歴や身体所見に目が行きがちだが、検査所見はやはり重要である。鑑別疾患を念頭に陰性所見も含めてプレゼンを行う。採血はすべての項目を述べる必要はなく、必要となる情報に絞りプレゼンを行う。

⑧ アセスメントと現時点での診断（結論）

「来院時に痛みはなく心電図や心筋逸脱酵素も問題ありませんが、胸痛が徐々に悪化しておりリスクも高いため、不安定狭心症の疑いの可能性が高いと考えています」

最初に重要な陰性所見を述べ、そのあとに最も重要な陽性所見を述べ、最後に現時点での診断名を言う。診断の根拠は、病歴、バイタルサイン、身体所見、検査所見のなかで特に診断において重要な所見のみを抽出する。なお、確定がしていなくても疑いとして診断名を言ったほうが伝わりやすい。

⑨相手にしてほしいこと（目的）

「準緊急の心臓カテーテル検査の適応だと思われますので、一度ご高診いただければと思います」

相手にしてほしいことを明確にしてからプレゼンを行う。最初は難しいかもしれないが、目的がないプレゼンは聞きにくい。相手に何をしてほしいか目的を明確にすることが大切である。何をすべきかわからない場合は、今後の方針についてご相談させてくださいと言うだけでも十分である。

# 1-7 問診の流れ

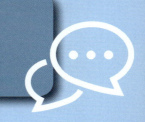

**ピカピカ先生**: 今までの問診の流れをまとめたので、確認してもらってもよいですか？

**メガネ先生**: もちろん！ ただ今まであまり強調していなかったけど、バイタルサインが崩れていればまずはそちらの対応が優先されるので、バイタルサインについても確認しておこうか。

## 問診の前に：バイタルサインおよび重症度の確認

バイタルサインに異常があるかを確認する。バイタルサインの異常があれば救急室に移動し検査を急ぐ必要がある。さらにバイタルサインから主訴が決定することがある。

【例】
　血圧低下　⇒ショックの鑑別
　$SpO_2$ 低下⇒呼吸困難の鑑別
　高体温　　⇒発熱の鑑別
　頻呼吸　　⇒代謝性アシドーシスの鑑別、呼吸困難の鑑別

### 1）Open question

今日はどうされましたか？ と聞く。できるだけ和やかな雰囲気作りを心がけ、話を聞く姿勢であることを伝えるようにする。可能ならば30秒話を聞くが、緊急の際はこの限りではない。

### 2）主訴の決定

できるだけ診断学的に High yiel の主訴を決定する。主訴は問診しながらより適切な主訴に変更しても良い。

## 3）主訴の解析
### ①主訴を TOSS に従い解析する

Time course　　主訴の時間経過

Onset　　　　　主訴の発症様式

Situation　　　 主訴が発症した状況

Severity　　　　主訴の重症度

### ②痛みの解析では PQR を追加

Position　　　　痛みの場所

Quality　　　　 痛みの性状（めまいでも同様に質を聴取）

Radiation　　　 放散痛・関連痛

## 4）基本情報の把握
### ①患者背景

　まず年齢と性別を確認する。高齢者では ADL、I-ADL、認知機能、介護度、施設入所、家族構成（キーパーソン）、食事形態を確認する。若年者では経済状況や職業が重要である。食事摂取量は重症度判定に有用である。

### ②既往歴

　入院歴、通院歴、健診歴、手術歴と具体的に聴取する。

　必要に応じてかかりつけ医に情報提供を依頼する。

### ③薬剤歴

　通院しているならば薬手帳も利用しつつ薬を全て網羅する。市販の内服薬やサプリについても聴取する。最近開始した内服薬や中止した内服薬についても注意する。

　必要に応じてかかりつけ医に情報提供を依頼する。

### ④喫煙

　1 日の喫煙本数（喫煙箱数）×喫煙年数を確認する。

### ⑤飲酒歴

　1 日の飲酒量、飲んでいる酒の種類、飲酒年数を確認する。

　必要に応じて CAGE、AUDIT も確認する。

### ⑥アレルギー

　内服と食事に分けてアレルギーを聴取する。

### ⑦その他

・女性では月経歴が重要である。

・感染症の追加問診: STATES

Sick contact（病気接触歴）、TB contact（結核接触歴）、Animal contact, intake（動物接触および摂取歴）、Travel history（旅行歴）、Environmental exposure（特別な環境への曝露）、Sexual contact（性交渉歴）
- STATES の他に食事歴・野外活動歴も重要である。

## 5）フレーム法＋ Think worst scenario 法による鑑別の想起
- フレーム法＋ Think worst scenario 法のあわせ技で鑑別を想起する。
- 主訴毎に自分なりのフレームを構築することが重要である。
- フレームは以下の2種類に分けられる。
- TOSS に重きを置いたフレーム
- Review of Systems（ROS）に重きを置いたフレーム

## 6）フレームに基づく追加問診（Review of Systems）
- Review of Systems をフレームに基づき行う。
- 身体診察もフレームに基づき行う。

## 7）1文サマリーの作成
- 今までの情報を1文にまとめる。1文サマリーの構成は以下のようになっている。

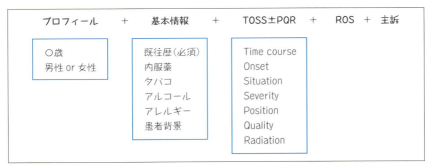

図7-1　必要に応じて ROS だけでなく、身体診察や検査所見も1文サマリーに組み入れる

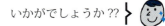

いかがでしょうか??

素晴らしい!!　さすがだね！

ありがとうございます。

これで問診のイメージがついたでしょ？

はい！　ひとまず問診できそうです。でも、そもそもやっぱり問診しても結局検査をしないとわからないなら少し、

虚しくなります。
　実は、そうでもないんだよね。

　それは次の機会に。

なぜでしょうか？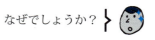

# 1-8

## 診断学総論
## 診察・検査へどうつなげるか

**メガネ先生**: ところで問診は7割って話覚えている？

**ピカピカ先生**: はい！　最初に言っていましたよね！

そして検査が診断に寄与するのは11％のみとも報告されているね！　とりあえず検査っていうのは違うのよ[1]。

えーでも結局検査しないと何もわからないんじゃないですか？

この話をするには事前確率と事後確率について話さないといけないな。

あ、聞いたことがあります。

ところで、事前確率と事後確率って何？

えーと、事前確率が検査をする前の確率で、事後確率が検査をした後の確率ってことですか？　そして、検査が陽性ならばある疾患である確率が上がり、陰性ならば確率が下がるというイメージなのですが…

さすがだね！　ただ事後確率って検査だけじゃなくて問診や身体診察によっても影響されるって知っている？

え、問診や身体診察みたいな曖昧なもので確率が変わるのですか？

うん、ここが大事なポイントで問診も検査と同じか、もしくは場合によっては検査よりも診断特性が良い場合すらあるね。

えー、検査よりも問診のほうが診断特性が優れていることもあるのですか？

そうそう。検査や問診の診断特性が優れているかどうかって何で評価するか知っている？

えーと感度と特異度？

その通り！ でも実際は陽性尤度比と陰性尤度比を使うこと多いね。

確かに、よく聞きますね。

尤度比は疾患の可能性を上げるか下げるかを直接示す指標とされている。つまり陽性尤度比が高い所見があれば診断の可能性は上がり、陰性尤度比の低い所見がなければ診断の可能性は下がるとされているね。一般的に陽性尤度比10というのは確定的な所見で、陰性尤度比0.1は除外診断的な所見とされている。陽性尤度比1というのは可能性を上げも下げもしない所見とされている。この 表8-1 が参考になるから見てほしい。

### 表8-1 尤度比の解釈

| | |
|---|---|
| LR10 | 確定診断的な所見 |
| LR5 | 可能性はかなり上がる |
| LR2 | 病歴・身体所見としては可能性を上げる |
| LR 1 | 可能性を変えない |
| LR0.5 | 病歴・身体所見としては可能性を下げる |
| LR0.2 | 可能性はかなり下がる |
| LR0.1 | 除外診断的な所見 |

（上田剛士. ジェネラリストのための内科診断リファレンス. 医学書院；2014）[2]

特異度と感度とはどう違うんですか？ 特異度が高い所見があれば診断の可能性が上がり、感度の高い所見がなければ診断の可能性が下がりますよね。

お、よくわかっているね。でも、注意が必要なのはいくら特異度が高くても感度が低ければ診断特性は必ずしも優れていないということだね。

というと…

例えば、特異度が90％の所見があるとする。陽性尤度比は感度／（1-特異度）で計算されるので、感度が90％なら、陽性尤度比は9と計算されるよね。じゃあ感度が10％だったら？

えーと、0.1÷（1－0.9）だから…え！ 陽性尤度比が1？ さっきの 表8-1 で言えば可能性を上げも下げもしない所見ということですか？

その通り！　ある所見の診断特性を評価する場合は陽性尤度比と陰性尤度比を使うほうがわかりやすいんだ。陽性尤度比と陰性尤度比は成書でまとめられているから是非、参考にしてほしい[2]。例えば、労作性狭心症の診断において心電図は役に立つと思う？

当然、役に立ちます！

じゃあ、問診とどちらが役に立つと思う？

それは…　心電図？

実は、問診のほうが診断特性は優れているとされているね。あるレビューによると典型的な狭心痛がある場合は陽性尤度比 5.8 で、非狭心症性の胸痛である場合の陰性尤度比は 0.1 とされているの[3]。

え！　そんなに診断特性がいいのですか？

一方、狭心症の診断における心電図の ST-T 異常は陽性尤度比 1.4、陰性尤度比 0.9 とされていて診断にはほとんど寄与しないとされているね。

えー！　検査のほうが診断特性が劣ることもあるんですね！

もちろん、症状が絶対ではないし過信は禁物だし、心電図はとても大切な検査なので過小評価すべきではないと思う。ただ狭心症の診断においては、病歴で狭心症が疑わしければ、たとえ心電図だけでなく心エコーや心筋バイオマーカーが正常であっても狭心症として扱う必要があるね。病歴だけで不安定狭心症と診断して、緊急カテーテルの適応を判断することも実際にはあるぐらいだからね。

そうなんですね！　そういえば、症状や身体診察だけでなく、バイタルサインにもあてはまるのでしょうか？

その通り！　実際に体温が 38℃以下、心拍数 100/ 分以下、呼吸数 20/ 分以下、$SpO_2$ 95%以下であれば肺炎は否定的（陰性尤度比 0.13）という報告もあるの[3]。

つまりバイタル自体に診断特性があるということですね！

成書を見れば症状や身体診察、バイタルサインの陽性尤度比と陰性尤度比が載っているね。つまり、症状、身体診察、バイタルサイン、検査は陽性尤度比・陰性尤度比という観点からは同じように扱うことができるってことね。

なるほど！　検査が全てではないわけですね！

そうだね。とはいえ、検査は事前確率と尤度比を理解して使えば、本当に有用なので軽視すべきではないね。実際に肺炎の診断において胸部X線（正面像＋側面像）の陰性尤度比は 0.08 とされているので、やはり検査は有用とも言えるね[2]。ところで、陽性尤度比と陰性尤度比は事前確率に影響を与えて確率を上げ下げするものだけど、そもそも事前確率はどのように決まると思う？

え… 確か有病率？

その通り！ ただ例を出すと無症状の患者で心電図で ST 上昇があれば診断は心筋梗塞でいいかな？

それはそうですね！

心筋梗塞の有病率は 0.1％程度とされていて、心電図で ST 上昇を認める場合の陽性尤度比はなんと 22 とされているんだ。実は事前確率と尤度比がわかれば自然に事後確率が推察できるモノグラフがあるの。これは、かなり便利で視覚的に事後確率をイメージするのに有効なの。これを使って、ざっくりと、事後確率を求めてみようか[4,5]。

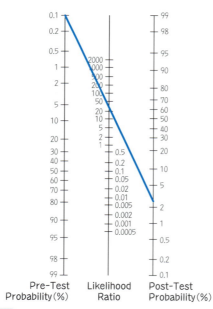

**図8-1** 無症状の患者の心電図で ST が上昇している場合

えーと左が事後確率で、真ん中が尤度比だから線でつないでみると…。え、たったの2〜3%程度の確率にすぎないのですか??

その通り！　つまり全く症状がなくて、かつ心筋梗塞のリスクがない人にST上昇があっても心筋梗塞である可能性は、せいぜい2〜3%なの。つまり、事後確率は検査以上に、問診から導き出される事前確率に影響されるということだね。まあ、もちろん本当にST上昇が心筋梗塞らしい形をしているのならば必ず追加検査をする必要はあるのだけどね…

早期再分極によるST上昇かもしれないですしね！

さすがだね！　じゃあ、話を戻すと例えば病歴から推定した心筋梗塞の事前確率を10%と仮定した場合、心電図でST上昇がある場合の事後確率は？

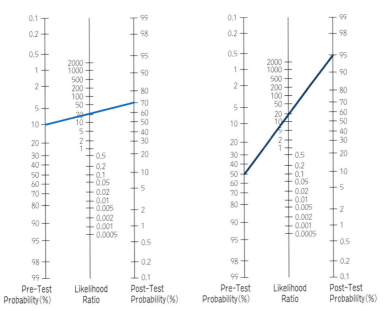

**図8-2**　左：心筋梗塞の事前確率が10%の時に心電図でSTが上昇している場合
　　　　　右：心筋梗塞の事前確率が50%の時に心電図でSTが上昇している場合

えーと。70%?!　さっきと全然違いますね！

そのとおり！ さらに言うと事前確率が50%とすれば？

えーと…95％!! ほぼ確定診断じゃないですか！

その通り！ つまり、問診でいかに事前確率を推定するかがとても大切ということ！

もしかして、今までやってきた問診で事前確率を推定するということですか??

その通り！ さすがピカピカ先生！ だいぶわかったね。主訴の決定と解析および基本情報の把握および1文サマリー、フレーム法に基づいた追加問診や身体診察によって事前確率を推定することが大切ってこと。そして必要に応じて検査を行い、さらに事後確率が決まるという流れだね。

なるほど!!

● 文献 ●
1) Peterson MC, et al. West J Med. 1992; 156（2）: 163-5.
2) 上田剛士. ジェネラリストのための内科診断リファレンス. 医学書院; 2014.
3) Chun AA, et al. Am J Med. 2004; 117（5）: 334-43.
4) Khalil A, et al. Emerg Med J. 2007: 24（5）: 336-8.
5) 日本循環器学会, 他. ST上昇型急性心筋梗塞の診療に関するガイドライン（2013年改訂版）.

## 解説

問診、事前確率と事後確率は以下のように図示されることができます 図8-3 。

前述のように、主訴の決定・解析、基本情報の把握からフレーム法に基づいて事前確率を推定します。次に追加問診・身体所見・バイタルサインを行い、さらに事前確率を吟味します。それらはそれぞれ、陽性尤度比と陰性尤度比を有しており、診断の可能性を上げたり下げたりします。さらに必要に応じて追加検査を行うことで事後確率を決定するのですが、検査所見も陽性尤度比・陰性尤度比を有しているため、追加問診・身体診察・バイタルサイン・検査所見が同じような立ち振る舞いをすることに気づきます。検査所見は（診断特性が優れている傾向はあっても）事前確率を上げ下げするバロメーターの一つに過ぎないとも言えます。

図8-4A と 図8-4B をご覧ください。これは「誰も教えてくれなかった診断学」という名著に書かれている図を改変したものになります。今回の問診の話とは少しずれるのですが同じ検査結果でも、事前確率によって対応が変わってきます。①全く

検査をしない、②検査をする、③治療をしてしまう、という3群に分かれます。あまりにも事前確率が高ければ追加検査の結果いかんに関わらず治療する方向で動かざるをえない状況であり、事前確率が低すぎる場合は検査をするまでもなく疾患を否定してしまってよいという状況と言えます。その中間に検査によって方針を決めるという状況があります。例えば 図8-4A は心筋梗塞の事前確率が50％と比較的高い場合ですが心電図でST上昇があれば、心筋梗塞の確定診断になるので冠動脈カテーテルを行うことが決定します。心筋逸脱酵素や心エコーの結果を待つ必要はありません。逆に 図8-4B の場合は事前確率が0.1％であれば心電図でST上昇があったとしても、心筋梗塞である可能性は非常に低いままであるため、そもそも心電図はする必要がなかったと考えることができます。事前確率が50％であった時

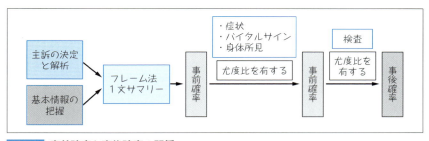

**図8-3** 事前確率と事後確率の関係

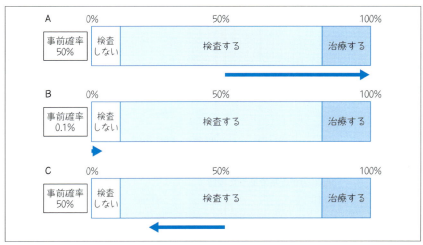

**図8-4** 事前確率と検査結果による対応の変化
（野口善令, 他. 誰も教えてくれなかった診断学. 医学書院；2008 より改変）

に心電図が正常であった場合はどうでしょうか？　心筋梗塞において心電図が正常である時の陰性尤度比は 0.2 とされています[3]。再度ノモグラフで確認すると事後確率は約 20％になります。これをどう解釈すれば良いでしょうか？　心筋梗塞の重大さを考えれば追加検査が必要ないレベルまで確率を下げているとは言い難いと思われます。それを図示したのが、図8-4C です。つまり心電図が正常であっても、少なくとも心筋逸脱酵素（トロポニン、CPK）のチェックや心エコーは追加検査として必要でしょうし、冠動脈造影目的で循環器内科にコンサルトしたほうが無難かもしれません。実際に筆者は、問診から急性冠動脈症候群の事前確率が極めて高いと考えた場合は心電図のみ行い早期に循環器内科にコンサルトを行います。なお、同じ検査でも心電図のような簡便で迅速で診断特性に優れた検査は、行う閾値を低くすべきということも意識しておくと良いと思います。

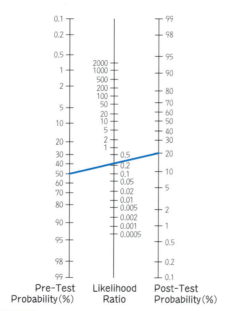

図8-5　心筋梗塞の事前確率が 50％であった時に心電図が正常であった場合

# 各論

2

# 2-1

## 失神

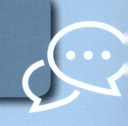

 **メガネ先生**: おーい。ピカピカ先生調子はどう？

**ピカピカ先生**: あ、メガネ先生。おかげ様で少し問診がわかるようになりました。ただ、フレーム法は教えてもらいましたけど、肝心のフレームワーク自体を教えてもらってないですよね。

 その通りだね。でも、人に頼っちゃイカン。自分でフレームワークを作り上げるのだ。

そんなのはいいから早く教えてください！

 全く、最近の若者は。ところで最近困った症例ってあった？

そういえば、さっき、失神を主訴にきた患者さんが来ました。まあ、迷走神経反射ですよ！

 ふーん。ところで、失神のフレームワークって覚えている？

もちろんです！

---

● **失神のフレームワーク**
① 心原性
② 起立性低血圧
③ 脳血管性
④ 神経介在性

---

 さすがだね！　で、その失神の人の解析はどんな感じだった？

**症例**
28歳、男性
主訴: 失神

既往歴：内服薬なし
タバコ：なし　アルコール：なし　アレルギー：なし
Time course：特に前駆症状なし
Onset：突然発症
Situation：誘因や増悪・寛解は認めない。
Severity：頭を強打するような失神
体温：36.9℃，脈拍 86 回/分，血圧 110/75 mmHg，呼吸数 18 回/分，酸素飽和度 96％（室内気）

○ 1 文サマリー
特に既往歴もない若年男性の前駆症状を伴わない突然発症の頭を強打するような失神。

……ピカピカ先生はどう思ったの？

迷走神経反射かなと思いました。胸痛や呼吸困難もなく心電図、胸部 X 線、採血、心エコーも全く正常で、来たときは全くいつも通りでしたので。

いかん！　最初は系統的に考えなきゃだめだぞ！　ところで、一過性意識消失で失神というにはどういう前提が必要だっけ？

## 失神の前提

えーと。意識がすぐに清明になるかどうか、でしたっけ？？

その通り！　とても大切なポイントだね。失神というのは一過性の意識消失なので、基本的に速やかに意識が清明になるはずだね。迷走神経反射では意識消失の時間が長い傾向もあるけど、意識が戻った後は全くいつも通りになるからね。もし、来院時も、意識が清明でなかったら何を考える？

意識障害ですね！

その通り！　失神と意識障害では鑑別が全く違ってくるからね。一過性意識消失であっても、来院時に意識変容があれば意識障害として考えるべきだね。これは患者さんの家族や友人にいつもと比べてどうかと聞くのが最も有用な方

法だね。ところで、意識障害の鑑別で特に失神と間違えやすい病気ってなんだと思う？

うーん。低血糖ですか？？

 その通り！ 低血糖ではカウンターホルモンの働きで血糖が再上昇し意識が戻ることがあるからね。糖尿病の治療歴・冷や汗・悪心などがあれば疑うけど、病歴だけでは難しいことも多いね。なので、疑えば簡易血糖測定を躊躇しないことが大切だね。そして、もう一つ失神の鑑別で大切な病気はなんだと思う？

てんかんですね！

 では、てんかんと失神を鑑別するにはどうしたらよいかな？

うーん。痙攣しているかどうかでしょうか？

 そうだね。最も大切なのは、第3者に意識消失時の状況を聞くことだね。特に救急車で来た患者さんには、救急隊が帰る前に詳細に当時の状況をイメージできるように聴取することが大切だね。他に確認したいことはなんだと思う？

うーん。舌咬傷でしょうか。

 舌咬傷は、てんかんの可能性を上げる所見だね。あとは、意識の戻り方がやはりポイントだね。

つまり、てんかんでは、失神と違い意識が速やかに元に戻らず、軽度の意識変容が長引くということでしょうか？

 てんかんでは発作後に朦朧とした状態になりこれをPostictal stateと呼ぶね。来院時に意識が清明であっても、戻るまでゆっくり長い時間をかけて徐々に戻っていたのであれば、てんかんの可能性を考えるべきだね。

なるほど。だからこそ救急隊や家族などの第三者に状況を確認する必要があるのですね。

 その通り！ 他は失禁、発作中に頭部を一側に向ける、発作中に不自然な姿勢になったりする、発作前の既視感、精神的ストレスによる意識消失があれば、てんかんらしいと言われているね。それらをスコアにしたのが以下の表だね[1]。

表1-1 失神とてんかん発作の区別

舌咬傷：＋2
発作後の混迷：＋1
精神的ストレスによる意識消失：＋1
発作前のデジャブ：＋1
発作中に頭部を一側に向ける：＋1
異常な行動（不自然な姿勢，四肢の運動，発作の健忘）：＋1
浮動感の発作：－2
発作前の発作：－2
長時間の立位で意識消失：－2
⇒合計1点以上で，てんかん発作を示唆する．

(The Lancet Neuro. 2006; 5: 171-180)[1]

なるほど！ これらの所見があれば，てんかんを疑うべきということですね．

そうだね．まずは，意識が速やかに清明になったか，舌咬傷・失禁・痙攣・異常体位がないかは最低限確認するとよいだろうね．ただし不随意運動は心原性失神でも起こることには注意すべきだね．

## ポイント

- 来院時に意識が清明であることが，失神の大前提である．
- また，意識が速やかに元に戻ることも失神を示唆する．
- 迷走神経反射では意識消失の時間が長い傾向があるが，意識は比較的速やかに清明になる．
- 一過性意識消失でも，来院時に意識が清明でなければ，意識障害に準じて考える必要があり，患者さんの家族や友人にいつもと比べてどうかと聞く必要がある．
- 失神の鑑別疾患として低血糖があり，糖尿病の治療歴・冷や汗・悪心などがあれば疑い，簡易血糖測定を躊躇するべきではない．
- 失神では，第3者に意識消失時の状況を聞くのが大切であり，特に救急車で来た患者さんには，救急隊が帰る前に詳細に当時の状況をイメージできるように聴取する．
- てんかんでは発作後に朦朧とした状態になりこれを Postictal state と呼ぶ．
- Time course が重要であり，来院時に意識が清明であっても，戻るまでゆっくり長い時間をかけて徐々に戻っていたのであれば，てんかんの可能性を考えるべきである．
- 失神時に痙攣があれば，てんかんを疑うが，心原性失神でも不随意運動は起こってもよい．失禁，舌咬傷，発作中に頭部を一側に向ける，発作中に不自然な姿勢になる，発作前の既視感，精神的ストレスによる意識消失は，てんかんを示唆する．

## 心原性

 心原性はどのように考えるのだっけ？

たしか前駆症状なく失神したら心原性ですよね。

 よく覚えているね！ つまり Situation が大切で、誘因なく失神したら心原性らしいと言えるね！ Onset はどうだろう？

心原性なら比較的突然の発症だと思います。

 うん！ それでは、Severe はどうだろう？

頭を打つほど重症の失神になりうるということですよね。

 そうだね！ 特に若年者で重度の頭部打撲を起こすような失神は、一過性に脳血流が完全に断たれた可能性が示唆されるため、心原性を考えるね。ただ心原性だから頭部外傷があるわけではないことに注意が必要だ。随伴症状はどうだろう？

胸痛や動悸ですね！

 その通り！ 胸部症状（胸痛、動悸、呼吸困難、背部痛）の確認が重要だね。それらの症状があれば、積極的に急性冠動脈症候群、肺塞栓、大動脈解離を考える必要があるね。あとは、さっきも言ったけど不随意運動だね。特にミオクローヌス様痙攣を失神時に認めた場合はより心原性失神の可能性が高くなると言われているね[2]。たとえ話だけど、急性心筋梗塞の患者が突然痙攣をはじめたら何を考える？

てんかん、でしょうか？

 でもまず考えるべきなのは心室細動だね。心室細動でも実は、痙攣を起こすことがあるんだ。

つまり心原性失神でも、同様に不随意運動が見られると考えればわかりやすいということですね。

 そういうことだね！ それでは、不随意運動を伴う一過性意識消失で心原性失神らしいか、てんかんらしいかは、どう鑑別すればよいかな？

やはり、原則通り速やかに意識が戻ったら心原性で、意識が速やかに元に戻らないのであれば、てんかんといえるのではないでしょうか？

その通り！ 不随意運動を伴う失神は心原性失神の可能性を上げるので、必ず精査すべきだね。

なるほど。やっぱり病歴なのですね。

ちなみに、以下の EGSYS score が 3 点未満ならば感度 95％、陰性尤度比 0.08（特異度 61％で計算）で心原性失神は否定的とされているね[3]。

---

**EGSYS score**

動悸が先行する失神　4 点

心疾患の既往 and/or 心電図異常指摘　3 点

労作中の失神　3 点

仰臥位での失神　2 点

増悪因子・環境因子
　（混雑した場所、長期間立位、感情、温かい場所）− 1 点

前駆症状あり　− 1 点

EGSYS score が 3 点未満ならば感度 95％、陰性尤度比 0.08 で心原性失神は否定的

---

これって… 今までメガネ先生が言っていたことが、そのままじゃないですか！

そうだね。Time course として前駆症状があれば心原性らしくはないのだけど、動悸が先行する失神に関してはむしろ心原性を積極的に疑うべきとされているね。つまり、病歴を突き詰めることが、心原性失神かどうかの判断に非常に重要であるということだね。ちなみに、心原性失神かどうかの判断に病歴以外に何が重要かな。

心エコーでしょうか！

確かに、心エコーは大切なのだけど。もっと基本的なことがあるよね。

あ、心電図ですね！ 確かにさっきの EGSYS score にも載ってますね！

その通り！ 他には、ACEPの入院基準で入院適応となっているのは以下の項目とされているね。

---

**ACEPの入院適応の基準（Level B）**
① 心不全の既往, 心室性期外収縮（＞10回/h, 2連続異常, Multifocal）の既往
② 胸痛など急性冠動脈症候群に合致する症状
③ 心不全, 弁膜症を示唆する身体所見
④ 虚血・不整脈・QT延長・脚ブロックといった心電図異常
Level B: 心原性失神に対して　陽性尤度比 5.3　陰性尤度比 0[4)]

---

なるほど！ ここでは具体的な心電図異常が記載されていますね。」

そうだね。ちなみに、心電図異常では他には、ブルガダ症候群、WPW症候群などにも注意をする必要があるね。

ところで心疾患の既往歴があれば、やはり心原性失神といえるのでしょうか？

確かに心疾患の既往がなければ心原性失神の可能性は下がるとされているね。

---

**心疾患の既往における心原性失神の診断特性**[5)]
陽性尤度比 1.7　陰性尤度比 0.11

---

とはいえ高齢者は多少の心疾患の既往はあるので、全例入院というのは、やりすぎかもしれないね。ACEPの入院適応の基準のようにリスクが高ければ入院とするほうが妥当かもしれないね。

なるほど！ 高齢だけで心原性失神らしいとは言えないのですね。

確かに心原性失神は高齢者に多い傾向はあるけど、高齢者の失神の全例が心原性ではないよね。心原性失神のリスクは高齢者のほうが高いというぐらいのニュアンスが正しいと思うね。

確かにそうですね。

あとは、身体診察も有用だね。

入院基準にもありますね！　心不全、弁膜症を示唆する所見を見ればよいのですね。

その通り！　特に大動脈弁狭窄症を疑うような右鎖骨に放散する収縮期雑音には注意が必要だね。頸静脈怒張、浮腫、夜間発作性呼吸困難などの心不全を疑うような所見も積極的に確認すべきだね。あとは、初回の失神で入院した560人の患者のうち97人に肺塞栓が同定されたという報告もあるくらいだね。少なくとも身体診察で下肢静脈血栓を示唆するような片側性の下肢腫脹の有無は調べてよいと言えるだろうね[6]。

なるほど。

EGSYS score と ACEP の入院基準と今までの話をまとめると以下のようになるね。

---

**心原性失神を強く疑う状況**
- 病歴から心原性が疑わしい。
  →労作時発症、臥位での発症、動悸が先行する、不随意運動を伴う
- 胸部症状を認める（胸痛、呼吸困難、背部痛）
- 心電図異常（虚血・不整脈・QT 延長・脚ブロック・ブルガダ症候群・WPW 症候群）
- リスクの高い心疾患の既往を有する（心不全、心室性不整脈）
- 身体所見の異常（弁膜症、心不全、下肢静脈血栓）

---

なるほど！　逆に言えばこれに当てはまらなかったら、心原性は否定的ということですね。

あとは若年者であれば、参考として突然死の家族歴というのも大切な病歴だね。特に、若くして突然死した家族歴があれば要注意だね。

改めて、病歴、身体所見、心電図が大切ということがわかりました。

その通り！　心筋逸脱酵素や心エコーも確かに重要だけど、必ずしも全例でルーチンに必要というわけではないとも言えるね。なにより大切なのは病歴で、病歴から心原性失神

が否定できないのであれば検査に問題がなくても、精査を考慮すべきと言えるだろうね。

## 心原性失神のポイント

- 誘因なく、臥位や労作時に発症した失神は心原性らしい。
- 胸痛・背部痛・呼吸困難を伴う失神も心原性らしい。
- 動悸が先行する失神は心原性を強く疑う。
- 突然発症で、頭部外傷を認めるような失神は心原性の可能性を上げる。
- 不随意運動を伴い、かつ速やかに意識が戻る場合も心原性失神を強く疑う。
- 心疾患の既往歴がなければ心原性失神の可能性は下がるが、リスクの高い心疾患の既往がなければ心原性失神の可能性は必ずしも上がるわけではない。
- 心電図では、虚血、不整脈、脚ブロック、QT延長、ブルガダ症候群、WPW症候群などの異常がないかを確認する。
- 身体所見で心雑音や心不全、下肢静脈血栓の所見があれば、心原性失神を疑う。
- 特に大動脈弁狭窄症を疑うような右肩に放散する収縮期雑音には注意が必要である。
- これらに当てはまらない場合は心原性失神の可能性は低い。
- 心原性失神は高齢者に多い傾向はあるが、高齢というだけでは必ずしも心原性失神とは言えない。
- 若年者では若くして突然死した家族歴があれば心原性失神の可能性を考える。
- 失神において、病歴、身体診察、心電図はルーチンに行うべきであるが、心筋バイオマーカー、心エコーは必ずしも全例に行う必要はない。
- やはり病歴が大切で、心原性失神が病歴から否定できない場合は検査に問題がなくても、精査を考慮すべきである。

## 起立性低血圧

ところで起立性低血圧ってどんなフレームワークだったっけ？

えーっと。その名の通りで起立時に血圧が下がり、その結果失神するというフレームワークでしたよね。

そうだったね。ということは、どんな特徴があったのだっけ？

Situationが大切でしたよね！ つまり起立時に失神したら起立性低血圧ということですね。

その通り！ では、そもそも起立性低血圧かどうかを確認する検査って何があるかな？

え、出血なので… 血算でしょうか。

そうだね。もちろん血算はとても大切な検査で緊急内視鏡の適応を決めるのにも有用だね。ただ、血算は出血してすぐには異常が出現しないから注意が必要だね。もっとわかりやすい検査ってないかな。ほら、起立時に血圧が下がるわけでしょ。

あ、起立時に血圧を測れば良いのですね！

さすがだね！ ところで起立性の血圧変化ってどうやるの？

臥位で血圧を測って、その後坐位で血圧を測るのでしょうか？

実は、臥位から坐位の変換では感度が低くなると言われているの。なので、立位が可能ならば必ず臥位から坐位を介さずに立位にして血圧を測るべきだね。

つまり、臥位で血圧・脈を測り、その後すぐに立位にして血圧・脈を測るということですね。

その通り！ 臥位で最低2分待ってから、血圧と脈を測るべきとされているね。そして、立位直後だけでなく、できれば2分以内の測定でも同様に血圧と脈を測ることが多いね。ちなみに起立性低血圧の基準って知っている？

えーと、立位で収縮期血圧が30 mmHg 低下でしたっけ？

惜しい！ 立位で収縮期血圧が20 mmHg 以上低下、もしくは脈拍が30/分以上増加することで陽性とされているの。

なるほど。血圧だけでなく脈拍も重要なのですね。

その通り！ むしろ心拍数増加のほうが脱水や出血では感度が高いと言われているね。さらに同時に症状が生じるかどうかも重要だね。

つまり、起立時に前失神のような症状が起こるかどうかということでしょうか？

その通り！

なるほど。ところで、起立性血圧変化はルーチンですべきでしょうか？

失神なら必ずルーチンで行うべきだね。
ところで出血で特に頻度が高い疾患はなんだろう？？

消化管出血でしょうか。

その通り！　それでは、どんな随伴症状を聞きたくなるかな？

便の変化でしょうか？

そうだね。特にタール便は上部消化管出血を示唆するので要注意だね。ということは、どんな身体診察が必要になるかな？

直腸診でしょうか。

さすがだね！　特に高齢者や出血リスクが高い症例で起立性低血圧を見たときは直腸診が必須だね。

なるほど‼　若年者では安心できるのでしょうか？

いや。若年者だからと言って安心はできないぞ。特に、若い女性で腹腔内に出血する疾患があるよね？

異所性妊娠でしょうか？

その通り！　腹痛のところで詳しく扱うけど、特に若い女性の腹痛を伴う失神では、必ず除外すべきといえるだろうね！　ちなみに、高齢者で腹腔内に出血する病態としては腹部大動脈瘤破裂も非常に重大な病気だね。それらの病態を疑った場合は何をすればよいだろうか？

腹部触診でしょうか？

そうだね。腹部圧痛はこれらを疑うきっかけになるね。あとは、腹腔内に血が出ているのであれば…

腹部エコーですね！

その通り！　起立性低血圧を見た際は、ベッドサイドでいわゆる FAST を確認し、エコーフリースペースを確認すべきだね！

## 起立性低血圧のポイント

- 起立時に失神した場合は、起立性低血圧を疑う。
- 疑った場合は、起立性血圧試験を行い、実際に収縮期血圧の低下と脈拍の増加があるかを確認すべきである。
- 原則は、臥位から坐位を介さず、立位にして測定を行うべきである。

- 収縮期血圧が 20 mmHg 以上低下、もしくは脈拍が 30/分以上増加することを陽性とする。
- 起立時に症状を認めるかも重要である。
- 起立性低血圧を認める場合は、まずは出血を除外する。
- 消化管出血を念頭に、便色変化の病歴確認と直腸診を行うべきである。
- 子宮外妊娠や腹部大動脈瘤破裂などの腹腔内出血を念頭に腹部触診と、腹部エコーで FAST を行い、エコーフリースペースの有無を確認する。

## コラム

### 起立性血圧試験

- 起立性低血圧では、まずは循環血漿量減少を考えるが、それ以外にも血管拡張因子、自律神経障害も考える必要がある。

表1-2

|  | 収縮期血圧 | 拡張期血圧 | 心拍数 |
|---|---|---|---|
| 循環血漿量減少 | ↓ | →〜↓ | ↑↑（20/分以上） |
| 血管拡張因子 | ↓ | ↓ | ↑↑（20/分以上） |
| 自律神経障害 | ↓ | ↓ | → |

- 循環血漿量減少では、起立時に収縮期血圧は低下するが、拡張期血圧の低下は乏しく、頻脈を認める。
- 血管拡張因子では、循環血漿量減少に比べて、拡張期血圧の低下が目立つ。
- 血管拡張因子としては、薬剤（降圧剤、向精神薬）、入浴、アルコール、アナフィラキシーが挙げられる。
- 自律神経障害では循環血漿量減少と違い、心拍数増加を認めないことが特徴的である。
- 自律神経障害としては、糖尿病、アルコール、神経疾患（パーキンソン病など）が挙げられる。

## 脳血管性

 脳血管性のフレームはどう考える？

うーん。一過性脳虚血発作などでしたでしょうか？

一過性脳虚血発作が失神発作の原因であることもあるけど実は稀とされていたね。仮に一過性脳虚血発作が失神の原因とすればどういう随伴症状があるかな？

脱力やしびれなどでしょうか。

その通りだね！　基本的には病歴として、脱力や痺れなどの神経学的巣症状を伴うはずで、それらが全くなければ一過性脳虚血発作は考える必要はないとされているね。ただし、元々頸動脈狭窄が指摘される場合や、頸動脈雑音が聞こえれば、より一過性脳虚血発作を考える必要があるね。ただ、他にもっと致死的な鑑別疾患はないかな？

致死的…　あ、クモ膜下出血でしょうか。

その通り！　クモ膜下出血を考えるときに聴取すべき随伴症状は？

うーん。頭痛でしょうか。

失神を伴う頭痛は、どれだけ軽微であっても、クモ膜下出血を必ず考えるべきだね。

失神でクモ膜下出血のイメージはなかったですね。

確かにあまりないかもしれないね。他にはクモ膜下出血では、ごく軽微な意識障害を見逃さないことが大切だね。なんとなく言動がおかしいという違和感を大切にして、家族など普段を知っている人に確認すべきだね。

なるほど！　その場合は、頭部画像評価を躊躇するべきではないのですね。

そういうことだね。あとは、ピットフォールとして神経学的巣症状がある場合に一過性脳虚血発作を考えるよね？でも背部痛があれば…

大動脈解離ですね！

そうだね。血圧が低い脳梗塞の鑑別としても重要だね！

### 脳血管性のポイント

- 一過性脳虚血発作は失神の原因として稀である。
- 原則として、脱力やしびれなどの神経学的巣症状を病歴上確認できない場合は、一過性脳虚血発作は否定的である。
- 失神を伴う頭痛はどれだけ軽微でもクモ膜下出血を考える。
- 他にはクモ膜下出血では、ごく軽微な意識障害を見逃さないことが大切であり、

- 違和感を軽視しない。
- 家族など普段を知っている人にも確認をし、軽微な意識障害を確認すべきである。
- 神経学的巣症状を伴う失神では大動脈解離も念頭に置く必要がある。

## 神経介在性

 じゃあ、神経介在性の Time course はどうだろう？

 このまえ聞きましたね。前駆症状があれば神経介在性ということですね。

 そうだったね！ 悪心や冷汗などの前駆症状は神経介在性らしい所見と言えるね。Onset はどうだろう？

 神経介在性なら Onset は突然ではなさそうですね。徐々に発症するのでしょうか？

 その通り！ 心原性に比べればやはり緩徐発症の傾向があるね。Severe はどうだろう？

 心原性と違い、緩徐に発症するので、頭部外傷は少ない印象があります。

 突然脳血流が途絶するわけではないので、比較的防衛反応が起こりやすいと言えるね。それでは Situation として神経介在性を示唆する所見はどうだろう？

 長期間の立位が重要でしたよね。あとは、排便とかもそうでしょうか。

 排便や排尿と同時に発症するのも神経介在性らしいと言えるね。他に失神を惹起する状況はわかるかな？

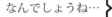  なんでしょうね…

 実は、食後低血圧のリスクという意味で、食事との関連も極めて重要だね。

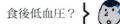  食後低血圧？

 うん。高齢者の原因不明の失神のうち、16 例中 8 例は食後低血圧だったという話もあるからね。一般的に食後 2 時間以内に起こるとされているの[7]。失神時のバイタルサインはどうなるかわかるかな」

 やはり、血圧は低値になるのではないでしょうか？

そうだね。それでは脈拍は？

脈拍は速くなりそうな気がしますが…

これは神経介在性失神全般にも言えるのだけど、迷走神経反射を反映して、脈拍は遅くなるんだ。なので、失神時のバイタルサインがわかるのであれば必ず確認すべきと言えるね。

つまり、失神時の血圧が低値でさらに迷走神経反射を反映して徐脈傾向になっていれば、より神経介在性らしいといえるということですね。

失神時のバイタルサインはとても大切ってこと。あとピットフォールなのは、神経介在性失神であれば臥位にするだけで自然に血圧も改善し、意識も改善するのだけど、坐位のままだったらどうなると思う？

意識レベルの改善は乏しい気がしますね…

その通り！　特に高齢者は坐位のままでは意識消失が遷延することがあるので、その場合は速やかに臥位にするだけで、徐々に血圧と意識状態は改善するね…

なるほど。臥位にするだけで状態が改善すれば、神経介在性らしいといえるのですね。

ただし神経介在性失神は、除外診断なので、フレーム法を使って他の失神を網羅することが大前提だね。

わかりました！

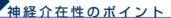

### 神経介在性のポイント

- 悪心や冷汗などの前駆症状の後に緩徐に発症すれば神経介在性らしい。
- 長期間の立位、排便、排尿などの状況で発症するのも神経介在性らしい。
- 神経介在性では重度な頭部外傷は稀である。
- 高齢者では食後低血圧が失神の原因として重要であり、一般的に食後2時間以内に起こるとされている。
- 失神時のバイタルサインの確認が極めて重要であり、血圧が低値であるだけでなく、脈拍も徐脈傾向であれば神経介在性らしい。
- 神経介在性であれば、臥位にしていれば自然に血圧も改善し意識状態も改善するが、特に高齢者は坐位のままにされていれば、意識消失は遷延する傾向がある。

## コラム

### 失神の検査

　起立性試験と心電図は失神であれば必ずルーチンに行う検査である。他の検査は病歴や身体所見から必要であれば追加するべきである。しかし、血算・生化学・血糖・心筋バイオマーカーなどの採血、心エコーなどの検査をルーチンで施行するという戦略もある。施設や上級医の方針によって適宜調整をする必要がある。ただし頭部 CT は失神の検査としてルーチンで行う必要はない。上記のように頭痛・意識変容・神経学的症状を認めるときに行うべきである。

## その後

もう一度、病歴を確認しました。失神したときに周囲にいた友人に確認しましたが、不随意運動、痙攣、舌咬傷は認めず、比較的速やかに意識は元通りになったようです。失禁もありませんでした。

 なるほど。てんかんの可能性は低そうだね。

はい、失神で良いと思います。前駆症状はなく突然失神したとのことです。頭部もかなり強く打って記憶が全くないとのことでした。また立位で発症したわけでもなく、排尿・排便・長期立位もなく食後でもありませんでした。ただし、よくよく確認すると肉体労働中に失神したということがわかりました。

 つまり労作時に失神したということだね。

そうなんです。念のため起立性低血圧も確認しましたが、血圧の低下や脈拍の増加もなく、腹痛や便通変化も認めませんでした。

 なるほど。随伴症状はどうかな？

頭痛や神経巣症状は認めませんでした。ただ胸痛・背部痛は特には認めませんでしたが、よくよく聞くと動悸が先行していたようです。

 EGSYS score はどうだろう？

労作中の失神、動悸が先行する失神という点からは 7 点ですよね！

身体診察はどうかな？

心雑音や心不全を示唆する所見もありません。

なるほど… 家族歴はどうかな？

それが、祖父が若くして突然死したそうです…

それはまずいね。

そうなんです！ バイタルサイン、身体所見、心筋バイオマーカー、BNP、D-dimer も含めた採血、心電図、胸部X線、心エコーもすべて正常だったのですが、病歴からは心原性失神の可能性が高いと考えました。循環器内科の先生にコンサルトしたところ、心原性失神の疑いとして緊急入院になりました。やはり、病歴が大切なのですね。

その通り！

## まとめ

**失神の前提**

失神の前提として意識障害を除外する必要がある。つまり来院時意識が清明でなければ意識障害と扱うべきである。来院時に比較的意識が清明であっても、意識が速やかに元に戻らなかった場合も低血糖とてんかんを除外する必要がある。

低血糖では糖尿病の既往・悪心・冷や汗が重要な病歴だが、簡易血糖測定を躊躇

**表1-3　失神のフレームワーク**

|  | Time course | Onset | Situation | Severe | 随伴症状 |
|---|---|---|---|---|---|
| 心原性 | 前駆症状なし<br>動悸が先行 | 突然 | 臥位・運動時 | 頭部強打するほどの失神 | 胸痛・背部痛・呼吸苦・動悸、ミオクローヌス様痙攣、心疾患既往歴、若年突然死の家族歴、心電図異常、身体所見の異常 |
| 起立性低血圧 | 前駆症状なし | 急性 | 起立時 | まちまち | 黒色便・血便・腹痛、腹部エコーでエコーフリースペース |
| 脳血管性 | 前駆症状なし | 突然 | 運動時（SAH） | SAHなら完全に意識を消失 | 頭痛・脱力・しびれ・意識障害 |
| 神経介在性 | 前駆症状あり<br>持続時間は数秒〜数分 | 緩徐 | 長期の立位<br>排便・排尿 | 自分で姿勢を保持 | 悪心・冷や汗 |

しない。

　てんかんでは、舌咬傷の有無を必ず確認する必要があるが、発作中に頭部を一側に向ける、発作中に不自然な姿勢になったりする、発作前の既視感、精神的ストレスによる意識消失も、てんかんを示唆する所見である。

### 失神のフレーム毎の代表的な鑑別疾患
心原性：不整脈、心筋梗塞、肺塞栓、弁膜症、大動脈解離、心筋症

起立性低血圧：消化管出血、異所性妊娠、腹部大動脈瘤破裂、肝細胞癌破裂、卵巣、
　出血、薬剤性、脱水、アルコール

脳血管性：クモ膜下出血、一過性脳虚血発作

神経介在性：迷走神経反射、食後低血圧

### ● 文献 ●
1) McKeon A, et al. The Lancet Neuro. 2006; 5: 171-80.
2) Del Rosso A, et al. Am J Cardiol. 2005; 96 (10): 1431-5.
3) Del Rosso A, et al. Heart. 2008; 94 (12): 1620-6.
4) Eiesber AA, et al. Am Heart J. 2005; 149 (5): 826-31.
5) Albori P, et al. J Am Coll Cardiol. 2001; 37 (7): 1921-8.
6) Prandoni P, et al. N Engl J Med. 2016; 375: 1524-31.
7) Jansen RW, et al. Arch Intern Med. 1995; 155 (9): 945-52.

## コラム

### 意識障害のフレームワーク
（上田剛士，他．内科診断リファレンス．医学書院；2014 より一部改変）

▶ 意識障害の際は診察の順番に応じた 3 × 4 の記憶法が最も簡便である。

▶ バイタル、血糖、血液ガスを速やかに確認する必要がある。

▶ なお収縮期血圧 160 mmHg 以上では頭蓋内疾患を、収縮期血圧 120 mmHg 以下では全身疾患を考えるべきである。

1) DONT* ①血糖異常　②低酸素（高 $CO_2$, CO 中毒含む）
　　　　　③ビタミン B1 欠乏

2) VITAL　①体温異常　②血圧異常　③呼吸異常

3) LABO　①肝不全　②腎不全　③電解質異常（Na ↑↓　Ca ↑）

4) BRAIN ①頭蓋内病変 ②てんかん ③脳炎 / 髄膜炎
5) OTHERS ① Drug/Alcohl ②精神科疾患 ③内分泌疾患、TTP など
 ＊DONT : Dextrose Oxygen Thiamine

## 1) DONT

① 血糖異常

- 意識障害ではルーチンで随時血糖測定を行う。
- 低血糖を見逃さない。
- 低血糖があれば50％ブドウ糖液を速やかに静注すべきだが、アルコール依存・低栄養などビタミン B1 欠乏のリスクがあるのであればビタミン B1 静注を優先する。
- ビタミン B1 欠乏でのブドウ糖液の静注はさらにビタミン B1 欠乏を悪化させるからである。
- 高血糖を認めれば、高血糖緊急症を鑑別に挙げる。

② 低酸素（高 $CO_2$, CO 中毒含む）

- 低酸素を認めれば速やかに気道確保と酸素投与を行う。
- 血液ガスを速やかに評価し高 $CO_2$ 血症の有無を確認する。
- CO 中毒を疑う状況であれば、血液ガスで CO-Hb 濃度の上昇の有無を確認する。

③ ビタミン B1 欠乏

- アルコール依存、低栄養、利尿薬使用などはビタミン B1 欠乏のリスクである。
- ビタミン B1 のスピッツは通常の生化学とは別なので、リスクがあれば可能な限りビタミン B1 投与前にビタミン B1 測定用の採血を行う。
- ビタミン B1 投与の閾値は低くする。リスクがあれば投与するというスタンスで良い。

## 2) VITAL

① 体温異常

- 冬季に著明な低体温を認めれば、偶発性低体温症を考える。
- 夏季に著明な高体温を認めれば、熱中症を考える。
- 著明な高体温、固縮、不随意運動は悪性症候群やセロトニン症候群、薬物離脱などの薬剤性の高体温を疑うきっかけになりうる。
- 体に触ることが大切である。

- 疑えば、速やかに直腸温の測定を行うことが大切である。

② 血圧異常

- 著明な高血圧を認めれば、高血圧性脳症を疑う。
- 高血圧、腎障害、膠原病などを背景とする可逆性後部白質脳症症候群 (reversible posterior leukoencephalopathy syndrome) では、血管性浮腫を反映し MRI の T2 強調画像で後頭葉を中心に高信号を認めるが、ADC map はむしろ高値となることが特徴的である。
- 低血圧を伴う意識障害では、原則としてショックの対応を優先するが、敗血症の可能性を常に考える必要がある。

③ 呼吸異常

- 頻呼吸を認める場合は敗血症、糖尿病性ケトアシドーシス、アルコール性ケトアシドーシスなど、代謝性アシドーシスをきたす病態を考え、速やかに乳酸を含む血液ガスを評価する。
- 除呼吸を認める場合は、麻薬による呼吸抑制を考える。

## 3) LABO

① 肝不全

- アステリキシスの有無、肝硬変・肝炎・アルコール依存症の既往、肝硬変の所見（顔面毛細血管拡張、クモ状血管腫・腹水）などから総合的に判断する。
- 肝性脳症を繰り返している場合はリスクが高いが、安易に肝性脳症と診断しない。
- 肝胆道系酵素、INR、血小板の確認も行う。
- 血中のアンモニアを確認するが、あくまで参考である。

② 腎不全

- 採血で BUN と Cr を確認するが、まずは速やかな血液ガスと心電図の評価で緊急性のある高 K 血症がないかを確認する。

③ 電解質異常（Na ↑↓　Ca ↑）

- 採血で確認を行うが、速やかな血液ガスでの電解質の評価が極めて重要である。

## 4) BRAIN

① 頭蓋内病変

- 収縮期血圧が 160 mmHg を上回るようならば血液ガスで問題がないことを確認次第、頭部 CT を速やかに撮像する。

- 瞳孔不同、対光反射消失を認めれば頭蓋内疾患を考える。
- 上肢落下試験、膝立左右差、自発運動左右差、腱反射、病的反射、疼痛刺激の左右差、顔をしかめたときの表情筋左右差も評価する。

②てんかん
- 痙攣を認めた場合は、どこからはじまり、どのように進展したかを事細かく記載する。
- 共同偏視の有無も確認すべきである。
- 可能であれば、動画で痙攣を記録できれば非常に強力な診断根拠となる。
- なお痙攣を伴わないてんかん発作（非痙攣性てんかん重積状態）もあるため、疑えば脳波の施行を考慮する。

③脳炎 / 髄膜炎
- 軽微な意識変容を見逃さないことが大切である。
- 発熱・項部硬直は重要だが、感度は高くはない。
- 疑えば髄液検査を躊躇すべきではない。
- ヘルペス脳炎を疑えば頭部 MRI を撮像するが、正常であっても否定はしきれない。

## 5) OTHERS

① Drug/Alcohl
- 薬剤歴が大切である。
- 抗精神病薬の内服歴があれば悪性症候群を、SSRI の内服歴があればセロトニン症候群を考える。
- アルコールやベンゾジアゼピンの離脱も意識障害を起こすため注意が必要である。
- トライエージも有用であるが、何より詳細な薬剤歴の聴取が大切である。

②精神科疾患
- 統合失調症はあくまで除外診断と心得る。
- 若年者の初発の統合失調症は、そうでないとわかるまで NMDA 脳炎（特に卵巣腫瘍のある若年女性）やヘルペス脳炎を考えるべきである。

③内分泌疾患、TTP など
- 副腎不全や甲状腺クリーゼも意識障害を引き起こすが、前者はショックバイタルを後者は高体温・頻脈を伴う。
- 原因不明の血小板低下を認めれば TTP を念頭に破砕赤血球をチェックする。

# 2-2 胸痛

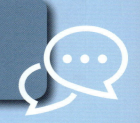

**ピカピカ先生**: メガネ先生！ ちょっといいですか？？

 **メガネ先生**: どうした？ ピカピカ先生。

　　　　　今、内科外来に胸痛の患者さんがいるのですが…

 症状の解析と1文サマリーはどうだろう？

### 症例

70歳、男性
主訴: 胸痛

既往歴: 高血圧
内服薬: アムロジピン 5 mg/日
タバコ: 20本/日（50年間）　アルコール: なし　アレルギー: なし
Time course: 持続時間は30分
Onset: 2週間前から急性発症
Situation: 労作時に悪化
Severity: 4/10程度の痛み
Position: 左前胸部
Quality: 締め付けられるような痛み
Radiation: 左肩に放散

---

○**胸痛の1文サマリー**

高血圧と喫煙歴がある70歳男性の、2週間前から急性発症し、労作で増悪し、30分間持続し、左肩に放散する4/10の前胸部の締め付けられるような痛み。

なるほど！　それでは、解析と1文サマリーからどのような鑑別疾患を考えたの？

やはり狭心症ですね！　しかし心電図、採血、心エコーが全て正常なので否定的と考えました！

いかーん！　まず病歴ありきなのだ。

でも今は痛みもないのですよ。検査も問題ないし帰すしかないと思いますが…

それはどうかな？　まず、ここもフレーム法で考えてみよう

＊注意　これはフィクションなので現場では速やかに行動を起こします。

---

● **胸痛のフレームワーク**
① 心・血管
② 肺・縦隔
③ 消化器（食道・胃・十二指腸、肝胆膵）
④ 皮膚・筋骨格系

---

これが胸痛のフレームワークだね。ただし！　胸痛の場合は 5 killer chest pain から除外するという考え方がやはり有用だ。Killer chest pain って何だっけ？

急性冠症候群、急性大動脈解離、肺塞栓、緊張性気胸、食道破裂の5つです！

そうだったね!!

---

**5 killer chest pain**
急性冠症候群
急性大動脈解離
肺塞栓
緊張性気胸
食道破裂

---

これらを考えるにあたり大切な要素は何だと思う？

やはり TOSS でしょうか？

ということは？

Sudden onset かつ Severe で、増悪傾向の痛みなら Killer chest pain を考えたくなりますね。

その通り！ それらの痛みがないから否定的とは言ってはいけないけど、そのような痛みがあれば Killer chest pain を考えるべきだね！

ちなみに、フレーム法とどのように区別したらいいのですか？

フレーム法で考えつつ、Killer chest pain を除外すればいいと思うよ！ それを分類すると下記のようになるね。

### Killer chest pian ＋フレーム法
① 心・血管：急性冠動脈症候群、大動脈解離、肺塞栓
② 肺・縦隔：緊張性気胸
③ 消化器（食道・胃・十二指腸、肝胆膵）：食道破裂
④ 皮膚・筋骨格系：なし

こう見ると、皮膚・筋骨格系は優先度が低そうですね。

そうだね。特に救急の現場では皮膚・筋骨格系はあくまで他のフレームを除外したうえで考えるという流れが良いだろうね。真打ちの心血管系は最後に取っておいて、他のフレームから考えていこう。

**ポイント**

- 胸痛ではまずは 5 killer chest pain を除外することが重要である。
- 5 killer chest pain とは急性冠症候群、急性大動脈解離、肺塞栓、緊張性気胸、食道破裂の 5 つを指す。
- 突然発症、重度、増悪傾向の胸痛は Killer chest pain を考えるが、それらの痛みがなくても否定はできない。

### 肺・縦隔

肺・縦隔のフレームにおける Situation はどうかな？

えーと。呼吸によって痛みが変化する？？

さすがだね！ 吸気時に胸痛が増悪する痛みは胸膜痛と考えるべきだね。胸膜炎、膿胸、気胸が代表的な疾患だね。ちなみに、肺・縦隔のフレームにおける随伴症状はどうだろう？

咳や呼吸困難でしょうか。

そうだね。咳嗽、喀痰、血痰、呼吸困難があれば肺・縦隔の疾患を考えるね。つまり肺に特異的な随伴症状を聴取することが大切だね。

そういえば、Killer chest pain といえば緊張性気胸がありますね。

そうだね。どういう特徴があると思う？

Sudden onset で重度の痛みでしょうか？

その通り！ 外傷や人工呼吸器管理に続発した呼吸困難、血圧低下では、必ず疑うべきといえるね。

でも、通常の気胸であればそこまでの所見は出ないですよね。

そうだね。では、どうすれば良いかな？

診察でしょうか。呼吸音が低下するというのを聞いたことがあります。

その通り！ 呼吸音の低下を認めれば、打診をすれば良いね。打診をして鼓音であれば気胸を、濁音であれば胸水か無気肺を考えるべきだね。

じゃあ、診察で問題がなければ検査は必要ないということでしょうか？

悩ましい問題だね。身体診察も初学者では感度が劣ることは十分予想されるね。忙しい外来ならばなおさらそうだね。そして聴診所見も気胸を完全に除外できるほどの感度が高いわけではないね。つまり、身体診察ではっきりしなくても検査をやったほうがよい状況というのは確かにあると思う。特に胸部X線は迅速に施行できる割に情報量が多いので、敷居を低くすべきと言えるかもしれないね。

なるほど、胸部X線では気胸の有無を確認すればよいでしょうか？

そうだね。特に血管影が末梢まで追えるかどうかに注目するとよいだろうね。他には気胸だけでなく縦隔気腫もチェッ

クすべきだね．いきみ，咳，嘔吐などの胸腔内圧が上昇する状態がきっかけで起こることが多く，頸部痛を伴うことが特徴的とされているね．

なるほど．

## ポイント

- 吸気時に増悪する胸痛では肺・縦隔のフレームを考える
- 外傷や人工呼吸器管理に続発した呼吸困難，血圧低下では，緊張性気胸を考える．
- 呼吸音の低下を認めれば打診を行い，鼓音であれば気胸を第 1 に考える．
- 咳嗽・喀痰・血痰，呼吸困難などの随伴症状も確認をする．
- 胸腔内圧が上昇した状態のあとに続発する頸部痛・胸痛では縦隔気腫も考える．
- 肺・縦隔のフレームを考えた時には胸部 X 線の敷居を低くすべきである．

## 消化器（食道・胃・十二指腸，肝胆膵）

 消化器疾患による胸痛では何を考える？ 特に Sudden onset なら…

食道破裂ですね！

その通り！ ちなみに食道破裂における典型的な Time course って知っている？

いえ．わからないです．

嘔吐を繰り返した後に，突然発症する胸痛が典型的な経過と言われているね．

なるほど．つまり，食道が破れるようなきっかけがあるということですね．

 異物や外傷もきっかけとなりえるね．

なるほど！

 あとは，問診ではないけど片側性胸水（特に左優位）も食道破裂を疑うきっかけになると言われているね．

ということは，胸痛をきたす消化器疾患は基本的に食道で，他には考えなくてもよいということですね．

 それが，そうでもないのだな．食道以外でも比較的頭側にある，胃・十二指腸・肝胆膵は胸痛の鑑別でも一応は念頭においておく必要があるね．

なるほど。

ではどう考えればいいかな？　ここでもSituationが極めて大切なのだけど。

うーん。食事と痛みが一致している？

その通り！　例えば胃潰瘍では食後に痛みが増悪し、十二指腸潰瘍では空腹時に痛みが増悪するとされているね。さらに食道の痛みというのは病歴でかなり絞ることができるのだけどわかるかな？

うーん。食事が食道を通過した時に痛みが強くなるということですか？

さすがだね!!　ピカピカ先生の言うように、食道を食事が通過するときに痛みが強くなるので、食事を嚥下した少し後に、痛みが再現性を持って増悪する場合は食道炎や食道潰瘍などの食道疾患を考える必要があるね。随伴症状は何を聞いたらよいかな？

うーん。食欲不振とかですかね。

そうそう。あとは、黒色便、血便、悪心、嘔吐、吐血、胸焼けなどの随伴症状があれば消化器系の疾患を考えるね。ここでも臓器や解剖を意識したROSの聴取が重要ってこと。

なるほど。でも、お腹を触ったら早いような。

確かに腹部触診をして全く痛みがなければ確かに腹部由来の痛みは考えにくいかもね。ただ、食道の痛みは腹部触診ではわからないので、注意が必要だね。

### ポイント

- 嘔吐後の突然発症の胸痛、異物誤飲や外傷に続発する胸痛では食道破裂を考える。
- 原因不明の片側性胸水も食道破裂を疑うきっかけになる。
- 食事と一致した増悪、寛解を認める場合は、食道や胃十二指腸など消化管の問題を考える。
- 消化管由来の胸痛を疑えば、黒色便、血便、悪心、嘔吐、吐血、胸焼けなどの随伴症状の確認や、腹部診察が重要である。

## 皮膚・筋骨格系

次に皮膚・筋骨格系のフレームだね！ ここでも Situation が大切なのだけど。何かわかる？

うーん。体を動かしたとき??

そういうことだね！ つまり、皮膚・筋骨格系の胸痛ならば、ある一定の体の動きで痛みが増悪することが特徴的だね。呼吸でも胸郭が動きうるので、場合によっては吸気で増悪することもあるね[1)]。

なるほど。ちなみに労作性狭心症も動くと胸痛が悪化しますが、どう区別するのでしょうか？

良い質問だね！ やはり Situation がとても大切だね。皮膚・筋骨格系の胸痛では、労作とはいえないほどの体の動きのみで痛みが出現・増悪することが特徴的だね[1)]。例えば、かがむだけで痛みが出るならば労作性狭心症とは言い難いということだね。逆に言うと、坂道を登る場合は胸部には物理的な負担はかからないはずだよね。そのような運動で痛みが出現するようならば、労作性狭心症らしいと言えるね。実際に体位性の胸痛は労作性狭心症の可能性を下げるとされているね[6)]。ちなみに、痛みの Quality はどうかな？

ズキッとした痛みでしょうか？

そうだね。皮膚・筋骨格系の胸痛では、鋭い痛みが特徴的だね。一方、圧迫されるような痛み、詰まるような痛み、踏み潰されるような痛みというのは狭心症らしいと言えるね[1)]。ちなみに、Time course はどうかな？

うーん。なんとも言えない気がします。

持続時間が極端に短い痛みは皮膚・筋骨格系の胸痛を考えたくなるね。例えば Precordial catch syndrome は若年者に多い疾患だけど持続時間は数秒〜数十秒とされているね。Precordial catch syndrome は一過性に肋間筋が"つった"状態と考えればわかりやすいね。一方で、皮膚・筋骨格系の胸痛でも持続時間が数時間におよぶこともあるね。胸痛が継続しているにも関わらず、バイタルサインは安定していて、胸部 X 線と心電図が正常であれば、狭心症よりも皮膚・筋骨格系胸痛らしいといえるね。つまり、労作性狭心症であれば持続時間は 1 分〜30 分程度前後であ

ることと対照的に、皮膚・筋骨格系胸痛では持続時間が極端に短いか長いかのどちらかである傾向があるということだね[1]。ちなみに身体診察はどうだろう？

まず、押してみて痛かったら皮膚・筋骨格系の胸痛でしょうか。

その通り！　明らかに圧痛があるのであれば皮膚・筋骨格系の胸痛を考えるね。実際に限局した痛みは狭心症の可能性を下げるとされているしね[6]。

そういえば、さっきの患者さんも圧痛があったので、そうかと思いました。

ピカピカ先生、その圧痛って明らかだった？？

いえ、強く押したらなんとなく痛いようなという程度でした。確かに、体を動かした時に明らかに痛みがあるわけでもなかったですね。

ここは、非常に大切なポイントで狭心症でも軽い圧痛は出現しうるんだ。筋骨格系の胸痛と言うには明らかに押した時に痛い必要があるね。定性的にしにくいところが、身体診察の難しさとも言えるね。ちなみに、皮膚・筋骨格系の胸痛は以下の3つに分類できるとされているね[1]。

---

**皮膚・筋骨格系の胸痛の分類**

（Willis GC. Dr. ウィリス ベッドサイド診断. 医学書院；2008[1] より一部改変）

① **視覚的に異常を認める場合**
② **明らかな圧痛がある場合**
③ **特定の動作で明らかな痛みが誘発される場合**

---

## 1）視覚的に異常を認める

まず、視覚的に明らかな異常がある場合は何が考えられる？

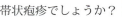 帯状疱疹でしょうか？

そうそう！　帯状疱疹が胸部に出現すれば、当然胸痛をきたしうるね。神経の走行に沿った水疱を認めるのが典型的だね。ただ、帯状疱疹でも痛みが先行することがあるのでそこは注意が必要だね。

その場合はどうしたらよいのですか？

皮疹がなくても、神経の走行に沿った感覚過敏を認めることが多いね。当然だけど、それらの所見が明らかではないのに帯状疱疹とは言ってはいけないだろうね。あとは胸部の表在静脈に血栓性静脈炎を起こすモンドール病や、肋軟骨の腫脹と圧痛が明らかな Tietze 症候群が鑑別に挙がるね。いずれも痛みのある場所に明らかな視覚的な変化があることが特徴的だね。

## 2）明らかな圧痛がある場合

明らかな圧痛がある場合を考えようか。例えば、もし外傷歴があれば…

肋骨骨折ですか？

その通り。肋骨骨折は頻度が高いからね。外傷歴があり、そして強打したところに明らかな圧痛があればそれらしいと言えるね。ちなみに、介達痛って知っている？

いえ。わかりません。

圧痛がある場合にそれが本当に肋骨・肋軟骨の痛みかどうかを確認するために有用だね。圧痛があるところから離れた肋骨を強く押して肋骨を変形させるような力を加えてみるの。間接的に肋骨が変形することによって明らかに痛みが出現するようであれば、肋軟骨が原因の痛みを考えればよいよね。これを介達痛と言うんだ。

なるほど。肋骨骨折以外にも介達痛は認めるのでしょうか？

肋軟骨の痛みなので、肋骨骨折だけでなく肋軟骨炎でも介達痛は認めうるね。肋軟骨炎であれば肋軟骨移行部の圧痛も明らかなので、それも確認すべきだね。他には剣状突起痛では剣状突起に圧痛を認めるね。いずれも、明らかな圧痛を認めることが特徴的だね。

つまり、さきほどおっしゃったように押して、なんとなく痛いくらいであれば、有意とするべきではないということでしょうか。

その通り！

## 3）特定の動作で明らかな痛みが誘発される

最後に、特定の動作で痛みが誘発される場合だね。これはどう考えれば、良い？

実際に体動で痛みが増悪するかを診察することが大切ということですか？

そうだね。胸部の回旋や前屈・背屈・側屈、上肢を前後左右に動かすといった運動で明らかに痛みが誘発できれば、それらしいと言えるね。他には両手を拝むように併せて力を込めるようにする動作でも痛みが誘発されることがあるね。

つまり、体を動かすだけでなくて実際に力を加えて痛みが出るかを確認するわけですね。

そうそう。他には問診で考えればどうだろう。特にSituationで考えれば。

患者さんに、どういう状況で痛みが出現するか聞くということでしょうか？

その通り！ 例えば、何かを持ち上げたときに痛みが出現するというのが典型的だね。特に、筋肉痛は実際に筋肉を動かすような状況で痛みが出現するからね。もちろん、診察で確認することも大切だけど、患者さんがどういう状況で痛みが出現するかを教えてくれることもあるね。

なるほど！

ポイント

- 特定の動作による痛みの増悪が明らか、外傷歴や圧痛が明らか、視覚的な変化が明らか、というときには皮膚・筋骨格系の胸痛を考える。
- 他の重症な胸痛の原因が否定的であるのは皮膚・筋骨格系の胸痛における前提条件であり、さらに皮膚・筋骨格系胸痛らしい所見が明らかである必要がある。
- 視覚的に明らかな異常がある、明らかな圧痛がある、特定の動作で再現性をもって痛みが誘発されるというのは皮膚・筋骨格系の胸痛らしい所見である。

## 心・血管

心血管系のSituationだけど、心原性失神に準じて考えればどうかな？

えーと。確か労作時の発症、誘引なく発症でしたっけ。

その通り！ それらのSituationではやはり心血管系の胸痛を考えたくなるね。ちなみに随伴症状ではどんな項目を

聞きたい？

うーん。動悸とかですかね。

そうだね。動悸や呼吸困難があれば確かに考えたくなるね。ただ心・血管系胸痛に関しては 3 つの Killer chest pain をそれぞれ個別に検討するほうがよいね。

## 1）急性大動脈解離

急性大動脈解離の痛みの特徴は何があるかな？

やはり、Sudden onset で重度の痛みですよね。

そうだね。それらの痛みがあれば必ず大動脈解離を考えるべきだね。あと、痛みだから PQR も確認しておこうか。

背部も痛ければ大動脈解離？

そうそう。Position と Radiation でいえば胸部だけでなく頸部・背部・腰部にも痛みがあれば大動脈解離を考えるね[2]。Quality はどうだろう？

割かれるような痛みでしたっけ？

その通り！ 割かれるような痛みがあれば典型的とされているね。他には移動する痛みがあれば大動脈解離らしいとされているね[2]。

つまり、Sudden onset で重度の痛みで、移動し裂けるような痛みで頸部・腰背部痛を伴う場合大動脈解離に典型的ということですね。

さすがだね！ 実は、そのような典型的な痛み（aortic pain）、血圧の左右差、胸部単純 X 線での縦隔陰影拡大が全てなければ大動脈解離は否定的という報告もあるくらいだからね[3]。 逆に言えば、どんな胸痛であれ Sudden onset であれば必ず大動脈解離を考えるべきといえるね。他には随伴症状で言えば、何を聞きたい？

神経学的巣症状でしょうか。

さすがだね！ 確かに解離が下肢に及ぶと下肢の脱力が生じるよね。他には脳梗塞のような片麻痺も生じうるとされているね。つまり血圧が低い脳梗塞疑いでは常に大動脈解離を考えるべきということ！

ちなみに Time course でいえば増悪傾向の痛みであることも多いのでしょうか？

もちろん、増悪傾向ならば大動脈解離をはじめとする危険な胸痛を考えるべきだね！　しかし大動脈解離であっても、解離が一時的に止まれば痛みは増悪はせず一旦改善するよね。つまり、痛みが進行してないからといって安心できるわけではないということだね！

なるほど。やはり、Sudden onset で重度の痛みというのが大切なのですね。

その通り！　特に Sudden onset の痛み（必ずしも胸痛だけではない）を問診でいかに引き出すかが大切だね。Sudden onset の胸痛は造影 CT を躊躇しないこと！

ポイント

- Sudden onset で重度の痛みで、移動し裂けるような痛みで頸部・腰背部痛を伴えば大動脈解離を考える。
- 典型的な痛み（aortic pain）、血圧の左右差、胸部単純 X 線での縦隔陰影拡大が全てなければ大動脈解離の可能性は下がる。
- 大動脈解離では片麻痺や下肢脱力などの神経学的巣症状をきたしうる。特に血圧が低い「脳梗塞」では大動脈解離を一度は考える。
- 来院時に痛みがなくても病歴上明らかに Sudden onset であるならばやはり大動脈解離を考え、造影 CT を躊躇しない。

## 2) 肺塞栓

ところで、肺塞栓の病歴ってどんなのがあるかな？

Wells criteria を考えればいいですね！

お、さすがだね！　ちなみに Wells criteria ってなんだっけ？

この前勉強したので知っていますよ！　下記の通りです。

| 肺塞栓に対する Wells criteria | |
|---|---|
| 深部静脈血栓症を疑う症状がある | 3 点 |
| 他の疾患と同等かそれ以上に肺塞栓症らしい | 3 点 |
| 心拍数＞ 100 回 / 分 | 1.5 点 |
| 長期臥床 or　最近の手術 | 1.5 点 |
| 深部静脈血栓症や肺塞栓症の既往 | 1.5 点 |
| 喀血 | 1.0 点 |
| 悪性腫瘍 | 1.0 点 |

4 点以下で D-dimer が陰性なら肺塞栓は否定的 [4]

先生に教えることはないね！

いえいえ。それほどでも。

オホン！　とにかく！　確かにこのスコアを基準として考えるのが確かに良いね。リスク因子として、静脈血栓の既往歴、悪性腫瘍、長期臥床・最近の手術・無動などがとても大切ということだね！　いわゆるロングフライト症候群だね。実際に、飛行機に長期間乗っていた人が飛行機から降りた途端に胸痛を訴えるなんて病歴で来ることもあるくらいだからね。

わかりやすいですね！

まあ、そんなわかりやすいことは少ないんだけどね。エストロゲン製剤の使用もリスクとされているね。ちなみにTOSS はどうかな？

やはり、突然発症の痛みですね！

その通り！　突然発症の胸痛＋呼吸苦では、やはり肺塞栓を考える必要があるね。あとは、Situation に関しては、吸気時胸痛をきたす肺塞栓があることも覚えておいても良いかもね。随伴症状はどうだろう？

Wells criteria に準じて考えれば、下肢腫脹・下肢痛と喀血、頻脈ですね！

さすがだね！　あとは、失神も肺塞栓を疑う病歴だね。実際に失神で入院した患者で想定以上に肺塞栓が多いという報告もあるね [5]。

そうなんですね！

ただ、肺塞栓は難しいんだよね。むしろ、胸痛・呼吸困難がある or 呼吸状態が不良であるにも関わらず胸部X線や胸部単純CTが正常であるというところから、初めて疑えることもあるからね。

つまり、原因不明の胸痛・呼吸困難では胸部造影CTを躊躇しないということですね。

その通り！

- 突然発症の呼吸困難・胸痛では肺塞栓も鑑別に挙がる。
- 胸痛・呼吸困難に加えて、静脈血栓の既往歴、悪性腫瘍、長期臥床、肥満、抗精神病薬内服、最近の手術・無動、下肢腫脹・下肢痛、喀血、頻脈を認めれば肺塞栓を考える。
- 失神も肺塞栓が原因となりうる。
- 胸痛・呼吸困難がある or 呼吸状態が不良であるにも関わらず胸部X線や胸部単純CTが正常であれば、肺塞栓を疑う。
- 原因不明の胸痛・呼吸困難では造影CTを躊躇しない。

## コラム

### 急性片側性下腿浮腫

- 限局性浮腫では特に急性片側性下腿浮腫の鑑別が重要である。
- 急性の片側性下腿浮腫ではまず蜂窩織炎と下肢静脈血栓症（DVT）を考えるが、急性片側性下腿浮腫では常にDVTの可能性を考えることが重要である。
- 変形性膝関節症、関節リウマチ患者の急性の片側性下腿浮腫ではBaker嚢胞の破裂も鑑別に挙がる。
- 発赤・腫脹・熱感・発熱が片側性下腿浮腫と同時に起こるならば蜂窩織炎を考える。
- 急性に発赤・腫脹・熱感・発熱が乏しい片側性下腿浮腫を認めればDVTを考える。
- 片側性の下肢腫脹の判断には、大腿と下腿を両指で包み込むようにすることで、下肢径の左右差を確認する。

DVTに対するWells criteriaは以下のとおりである。

## DVTに対するWells criteria
（0点以下：低リスク、1〜2：中等度リスク、3点以上：高リスク）
- 治療の終了していない癌　　　　　　　　＋1
- 麻痺あるいは最近のギプス装着　　　　　＋1
- ベッド安静4日以上または手術後4週未満　＋1
- 深部静脈触診で疼痛　　　　　　　　　　＋1
- 下肢全体の腫脹　　　　　　　　　　　　＋1
- 下腿直径の左右差が3cmより大きい　　　＋1
- 患肢のpitting edema　　　　　　　　　　＋1
- 患肢の表面静脈拡張　　　　　　　　　　＋1
- DVT以外のより確からしい鑑別診断がある　−2

0点以下でD-dimerが陰性ならば下肢静脈血栓症は否定的[4]

　DVTが否定しきれないのであれば、下肢静脈エコーを行うべきである。

　ただし、近年では大腿静脈と膝窩静脈の2ポイントエコーの有用性も報告されている（Crisp JG, et al. Ann Emerg Med. 2010; 56: 601-10）。

　具体的には両側の大腿静脈および連続する遠位の静脈、および膝窩静脈をエコーで描出し、描出したまま圧迫を行う。圧迫することで完全に潰れるのであれば血栓は否定的であるとされる。

　致死的な近位のDVTの描出には優れているため、特に救急外来や検査技士による下肢静脈エコーができない状況で有用である。

## 3）急性冠動脈症候群

　ところで、急性冠動脈症候群のOnsetってどうかな？

　　　　　　　　　え、さっきの話では突然発症？

　確かにSudden onsetであればKiller chest painを考えるよね。ただ急性冠動脈症候群は一般的には突然発症でないことも多いとされているの[6]。ちなみに、Situationでは何が大切かな？

　　　　　　　　　　　　　　　やはり労作でしょうか。

　その通り！　労作時に増悪する胸痛では急性冠動脈症候群を考えるね！[7]　さらに寛解因子を考えると？

安静時に改善すればそれらしいということですか？

そうだね！ 労作時に増悪し安静時に改善するという病歴があればより急性冠動脈症候群らしいね。ちなみに、Time course はどうかな？

え。増悪傾向の胸痛？

痛み自体が徐々に最近強くなっている or 痛みの持続時間が徐々に長くなっている or 痛みの頻度が徐々に多くなっている場合は安定狭心症ではなく急性冠動脈症候群を疑うきっかけになるからね。

ちなみに痛みが Severe であれば急性冠動脈症候群を考えるということでよろしいでしょうか？

そうだね。確かに過去の狭心痛より痛みが重度である場合にはより急性冠動脈症候群らしいといえるね[5]。ちなみに、痛みということで考えると Position と Quality はどうだろう？

やはり、心臓の近くの痛みで圧迫されるような痛みでしょうか？

それらの痛みがあればより急性冠動脈症候群を考えたくなるね。では Radiation は？

あ、それなんか聞いたことあります。腕の痛みでしたっけ？

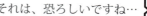

その通り！ 両腕の痛みがあればよりそれらしく、右腕 or 左腕だけの痛みも可能性を上げると言われているね[8]。他には顎や頸部の放散痛も急性冠動脈症候群の可能性を上げるとされている。胸痛の訴えがなく、歯が痛いという訴えの急性冠動脈症候群があるくらいだからね…

それは、恐ろしいですね…

そうなんだよね。ちなみに随伴症状はどうかな？

冷汗でしょうか？

さすがだね！ やはり冷汗・悪心があればよりそれらしいと言えるね。ところで急性冠動脈症候群のリスクは何があるかな？

糖尿病、高血圧、脂質異常症、喫煙です！

他には、高齢や心筋梗塞の既往歴もリスクだね。あと急性冠動脈症候群とは違うけど、若年者であっても感冒症状を

伴う胸痛では急性心筋炎・急性心膜炎を必ず鑑別に挙げるべきだね。こちらも致死的な疾患だからね。

胸痛って怖いですね。

確かに怖いよね。女性・高齢者・糖尿病では心筋梗塞であっても胸痛がなく食欲不振だけで発症することもあるから注意が必要だね[9]。

え。じゃあどうすればいいんですか？

リスクがある患者で少しでも疑ったら心電図を躊躇しないことだね。そこは病歴の限界かもしれないけどね… ところで、急性冠動脈症候群の可能性を下げる病歴って知っている？

え、筋骨格系の胸痛らしい場合ですか？

さすがだね！ 体動や吸気で増悪する痛みは可能性を下げるとされているね[5]。つまり、他のフレームワークらしい痛みがあれば可能性が下がるということだね！ Time course でいえば持続時間はどうだろう？

えーと。急性冠動脈症候群なら持続時間が長い？

その通り！ 痛みが60分以上継続する場合は急性冠動脈症候群の可能性が上がるとされているね。安定狭心症なら痛みは5分以内が典型的で、痛みが30分以上継続する場合は安定狭心症の可能性は下がると言われているからね[6]。

ただ、今は痛くないんですよ。それであれば安定狭心症と言っても良いと思いますが…

安定狭心症では、基本的にやはり Situation が大切で、労作時のみに胸痛が起こり、安静時に胸痛が発症しないというのが原則だね。安静時に発症するという時点で、安定狭心症とは言い難いということだね。

でも身も蓋もないことを言いますが、採血や心電図、心エコーで急性冠動脈症候群ってわかるじゃないですか？ 問診しなくても診断できるのでは…

それがそうでもないんだな！ 急性冠動脈症候群の中でも心筋梗塞なら時間が経てば確かに検査でわかるはずだよね。ところが不安定狭心症で来院時に胸痛がなければ採血、心電図、心エコーは全く正常であっていいのだよね。つまり問診で狭心症を疑うような典型的な病歴があり、さらに痛

みの Severe と Time course つまり痛みの程度、痛みの頻度および持続時間が増悪傾向で、Situation として安静時発症、安静でも改善しない胸痛であれば、検査が正常であっても急性冠動脈症候群と扱うべきなの!!

は！ そういえば、今救急外来にいる患者さん痛みの持続時間と頻度が増悪傾向だったような…

 なにー！ すぐに内科外来に行くぞ！

＊注 この話はフィクションなので現実的にはこんなに時間をかけることはありません。

- 両腕の痛み、右腕、左腕、顎。頸部の放散痛があれば急性冠動脈症候群の可能性が上がる。
- 糖尿病、高血圧、脂質異常症、喫煙といったリスクの有無が大切だが、糖尿病、高齢、女性のいずれかの要素があれば胸痛が出にくい。
- 痛みが 30 分以上継続する場合は急性冠動脈症候群の可能性は上がる。
- 安定狭心症なら痛みは 5 分以内が典型的である。
- 来院時に痛みがなくても、労作時に増悪し、安静時に改善する胸痛では急性冠動脈症候群を考える必要がある。
- 痛みの程度、痛みの頻度および持続時間が増悪傾向で、安静時発症、安静でも改善が乏しい胸痛であれば、検査が正常であっても急性冠動脈症候群として扱うほうが無難である。

## その後

肺・縦隔系を疑うような吸気時の胸痛や咳嗽・喀痰もなく、消化器系を疑うような食事での悪化や便通変化などもありません。皮膚・筋骨格系を疑うような体動での悪化、皮膚所見、外傷歴もないです。

 となると、これは心血管系の胸痛を考えるね。

今は胸痛がありません。しかし圧迫されるような痛みで、労作で増悪し、痛みの持続時間は 30 分程度でさらに最近痛みの持続時間が長くなっており、痛みの頻度も増加傾向とのことです。よくよく聞くと冷汗もありますし、確かに肩

急性冠動脈症候群だ！ すぐに循環器の先生にコンサルトするぞ！

に放散痛がありましたね… さらに安静時の発症で、安静でも痛みは改善しないとのことです。これはイカンです！

うーん。勉強になりました…

# まとめ

### 表2-1 胸痛のフレームワーク

|  | Time course | Onset | Situation | Severe |
|---|---|---|---|---|
| 急性冠動脈症候群 | 30分以上継続 痛みの頻度・持続時間が増悪傾向 | 急性〜突然 | 労作で増悪 | 重度の痛み |
| 大動脈解離 | さまざま | 突然発症 | 特に誘引なし | 重度の痛み |
| 肺塞栓 | さまざま | 突然発症 | まれに吸気で増悪 |  |
| 食道破裂 | 嘔吐に続発する痛み | 突然発症 | 嚥下・食事で増悪 | 重度の痛み |
| 緊張性気胸 | まちまち | 突然発症 | 吸気で増悪 | 重度の痛み |
| 皮膚・筋骨格系 | 極端に短いor長い | さまざま | 体動、特定の体位で増悪 | 比較的軽度の痛み |

|  | Position | Quality | Radiation |
|---|---|---|---|
| 急性冠動脈症候群 | 胸骨下 | 圧迫されるような痛み | 顎、頸部、腕に放散 |
| 大動脈解離 | 胸部 | 裂かれるような痛み、移動する痛み | 背部、頸部、腰部 |

|  | 随伴症状 | リスク |
|---|---|---|
| 急性冠動脈症候群 | 冷汗・悪心 | 高血圧、糖尿病、脂質異常症、喫煙、高齢、心筋梗塞既往 |
| 大動脈解離 | 神経学的巣症状、失神、冷汗、血圧左右差 | 高血圧、喫煙者、高齢男性 |
| 肺塞栓 | 呼吸困難、頻脈、下肢腫脹・下肢痛と喀血 | 静脈血栓の既往歴、悪性腫瘍、長期臥床・最近の手術・無動 |
| 食道破裂 | 呼吸困難、皮下・縦隔気腫、胸水（左） | アルコール依存、中年男性 |
| 緊張性気胸 | 呼吸困難、皮下気腫 | 外傷、挿管中、COPD |
| 皮膚・筋骨格系 | 皮膚変化、圧痛、特定の体位での痛み | 外傷歴 |

## 詳細なフレームワーク毎の胸痛の鑑別疾患

### ①心・血管

心臓: 急性冠症候群、冠攣縮性狭心症、急性心筋炎・心膜炎、弁膜症（大動脈弁狭窄症、僧帽弁逸脱症 etc)、不整脈、閉塞性肥大型心筋症

血管: 急性大動脈解離、肺塞栓

### ②肺・縦隔

肺: 気胸（緊張性含む）、膿胸、胸膜炎・肺炎

縦隔: 縦隔炎、縦隔気腫

### ③消化器（食道・胃・十二指腸、肝胆膵）

食道: 食道破裂、逆流性食道炎、食道アカラシア、びまん性食道痙攣、食道裂溝ヘルニア

胃・十二指腸: 急性胃十二指腸潰瘍、上部消化管穿孔

肝胆膵: 急性膵炎、急性胆嚢炎、急性胆管炎

### ④皮膚・筋骨格系

皮膚: 帯状疱疹、モンドール病

筋肉: 筋肉痛、precordial catch syndrome

骨: 肋軟骨炎、肋骨骨折、painful rib syndrome

● 文献 ●

1) Willis GC. Dr. ウィリス ベッドサイド診断. 医学書院; 2008.
2) Klompas M, et al. JAMA. 2002; 287 (17): 2262-72.
3) von Kodolitsch Y, et al. Arch Intern Med. 2000; 160 (19): 2977-82.
4) van Bella A, et al. JAMA. 2006; 295 (2): 172-9.
5) Prandoni P, et al. N Engl J Med. 2016; 375 (16): 1524-31.
6) Chun AA, et al. Am J Med. 2004; 117 (5): 334-43.
7) Goodacre S, et al. Acad Emerg Med. 2002; 9 (3): 203-8.
8) Panju AA, et al. JAMA. 1998; 280 (14): 1256-63.
9) Canto JG, et al. JAMA. 2000; 283 (24): 3223-9.

## コラム

### 全身性浮腫のフレームワーク

全身性浮腫では、肝・心・腎・甲・薬の 5 つを常に考える。

- 肝臓
- 心
- 腎
- 甲状腺
- 薬

肝臓を考え、肝疾患の既往、アルコール多飲などを確認しつつ、腹部エコーを行う。

心臓を考え、胸部診察、胸部 X 線、心電図を行う。

腎臓を考え、採血で腎機能をチェックし、尿検査で尿蛋白、尿潜血、尿白血球を確認する。

甲状腺を考え、熱がり、寒がり、下痢、便秘、甲状腺触診などを確認しつつ、甲状腺機能を確認する。

薬を考え、カルシウムチャネルブロッカー、NSAIDs などの内服歴を確認する。

以上の 5 つのフレームワークでコモンな全身性浮腫はほぼカバー可能である。

# 2-3 めまい

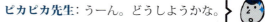

**ピカピカ先生**: うーん。どうしようかな。

 **メガネ先生**: お、どうしたピカピカ先生。

あ、メガネ先生。ちょうどいいところに。今、外来にめまいを主訴にやってきていた患者さんがいたんです。でも、めまいってよくわからないので、フレームワークを教えてもらおうかと。

### 症例

65歳、男性
主訴: めまい
既往歴: 高血圧
内服薬: アムロジピン 5mg/日
タバコ: なし　アルコール: なし　アレルギー: なし
Time course: 持続時間は1分
Onset: 急性発症
Situation: 頭位変換時のみ
Severity: それほど強くない
バイタルサインに特記すべき異常なし

---

○めまいの1文サマリー

高血圧、糖尿病の既往歴がある65歳男性の、急性発症で頭位変換時に発症し1分間持続するめまい。

---

めまいの解析は以上になります。まあ、BPPVでしょう！

なるほど！ ちゃんと主訴の解析ができているね！ ちなみに鑑別はBPPVだけでよい？

うーん。脳梗塞も一応考えました。

なるほど。ところでピカピカ先生は、めまいをどのように考えてアプローチしているの？

え、やっぱり中枢性か末梢性で考えればよいのじゃないですか？ 神経学的所見はひとまず取りましたけど、特に何もなさそうでした。

それが確かに一番基本的な考え方だね。ところで、中枢性か末梢性ってことは、大まかに神経内科の疾患か、耳鼻科の疾患という分類になるわけだよね。他には、めまいの原因ってないのかな？

え。いやー特になさそうですけどね。

いかーん！ やはりここはフレーム法で考えなきゃだめだな。

そんなのはいいから、早く教えてください。

まったく、最近の若者は。めまいのフレームワークはこんな感じだぞ！

---

● **めまいのフレームワーク**
① **前失神（起立性低血圧、心原性）**
② **平衡障害**
③ **持続性めまい（中枢性、末梢性）**
④ **頭位性めまい（BPPV、Central-PPV）**

---

どう？

解説してもらわないとわからないです。

まあそうだね… ひとまず、前失神から解説しよう。

## 前失神

### 1）起立性

まずは、前失神だね。ところで、失神のフレームワークって覚えている？

心原性、起立性低血圧、脳血管性、神経調節性ですよね。前失神ってことは、失神と同じ機序でめまいが起こるということですか。

その通り！　前失神は意識消失までは至らない一過性の脳血流低下により生じるめまいのことだね。ここで問題になるのは、心原性と起立性低血圧の2つのフレームワークだ。ここでもSituationが大切なのだけど、起立性低血圧ではどのようなSituationでめまいが起こるだろう？

立ち上がったときにめまいがすれば、起立性低血圧による前失神を考えるということでしょうか？

その通り！　起立時のみにめまいを認める場合は、起立性低血圧による前失神を考えるね。起立性低血圧で見逃したくないのはなんだっけ？

出血ですね！　ということは、黒色便・血便などの確認をすればよいですね。

その通り！　起立性低血圧による前失神の病歴上のポイントをまとめると 表3-1 のようになるね。

**表3-1　起立性低血圧による前失神の解析**

|  | Time course | Onset | Situation | Severe | 随伴症状 |
|---|---|---|---|---|---|
| 前失神（起立性低血圧） | 数秒以内 | 急性〜突然 | 起立時 | 様々 | 脱水、黒色便、血便、腹痛、アルコール多飲 |

なるほど。特にSituationが大切ということですね。

さすがだね！　では、病歴から疑ったら何をすれば良いかな？

やはり、起立性試験でしょうか。

そうだね。実際にやって確認すべきだったね。

## 2）心原性

つぎに心原性の前失神を考えようか。心原性のイメージは難しいかもしれないけど、これもやはり Situation が大事なんだ。失神に準じて考えるとどうなるかな？

うーん。特に誘引がなく発症するなら心原性ということでしょうか？

その通り！　つまり前失神においては起立時のみの症状であれば起立性低血圧を、特に誘引がなく短期間のめまいであれば心原性を考えれば良いね。では、前失神によるめまいの持続時間はどうなると思う？

えーっと。あまりにも脳血流が低下する時間が長いと、意識消失を起こしそうなので…　短い？

そうだね。例えば不整脈によるめまいは一過性であることが多いね。一方、不安定狭心症や心筋梗塞で考えればどうだろう？

確か不安定狭心症なら胸痛が 30 分以上継続、心筋梗塞なら 60 分以上継続でしたよね…　ということは、それに準じて考えれば 30 〜 60 分以上めまいが持続するということでしょうか？

その通り！　つまり、心原性の前失神の持続時間は原疾患に準じるということだね。

そうなんですね！　あと、失神同様に随伴症状も大切ってことですか？

心原性なら胸痛・呼吸苦・動悸を聴取する必要があり、起立性低血圧なら脱水・黒色便・血便・腹痛などを聴取する必要があるということだね。症状をまとめたのが 表3-2 になるね。

**表3-2　心原性による前失神の解析**

|  | Time course | Onset | Situation | Severe | 随伴症状 |
|---|---|---|---|---|---|
| 前失神（心原性） | 様々 | 急性〜突然 | 誘引なし |  | 胸痛・呼吸困難・動悸 |

なるほど。ところで、前失神であれば、遠のくような性状のめまいになるのでしょうか？

いいポイントだね！　実は、前失神でも回転性めまいを訴えることもあるの。よって、性状よりもSituationのほうが、めまいの分類には有用とされているね。ところで、ピカピカ先生が診た人はどうだったの？

特に起立時にめまいがあるわけではないですね。誘引なく急にめまいが起こるというわけでもないですね。黒色便、腹痛、胸痛、呼吸困難などの随伴症状はありませんでした。

なるほど！　前失神の可能性は下がったわけだね。

### ポイント

- めまいのフレームワークで前失神を見逃さない。前失神は起立性低血圧と心原性に大別できる。
- めまいの性状よりもどのような状況でめまいが起こったかが重要である。
- 起立時のめまいでは起立性低血圧を考える。脱水、黒色便、血便、腹痛の有無を確認し、起立性の血圧と脈の変化を確認する（失神の項を参照）。
- 特に誘引なく起こるめまいでは、心原性を考える。胸痛・呼吸困難・動悸の有無を確認する。
- 心原性めまいのTime courseとSituationは原疾患によって異なる。
- 不整脈では発作性の短いめまいとなるが、急性冠動脈症候群では30分以上継続するめまいとなりうる。

### 平衡障害

次に考えるのは、平衡障害のフレームワークだね。平衡障害ってどういうイメージだと思う？

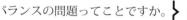
えーと。バランスの問題ってことですか？

その通り！　バランスが障害されることで歩行が難しくなることが大切なポイントだね。ちなみに、平衡障害かどうかを判別するのに大切な要素はなんだと思う？

やっぱりSituationですか？？

ということは？

歩行時にのみ、めまいが起これば平衡障害ってことですか？

その通り！ 歩行時のめまいは平衡障害を疑うべきだね。では、どういう疾患が考えられると思う？

えーっと。脳梗塞とかですか。

そうだね！ 特に後方循環系の脳梗塞では体幹失調が前面に出て平衡障害を生じるからね。では、高齢者における急性の平衡障害では何を考える？

なんでしょうね…

では、外傷歴があれば？

慢性硬膜下血腫でしょうか？ しかし慢性硬膜下血腫は脱力で発症しますよね？

その通り！ 実は、慢性硬膜下血腫では脱力などの症状が目立たず、歩行障害が前面に来ることが経験されるね。随伴症状やリスクでは何を聞きたい？

神経学的な巣症状は気になりますね。

そうだね。脱力やしびれ、頭痛などの症状を聞く必要があるね。他には尿失禁や急激な認知機能低下も慢性硬膜下血腫を示唆する所見だね。あとは飲酒歴だね。

飲酒歴？

大量飲酒は転倒・脳出血のリスクなので必然的に慢性硬膜下血腫のリスクを上げるとされているね。

なるほど。ということは、基本的に平衡障害では、頭部CTが必要ということでしょうか？

そうだね。慢性硬膜下血腫は穿頭術で速やかに改善する疾患ということを考えれば、高齢者の急性の平衡障害では慢性硬膜下血腫を念頭に頭部CTの閾値は低くすべきだね。当然、先ほどの症状があればなおさらだね。

なるほど。脳梗塞や慢性硬膜下血腫以外で平衡障害をきたすこともあるのでしょうか？

他には、パーキンソン病、正常圧水頭症も平衡障害をきたすね。当然、固縮や振戦などの錐体外路症状の確認が有用だね。ちなみに、パーキンソン病と正常圧水頭症の歩行様式の違いは知っているかな？

パーキンソン病は小刻み歩行ですよね… 正常圧水頭症は… わかりません…

パーキンソン病のような小刻み歩行に加えて、幅広い歩行（Broad-based gait）になることが鑑別点だね。原因不明の慢性的な歩行時のめまいで、平衡障害であるならば歩行のチェックが必要だね。

なるほど。疑えばやはり頭部 CT でしょうか…

そうだね。慢性経過の平衡障害では、パーキンソン病の鑑別という点も含めて頭部 MRI も鑑別に有用だね。他にも亜急性連合脊髄変性症や脊柱管狭窄症などの後索障害も平衡障害の原因になりうるね。後索障害を疑った場合にすべき診察ってわかるかな？

振動覚ですね！

その通り！　平衡障害で振動覚の低下が明らかであれば、胸腰椎の MRI も診断に有用だね。

つまり慢性経過の平衡障害では、錐体外路症状の確認や、歩行様式、振動覚などの神経学的所見が診断には有用ということですね。

そうだね。！　ところで、この患者さんの場合は平衡障害と考えてよいだろうか？

この患者さんは、歩行時のみに症状があるわけではないようです。また、なんとなく、ふらつくというよりも、嘔吐を伴う激しい回転性めまいです。

なるほど、平衡障害のフレームワークでもなさそうだね。

### ポイント

- 歩行時のみに起こり、臥位で改善するめまいは、平衡障害を考える。
- 脳梗塞、慢性硬膜下血腫は見逃してはいけない疾患であり、平衡障害を考えた場合は詳細な神経診察を行う。
- 特に高齢者の急性発症の平衡障害では慢性硬膜下血腫を考える。
- 慢性硬膜下血腫では脱力よりも歩行障害が前面に出ることがある。
- 頭痛、尿失禁、急激な認知機能低下、外傷歴、大量飲酒を伴う平衡障害では慢性硬膜下血腫を考え頭部 CT を撮像する閾値を下げる。
- 錐体外路症状を伴う平衡障害ではパーキンソン病などのパーキンソン症候群を考える。
- パーキンソン病のような小刻み歩行に加えて、幅広い歩行（broad-based gait）を認めれば、正常圧水頭症が示唆される。
- 慢性の平衡障害では、パーキンソン症候群や正常圧水頭症を念頭に頭部 MRI

- が鑑別に有用である。
- 平衡障害で振動覚の低下が明らかであれば、亜急性連合脊髄変性症や脊柱管狭窄症を念頭に、胸腰椎の MRI の施行も検討する。

## 頭位性めまいと持続性めまい

さて、残りのフレームワークだけど、ここでは便宜的に頭位性めまいと持続性めまいとに分類するね。それぞれ原因が中枢性か末梢性かに分類されるんだ。いわゆる狭義のめまいがここに分類されると考えたらよいね。これらのめまいの特徴としては、性状としてはやはり回転性が多く、多くの場合は嘔吐を伴うことが多いね。そして、前失神や平衡障害に比べ、めまい自体が比較的重度であることも多いね。そういう前提で考えてみようか。

僕はめまいってそういうものだけだと思っていました。

そうそう。でも、常に前失神と平衡障害も考える必要があるから注意してね。

### 1）持続性めまい

ところで、その人のめまいの性状は回転性？
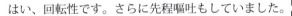
はい、回転性です。さらに先程嘔吐もしていました。

やはり、頭位性めまい or 持続性めまいのどちらかを考えたくなるね。ところで Situation はどうだろう？

うーん。体を動かすと悪化するようです。

ふーん。じゃあ、なにか改善する状況はある？

あ…確かにめまいは動かなかったら、1分ほどで消失するようです。ただ、気持ち悪い感じはずっと継続しているとのことです。

なるほど。ちなみに問診じゃなくなるけど眼振は？

安静時には全く眼振は認めません。

では持続性めまいのフレームではなさそうだね。

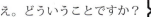え。どういうことですか？

つまり、回転性めまい自体は安静で消失するわけだね。持続性めまいならば、めまいおよび眼振が安静にしていても

消失せずに継続するはずだからね。

なるほど。回転性めまいということは、やはり中枢性か末梢性かの鑑別を考えるわけですね。

 ただ、めまいの性状は参考になるけど必ずしもあてにならず、実際に前失神でも回転性めまいを訴えることがあったね。むしろ眼振の有無が大切と言えるね。

そうでしたね！　ちなみにこの方は耳鳴りがありませんでした。もし、持続性めまいであっても耳鳴りがあれば、末梢性疾患ということですよね？

 確かにメニエール病では一般的には耳鳴りを認めるね。しかし前庭神経炎ではむしろ耳鳴りがあることは稀とされている。さらに、前下小脳動脈の脳梗塞では、中耳の虚血を反映して蝸牛症状を6割程度で認めるという報告があるくらいなんだ。そういう意味では持続性めまいで耳鳴りがあっても中枢性疾患は全く否定できないんだ[1]。

じゃあ、どうしたら良いんですか??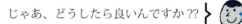

 Time course、Onset、Severe はどうだろう？

Time course に関しては末梢性疾患なら自然に改善する傾向があるということでしょうか？

 その通り！　末梢性疾患による持続性めまいなら症状が自然に軽快するね。つまり、経過で判断できるということだね。ただ、前庭神経炎などの末梢性の持続性めまいならば、1日程度は症状が継続するので ER では判断ができないかもしれないね。他に Onset はどうだろう？

この方は比較的緩徐に発症したようです。ということは中枢性らしくないということでしょうか？

 例外はあるけど、持続性めまいで突発発症であれば脳血管疾患を考える必要があるね。じゃあ、Severe はどうかな？

うーん。めまいの激しさですかね。

 いい視点だね。ただ末梢性でも、嘔吐を頻回に繰り返し、めまい自体は最初は激しいことは多いのであまり鑑別には使えないかもね。実は、大切な重症度判定の基準は、歩けるかどうかだね。

歩けるかどうかですか？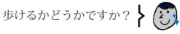

うん。実は神経診察でも一番抜けがちなのは歩行についての評価なんだ。ピカピカ先生、神経診察したって言ったけど、歩行は診た？

確かにあまり意識してなかったです。ただ、なんとか歩けます。

それは少し安心できるね。歩けないめまいは帰すな！　という格言もあるくらいだからね。明らかに歩けないというのは体幹失調を疑う所見だからね。座位保持すらできなければより体幹失調の可能性が高いね。体幹失調は特に延髄外側症候群では重要な初見になるからね。

つまり、持続性めまいで、症状の改善に乏しく、突然発症で、歩行ができない場合は中枢性を積極的に疑う必要があるということですね。

その通り！　歩行に関してはもう一歩踏み込むと、継ぎ足歩行が極めて大切だね。

継ぎ脚歩行ですか…　あまり意識したことがないですね…

実は継ぎ足歩行ができないことは中枢性のめまいを示唆するとされていて、極めて重要な身体所見といえるね。持続性めまいで継ぎ足歩行ができない場合は、中枢性を考えるべきだね[2]。では、随伴症状はどうだろうか？

えーと、神経学的巣症状があれば中枢性？

そうだね。具体的には 5D と呼ばれる症状になるね。

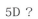
5D？

Diplopia（複視）、Dysethesia（知覚異常）、Dysphagia（嚥下障害）、Dysarthria（構音障害）、Dutsu（頭痛）の 5 つの D の頭文字を取った語呂合わせだね。最後の D は日本語だけど。これらの所見は、脳幹部の病変に比較的特徴的とされているね[3]。

わかりやすいですね!!　神経診察の時に一緒に確認しましたが、特にそれらの症状はありませんでした。

素晴らしいね！　他に確認しておくことはあるかな？

うーん。血管リスクでしょうか。

その通り！　心血管疾患の既往、高血圧、脂質異常症、高齢者、糖尿病、タバコといったリスクがあれば中枢性疾患

の可能性が上がるね[2]。

この患者さんは40代の若年者でそれらのリスクも一切ありませんでした。持続性眼振だったとしても、歩行と継ぎ足歩行が問題なく可能で5Dもなければ、中枢性疾患の可能性は下がるということでしょうか？

そうだね。神経学的診察が問題なければさらに可能性は低いだろうね。ただ最後はTime courseが大切になるね。前庭神経炎などの末梢疾患による持続性めまいではさっきも言ったように症状は自然に改善するはずだからね。つまり時間が経っても症状の改善が乏しければ頭部画像評価を躊躇すべきではないと言えるね。

## ポイント

- 安静で全く頭を動かさなくても眼振・めまいが継続する場合は持続性眼振のフレームで考える。
- 回転性めまいであることは多いが、めまいの性状よりも眼振の有無のほうが重要である。
- 耳鳴りの有無は重要だが、耳鳴りがあれば末梢性というわけではない。
- めまいが徐々に改善し、緩徐に発症し、歩行が可能であれば末梢性の可能性が上がる。
- 持続性めまいで、症状の改善に乏しく、突然発症で、歩行ができない場合は中枢性を積極的に疑う必要がある。
- 神経学的診察は重要だが、特に体幹失調の有無が重要である。
- 継ぎ足歩行は中枢性めまいの鑑別に非常に有用である。
- 座位保持すらできない場合は体幹失調があると考え中枢性を念頭に置いたほうが無難である。
- 随伴症状としてDiplopia（複視）、Dysethesia（知覚異常）、Dysphagia（嚥下障害）、Dysarthria（構音障害）、Dutsu（頭痛）の5つのDのどれかがあれば中枢性の可能性が上がる。
- 心血管疾患の既往、高血圧、脂質異常症、高齢者、糖尿病、タバコといったリスクがあれば中枢性疾患の可能性が上がる。

### 2）頭位性めまい

次に考えるのが、頭位性めまいだけど、どうかな？

それも大丈夫です！ 安静にしていたらめまいは消失するので、頭位性めまいだと思います！

なるほど。ちなみに、頭位性めまいの鑑別はなんだろう？

BPPV（良性発作性頭位性めまい症）ですね！

そうだね。BPPVはめまいの原因として末梢性疾患で最も頻度が高いとされているね[4]。では、Time course, Onset, Situation, Severeはどうかな？

まずSituationに関しては、頭を動かしたときにめまいが出現して、頭を動かさなかったら、めまいが消失するということでいいんですよね？

そうだね。起立性低血圧と違い、臥位になっている状態で頭だけ動かしても、めまいが生じるということであればBPPVを考えるよね。ちなみに、動いたら症状が増悪するめまいはBPPVだけで良いかな？

え、BPPVだけじゃないんですか。

実は、脳卒中などの持続性めまいでも臥位から坐位になる際にめまいが悪化する傾向はあるんだけど、BPPVは座位から臥位になるときにめまいが悪化することが特徴的と言われているんだ[5]。

なるほど！　あと、持続時間は基本的には数分以内でよいですよね？

その通り！　BPPVのめまいの持続時間は30秒〜1分と言われているね。ここで注意が必要なのが実際に、めまいおよび眼振は頭を動かさなかったら30秒〜1分しか継続しないという点だね。さっきも言ったけど、めまいおよび眼振が安静時でも継続するのならば持続性めまいのフレームになるので、BPPVは否定的と言ってよいね。あと患者さんによっては、安静にしていればめまいが消失するのに、気持ち悪さが継続するため症状が持続すると訴えることがあるから注意が必要だね。実際に気持ち悪くて頭を動かしてしまっていつまでも症状が治らないという笑えない例もあるくらいだからね…

なるほど！　では、めまいが頭位時のみで、安静時にめまいがなければ、基本的にBPPVであり安心ということですね！

それが、そうでもないのよね。稀に頭位性めまいにも関わらず中枢性疾患であることがあるのよ。そのような疾患を

中枢性頭位性めまい症（Central-PPV）というんだ[6]。

え。じゃあ、どうしたらいいのですか??

ところで、持続性めまいの中枢性に準じて考えれば、どうかな？

Time course は悪化傾向で、Onset は Sudden で、Severe は重度で歩くことができず、さらに 5D・心血管リスクがあれば Central-PPV を考えるということでよいですか？

その通り！　結局、持続性めまいと同様に考えれば良いと言えるね。実際に Central-PPV を示唆する所見として構音障害・歩行障害が挙げられているからね[7]。やはり、基本を徹底することが大切といえるね。Time course も重要で BPPV なら点滴をしているうちに自然に歩けることが多いね。体幹失調が明らか、つまり歩行ができないならば頭部画像評価は考慮しても良いね。あとは、もし耳石置換法ができるなら非常に有用だね。

つまり、点滴だけで自然に改善したり Epley 法などの耳石置換法で、めまいが消失すれば Central-PPV は否定的ということでしょうか？

その通り！　それでは、もう一度フレームワークに基づいて鑑別疾患を確認してみよう！

### 表3-3 めまいのフレームワークに基づいた鑑別疾患

|  | 中枢性 | 末梢性 |
| --- | --- | --- |
| 持続性めまい | 脳卒中 | 前庭神経炎・メニエール病 |
| 頭位性めまい | Central-PPV | BPPV |

- 持続性めまいでも体動でめまいは悪化するが、頭位変換時にのみ眼振・めまいを認め安静にしていれば眼振・めまいが消失するのであれば頭位性めまいを考える。
- 座位から臥位への変換、臥位で頭位のみを動かした場合に眼振とめまいが誘発されることが、良性発作性頭位性めまい症に特徴的である。
- 良性発作性頭位性めまい症の持続時間は 30 秒〜 1 分であり、めまいおよび眼振は頭を動かさなかったら 30 秒〜 1 分しか継続しない。
- 安静で眼振・めまいが消失しても、中枢性疾患であることもあり、これをCentral-PPV と呼ぶ。

- Diplopia（複視）、Dysethesia（知覚異常）、Dysphagia（嚥下障害）、Dysarthria（構音障害）、Dutsu（頭痛）の5つのDのどれかがあり、心血管疾患の既往、高血圧、脂質異常症、高齢者、糖尿病、タバコといった心血管リスクがあればCentral-PPVの可能性が上がる。
- BPPVであれば点滴をしているうちに自然に歩けることが多いので、歩行ができないならば頭部画像評価の閾値を下げるほうがよい。
- 耳石置換法で症状が改善しない場合も同様にCentral-PPVを念頭に置く。

## その後

もう一度確認しましたが、起立時に症状が起こるわけではなかったようです。黒色便、血便、腹痛もありませんでした。起立時の血圧低下も認めませんでした。胸痛・呼吸困難・動悸も認めず、胸部聴診も問題ありません。心電図も正常で前失神は否定的だと考えました。

素晴らしい！　平衡障害はどうかな？

歩行時に症状が起こるわけでもなく、否定的だと考えました。

ということは、持続性めまいと頭位性めまいのどちらかになるね。

もう一度確認しましたが、安静にしていれば症状は消失します。症状は頭位を動かした時にのみ発症します。安静時には眼振もありません。耳鳴りや聴力低下もありません。まずは、頭位性めまいと考えました。

その通り！　それでは、末梢性か中枢性かの鑑別はどうかな？

耳石置換法も考えましたが、細胞外液と悪心止めの点滴をしているうちに自然に症状は消失しました。5Dも認めず、歩行も問題ありませんでした。血管リスクはありましたが以上の経過より、BPPVの可能性が高いと考えて帰宅の方向にしようと思います。

素晴らしい！　結局BPPVだったけど、フレームワークで考えればもれなく鑑別を挙げることができるでしょ。

はい！　勉強になりました！

# まとめ

## めまいのフレームワーク毎の代表的な鑑別疾患

前失神：　起立性低血圧（脱水、出血）、心原性（不整脈、心筋梗塞 etc）

平衡障害：慢性硬膜下血腫、パーキンソン病、亜急性連合脊髄変性症、
　　　　正常圧水頭症

持続性めまい：中枢性疾患（脳卒中）、末梢性疾患（前庭神経炎、メニエール病、
　　　　突発性難聴）

頭位変換性めまい：BPPV、Central-PPV（脳卒中、多発性硬化症）

**表3-4　めまいのフレームワーク**

|  | Time course | Onset | Situation | Severe | 随伴症状 |
|---|---|---|---|---|---|
| 前失神（心原性） | 様々 | 急性～突然 | 誘引なし |  | 胸痛・呼吸困難・動悸 |
| 前失神（起立性低血圧） | 数秒以内 | 急性～突然 | 起立時 |  | 脱水、黒色便、血便、腹痛、アルコール多飲 |
| 平衡障害 | 歩行時のみ継続 | 急性 | 歩行時 |  | 神経学的巣症状、頭痛 |
| 持続性めまい（末梢性） | 1日前後で改善傾向 | 急性 | 安静でも持続 | 歩行可能 | 耳鳴り（メニエール、突発性難聴）、先行感染（前庭神経炎） |
| 持続性めまい（中枢性） | 改善傾向に乏しい | 突然 | 安静でも持続 | 歩行不可 | 複視、知覚異常、嚥下障害、構音障害、頭痛、体幹失調、血管リスク |
| BPPV | 30秒～1分、自然に改善する | 急性～突然 | 頭位変換時、座位から臥位で特に悪化 | 歩行可能 | 特になし |
| Central-PPV | 30秒～1分、改善に乏しい | 突然 | 頭位変換時 | 歩行不可 | 複視、知覚異常、嚥下障害、構音障害、頭痛、体幹失調、血管リスク |

## Advance ①　蝸牛症状について

　持続性めまいで難聴・耳鳴りなどの蝸牛症状を伴う場合でも中枢性疾患が原因になりうる。前下小脳動脈の脳梗塞では内耳梗塞を伴うからである。よって蝸牛症状があれば末梢性疾患とはいえない。蝸牛症状を伴う持続性めまいの代表格がメニ

エール病と突発性難聴である。前者では蝸牛症状を伴う目眩を何度も繰り返すという病歴が特徴的である。後者の場合は、蝸牛症状を伴う持続性めまいにも関わらず中枢性疾患が否定的で初発の発作である場合に疑う。突発性難聴はその名の通り難聴のリスクがあるので疑えば速やかな耳鼻科コンサルトを行うべきである。筆者は初発の蝸牛症状を伴うめまいは原則として頭部 MRI と耳鼻科コンサルトを行っている。末梢性の持続性めまいの代表格である前庭神経炎と、末梢性の頭位性めまいの代表格である BPPV は蝸牛症状を原則として認めないからである。めまい診療において蝸牛症状は Red flag であると言っても過言ではないかもしれない。

## Advance ②　めまいの神経学的所見について

　回転性めまいの患者において神経学的所見は当然診察するのだが、意外に忘れがちなのが歩行の評価と感覚低下、瞳孔そして眼振である。指鼻試験が正常であるので失調がないというのは実は不十分で、体幹失調を確認することが大切である。特に延髄外側症候群では指鼻試験は正常であることが多いため、より体幹失調の評価が重要になる。体幹失調の最も簡単なスクリーニングは歩行ができるかどうかである。次に、継ぎ足歩行が問題なければ体幹失調が存在する可能性は低くなる。逆に座位保持すら難しい場合は体幹失調を強く疑う。他には延髄外側症候群では温痛覚の解離が生じる。アルコール綿などを用いて温痛覚の左右差を顔面および四肢で必ず確かめる必要がある。他には延髄外側症候群がホルネル症候群で気付かれることもある。つまり瞳孔の左右差を伴うめまいは必ず中枢性疾患を考える必要がある。最後に、眼振である。垂直性の眼振や方向交代性眼振（右を向いたら右方向の眼振、左を向いたら左方向の眼振）を認めれば中枢性疾患を強く疑う。

### ● 文献 ●

1) Lee H. J Clin Neurol. 2009; 5: 65-73.
2) Chase M, et al. Mayo Clin Proc. 2014; 89（2）: 173-80.
3) 上田剛士. ジェネラリストのための内科診断リファレンス. 医学書院; 2014.
4) Kroenke K, et al. South Med J. 2000; 93（2）: 160-7.
5) Zhao JG, et al. Otol Neurotol. 2011; 32: 284-90.
6) Büttner U, et al. Acta Otolaryngol. 1999; 119（1）: 1-5.
7) Bertholon P, et al. J Neurol Neurosurg Psychiatry. 2002; 72（3）: 366-72.
8) Kattah JC, et al. Stroke. 2009; 40: 3504-10.

## めまいと眼

　持続性めまいのフレーム、つまり安静時でも眼振が継続している場合に中枢性か末梢性かを推測する必要がある。もちろん、前述のように体幹失調などの神経学的異常、脳血管リスク、Time course などから総合的に判断するのだが、悩ましいケースは存在する。持続性めまいが中枢性かどうか判断するのに有用な診察として Head impulse test が挙げられる[1]。

　Head impulse test は頭部を左および右から正中に向けて、素早く回旋しかつ正中で止めるというごく簡単な手技である。もし前庭に異常があれば、正中で止めた場合に目線が止まらずに左右に流れ、正中に戻る。一方、正常もしくは中枢性であれば目線は流れずに止まる。詳細は You tube で Head impulse test と検索してもらいたい。

　Head impulse test に加え、方向交代性眼振、斜偏倚（片眼を手で隠すと斜視になる）を加えたものが HINTS である。Head impulse test が末梢性パターンで、方向交代性眼振がなく、斜視もない場合、脳梗塞は否定的である。ある論文によると、感度100%、特異度96%とされている[2]。

　しかし注意点がある。前下小脳動脈の梗塞では内耳を栄養する動脈が虚血になるため Head impulse が末梢パターンになってしまう。ただし、これは初発の耳鳴りを伴うめまいは Red flag として頭部 MRI の撮像と耳鼻科診察を依頼することで防げる可能性が高い。もう一つ根本的な注意点は、Head impulse test の解釈の問題である。Head impulse test で中枢性パターンかどうかを判断することは実際にやってみると難しい。つまり Head impulse test を過信することで脳梗塞を見逃してしまうリスクが一定数存在する。むしろ、脳梗塞を疑って頭部 MRI を撮像したにも関わらず異常がなかった場合に頭部 MRI を再検するかどうかの判断の補助になるかもしれない。また HINTS の意義としては、めまいでは眼の診察が極めて有用であるというメッセージが重要である。方向交代性眼振だけでなく垂直性の眼振も中枢性疾患を示唆する。斜視は言うまでもなく瞳孔の左右差、眼球運動障害、複視も注意して確認する必要がある。めまい診療を行う場合は、「眼は口ほどに物を言う」という心構えで診療を行うべきである。とはいえ、眼の診察が正常であってもやはり脳梗塞は否定できない。最終的には Time course がやはり大切で、慎重な経過観察が重要であると言えるだろう。

● 文献 ●
1) Kattah JC, et al. Stroke. 2009; 40: 3504-10.

## コラム

### 神経学的診察

　神経学的診察もフレームワークで考えるとわかりやすいと思います。
神経学的診察におけるフレームワークは以下の通りです。神経と言えば診察
というイメージが強いが、病歴がやはり重要である。

●神経診察のフレーム
①意識・高次脳機能
②脳神経系
③運動系
④感覚系
⑤腱反射・病的反射
⑥起立・歩行
⑦自律神経

① 意識・高次脳機能
　まずは病歴聴取の時の違和感を軽視せず、「ややボーっとしている」とい
う軽度の意識障害を見落とさないことが大切で、家族にいつもと意識が違う
かを確認することが有用である。
　高次脳機能障害は以下のように前頭葉、頭頂葉、後頭葉に分けて考える。
Mini mental state examination (MMSE) は認知症の検査として有名だが、
高次脳機能の評価としても有用であり、MMSE でどの分野の点数に異常が
あるか注目することが大切である。
・前頭葉
　脱抑制、異常行動を認めれば疑う。身体診察としては、手掌頤反射、把握
反射が有用。
・頭頂葉
　記銘力、計算（100 － 7）、書字（文章書かせる）、読解（音読させる）
失行: 指節運動失行（ゆびおり、きつね）、観念運動失行（敬礼）、観念失行（た

ばこにマッチで火をつける）

失認：視覚失認（物品呼称）、左右失認（右の指で左の耳を触る）、半側空間失認（聴診器の柄の真ん中を触る）

• 後頭葉

皮質盲（視野障害の有無で評価）

＊後頭葉の脳梗塞は症状が乏しく、視野検査のスクリーニングで判明することがある。

② 脳神経系

瞳孔：瞳孔左右差、眼球運動障害、複視の有無、瞳孔の偏倚、眼振、対光反射、瞳孔は正中にあるか。＊特にめまいの診察で瞳孔は極めて大切。瞳孔の診察に異常があれば、中枢性を示唆。

表情筋の左右差チェック：額に皺が寄るか、目をギュッとつぶった時の左右差、口をイーとさせたときの左右差を確認する。

顔面感覚の左右差：アルコール綿で触って左右差を見る。

聴力：指を擦り合わせその音の左右差を聞く。

構音障害：問題なく喋れるなら大丈夫。違和感があれば、「ルリモハリモテラセバヒカル」などと言ってもらい確認する。

嚥下障害：水飲みテストでむせるかを確認する。

舌の運動：舌をまっすぐ出せるか　左右に振れるかを確認する。

カーテン徴候：軟口蓋の左右差がないか確認する。

③ 運動系

四肢失調…指鼻試験、手の回内回外運動、踵膝試験で左右差を確認する。

錐体路徴候…バレー徴候、Mingazzini試験、指回し試験で左右差を確認する。

　バレー徴候は有用で、上肢の下垂だけでなく、小指が離れるか、手が回内するかのほうがより鋭敏である。

　指回し試験は錐体路徴候として有用で、指2本で「糸巻き巻き」を行い、左右差をチェックする。

　MMTによる筋力の評価は自覚的な筋力低下があれば詳細に行うが、スクリーニングとしては上記の診察が有用。

　適宜、必要に応じて不随運動および筋固縮を評価。

なお、不随意運動は動画での撮像が有用である。

④ 腱反射・病的反射

　深部腱反射…左右差，明らかな亢進に注目する。うまく出せないなら仕方

130

がないので、深追いはしない。

バビンスキー反射は錐体路徴候として有用である。

⑤ **感覚系**

アルコール綿による温痛覚の左右差の評価がスクリーニングに有用である。

歩行障害やしびれがあれば、振動覚の評価が有用である。

⑥ **起立歩行（初心者では抜けが多い。必ず評価するように！）**

まず問題なく歩けるかを確認する。

うまく歩けないならどんな歩行かを確認する。（小刻み歩行、wide base、分まわし歩行）。

歩行に関しても動画での撮像が有用である。

継ぎ足歩行（体幹失調のスクリーニング。これが問題なくできれば体幹失調の可能性は下がる）

Romberg 徴候（目を閉じればふらつきが悪化するなら脊髄後索や前庭神経の問題を示唆。小脳性なら目を開いても、ふらついたまま）

⑦ **自律神経**

病歴上の排尿困難、便秘、立ちくらみの有無でスクリーニングする。

疑わしければ下記の3つを評価する。

- 起立性低血圧（収縮期血圧だけでなく拡張期血圧も低下し、さらに頻脈にならない）
- 残尿評価（排尿後に自分でエコーを当てて膀胱径を測定）
- 排便障害（肛門トーヌス低下を評価する）

## コラム

### 耳石置換法

　耳石置換法ができると本当に、気持ちがいい。2人やれば1人は治る手技と言われているが、きちんとできればそれくらいの実感がある。診断的にも有用で、患者さんからも畏敬の目で見られるので是非マスターしたい。耳鼻科医にしかできないわけでもなく、フレンツェル眼鏡も必ずしも必要はない。BPPVは後半規管型と水平半規管型に分類されるが、後半規管型が圧倒的に多いので、まずは後半規管型をマスターしたい。

　詳細は下記の通りだが、実際に見て、自分でやらないとわからない。興味がある方は、「BPPV　丸太町病院」でグーグル検索をしていただきたい（2018年3月現在）。動画を見ることができるので大変参考になる。

#### 後半規管型

• Dix hollpike test　＊頸椎症がある場合は避けたほうが無難
① 坐位で横向いて（患側）
② 横を向いたまま倒れて（肩枕を使い後屈するようにする）
③ 眼振が誘発されれば陽性（患側で誘発される）

• Epley法（Dix hollpike testの続き）
④ 患側向いて（患側を向いたまま30秒待つ）
⑤ 健側向いて（健側向きに頭だけ90度回旋して30秒待つ）
⑥ ぐるっと回って（体ごとさらに90度健側に回転し、半腹臥位とし、30秒待つ）
⑦ 起き上がる

# 2-4

## 頭痛

**ピカピカ先生**：うーん。頭が痛い

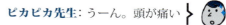**メガネ先生**：どうした？　ピカピカ先生、体調が悪いのか？？

いえ。頭痛の患者さんがいて、悩ましいので頭が痛くなってきました。

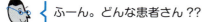ふーん。どんな患者さん？？

Sudden onset の頭痛なんです。でも、頭部 CT は異常がないので、帰すしかないかなと。

いかーん！　すぐに患者さんのところに行くぞ！

え。でも頭部 CT は異常がないんですよ。

Sudden onset の頭痛は雷鳴様頭痛を示唆するので緊急事態なの。早く行動しないと！

えー！

### その後

いやー。驚きました。患者さんにもう一度聞いてみたら、Sudden onset の頭痛じゃなかったなんて…

ちなみに、患者さんにはどうやって聞いたの？

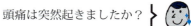頭痛は突然起きましたか？

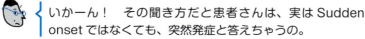いかーん！　その聞き方だと患者さんは、実は Sudden onset ではなくても、突然発症と答えちゃうの。

あ。そう言えば前にメガネ先生がおっしゃっていましたね。バットで殴られたような痛みではないことは確認しましたが、そちらは大丈夫でした。

その通り！　他に Sudden onset の頭痛の聞き方ってどうだっけ？

えーと。頭が痛くなった瞬間に何をしていましたか？

そうだったね！　例えばテレビを見ていて選手がホームランを打った瞬間に頭が痛くなったと言われたら Sudden onset とみなすべきだね。他には痛みがゼロの状態から数分以内に最大の痛みになるかを、図4-1 を見せて Sudden か Acute かを患者さんに聞くというやり方も有効だったね。

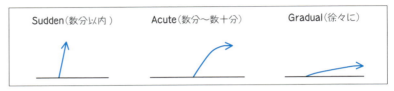

図4-1　Onset

はい。以前にそうおっしゃっていましたね！　確かにメガネ先生がそのような聞き方をされたら Sudden onset の頭痛ではなかったですね。改めて確認した患者さんのサマリーは以下になります。

**症例**

34歳、女性
主訴：頭痛
既往歴：なし
内服薬：なし
タバコ：なし　アルコール：なし　アレルギー：なし
Time course: 24時間前から継続
Onset: 急性発症
Severe: 日常生活に支障をきたす 7/10 の痛み
Situation: 光と音で悪化する

○頭痛の 1 文サマリー
特に既往歴のない 34 歳女性の、1 日前から急性発症し、光・音で増悪し日常生活に支障をきたす 7/10 の頭痛。

なるほど。せっかくだし。頭痛のフレームワークを説明しようか。頭痛のフレームワークは以下の通りだね。

● 頭痛のフレームワーク
① 雷鳴様頭痛
② 頭蓋内疾患
③ 頭蓋外疾患
④ 全身性疾患
⑤ 機能性頭痛

## 雷鳴様頭痛

まず雷鳴様頭痛だね。雷鳴様頭痛というのは、定義上は 30 秒以内に最大の痛みに達する頭痛でかつ、最悪の頭痛とされているね[1]。

つまり Sudden onset の頭痛ということですか？

その通り！　基本的に Sudden onset の頭痛、つまり数分以内に 8/10 以上の痛みに達する頭痛であれば雷鳴様頭痛として考えたほうが安全ということだね。あとは実際に雷に打たれたような頭痛でしたかと聞くのも良いかもしれないね。ここで Sudden onset の頭痛についてもう一度整理しようか。

### Sudden onset の頭痛
・バットで殴られたような頭痛（雷に打たれたような頭痛）
・ゼロから数分以内に最大になる頭痛
・痛みが起こった瞬間に何をしていたかを言える頭痛
・図示した結果 Sudden onset を患者が選ぶ頭痛

つまり、これらの Sudden onset の頭痛に当てはまれば、雷鳴様頭痛と考えるべきということですね

その通り！　もし、さっきの頭痛が雷鳴様頭痛だったとすればどうすればよかったかな？

うーん。僕は頭部 CT が正常だったら帰すしかないと思ったのですが…

じゃあ、そもそも雷鳴様頭痛で見逃してはいけない疾患は？

クモ膜下出血です！

その通り。では、クモ膜下出血における頭部 CT の感度は？

知りません…

ある報告では感度 92.9％と言われているね。特に発症から6 時間以降であれば感度が落ちると言われているね[2]。

つまり、Sudden onet の頭痛であれば、頭部 CT で異常がなくてもクモ膜下出血が否定しきれないということですね。

そうだね。少なくとも発症から 6 時間以降であれば否定はしきれないと言えるね。実際に今回の症例も発症から 24 時間だったよね。その場合はどうしたら良いかな？

髄液検査でしょうか？

その通り！　頭部 CT と髄液検査が正常であれば、クモ膜下は否定的という報告もあるからね[3]。あとは頭部 MRI と頭部 MRA も有用だね。頭部 MRI の FLAIR（fluid/attenuated inversion recovery）像はクモ膜下出血の検出に有用だね。さらに頭部 MRA で動脈瘤があるならば、クモ膜下出血に準じて脳外科にコンサルトすべきだね。

クモ膜下出血以外に雷鳴様頭痛をきたす疾患はあるのでしょうか？

他には、可逆性脳血管攣縮症候群、可逆性白質脳症、椎骨脳底動脈解離などが挙げられるね。これらはいずれも頭部 MRI・頭部 MRA で診断が可能だね[4]。

ということは結局、検査が大切ということですか？？

検査をどこまでするかを決めるのはなんだっけ？

あ、病歴ですね！　つまり雷鳴様頭痛かどうかを病歴で確認することが大切ということでしょうか？？

Sudden onset の頭痛かどうかを確認することが極めて大切ということだね。

そして Sudden onset の頭痛であったときは頭部 CT で異常がなくても、髄液検査や頭部 MRI・頭部 MRA も考慮するということですね。

その通り！　あと、意識障害や神経学的異常、項部硬直、頭痛を伴う失神もクモ膜下出血の可能性を上げる所見なので注意が必要だね。

確かに。そこまで所見が揃っていればわかりやすいですね。

とはいえ実際はそれらの所見はないこともあるね。他には、救急車の使用や頸部のこりもクモ膜下出血の可能性を上げるとされているね[4]。

頸部のこりですか… クモ膜下出血と関係なさそうですが…

頸部から上のあらゆる突然発症の痛みは全てクモ膜下出血を考えるべきだね。実際に、救急車で突然発症の頸部痛で搬送されてきて来院時は全く痛みがない患者さんがクモ膜下出血ということも経験されるね。

え… そんなのどうやって診断するんですか？

本当に軽微な意識障害を見逃さないことが大切だね。あとはやはり Sudden onset にこだわるべきで、本人に聞いても難しい場合は他の人に Sudden onset かどうかを必ず確認すべきだね。

やはり、病歴が大切ということですね！

**ポイント**

Sudden onset の頭痛かどうかは下記の項目を確認する。
- バットで殴られたような頭痛（雷に打たれたような頭痛）
- ゼロから数分以内に最大になる頭痛
- 痛みが起こった瞬間に何をしていたかを言える頭痛
- 図示した結果 Sudden onset を患者が選ぶ頭痛

　これらに当てはまる場合は Sudden onset の頭痛と考え雷鳴様頭痛のフレームに分類する。
- 雷鳴様頭痛では、発症から 6 時間以降であれば頭部 CT に異常がなくてもクモ膜下出血は否定しきれないため、髄液検査や頭部 MRI・頭部 MRA も考慮する。
- 意識障害、神経学的異常、項部硬直、頭痛を伴う失神もクモ膜下出血の可能性

- を上げる。
- 頸部から上のあらゆる痛みでクモ膜下出血がありうる。
- 来院時に痛みがなくても、軽微な意識障害と Sudden onset の痛みの病歴を見逃さないことが重要である。
- 雷鳴様頭痛では、可逆性脳血管攣縮症候群、可逆性白質脳症、椎骨脳底動脈解離も鑑別に挙がる。

### コラム

**Sudden onset の頭痛**

　Sudden onset の頭痛に関して、私は苦い経験があります。後期研修医時代にとある症例で患者さんに、頭痛は突然起きましたかと聞いたら、患者さんは YES と答えました。私は頭部 CT を撮像しましたが、異常はなかったので帰宅させました。しかし後で上司に厳しく注意されました。前述のように、Sudden onset の頭痛では頭部 CT が正常でもクモ膜下出血を否定しきれないからです。では、そもそも本当に Sudden onset だったのでしょうか？ これも前述のように Sudden onset かどうかを追加問診で突き詰める必要があります。上司が再度問診したところ、実は Sudden onset ではありませんでした。患者さんは特に追加検査を行わずに帰宅となりました。問診の重要性がおわかりになると思います。

### 頭蓋内疾患

次は頭蓋内疾患を考えようか。頭蓋内疾患を示唆する所見はわかるかな？

それって頭痛の Red flag を考えればよいということですか？

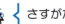さすがだね！　頭痛の Red flag って何？

えーと確か、50 歳以上で発症でしたっけ？

その通り！　実は頭痛において突発、増悪、最悪の3つの問診が否定的ならば頭蓋内疾患はほぼ否定的であるという報告があるんだ[6]。これってどっかで聞いたことない？？

あ、TOSS ですね！

その通り！　今回も TOSS で考えれば良いね。

つまり、Time course は増悪傾向、Onset は突発の頭痛および 50 歳以上の発症、Severe は最悪の頭痛ということですね。

その通り！　ただ、突発発症は雷鳴様頭痛に分類したほうがよいね。他には Severe に関してはいつもと様子が違う頭痛というのも挙げられるね。Situation はどうかな？

わかりません。

実は、息こらえや咳は頭蓋内圧と脊髄管内圧を拡大させ、ヘルニアでは頭痛が増悪すると言われているんだ[7]。

つまり、Situation としては息こらえや咳で増悪する頭痛は Red flag ということですね。

その通り！　随伴症状やリスクはどうだろう？？

神経学的巣症状でしょうか。

脳に病変があるからね。他には、意識障害や精神症状も大切だね。ここで注意が必要なのは軽微な意識障害も見逃さないことだね。

家族や友人に聞けばよいですね！

その通り！　あとは、話しているときに感じる違和感を見逃さないことだね。時に、精神疾患と見誤ることもあるからね。

それは怖いですね。

そうそう。安易に精神疾患と決めつけないことが大切だね。ほかに頭蓋内疾患を示唆する随伴症状はなんだろう？

うーん。思いつかないですね。

それではどんな病態が挙げられるかな？

感染症であれば、髄膜炎ですね！

他には、悪性腫瘍、外傷も挙げられるね。

つまり、それぞれの病態のフレームを挙げて、そこから随伴症状を考えればよいということですね。

そうだね！　具体的にどんな随伴症状が挙げられるかな？

感染症であれば発熱、悪性腫瘍であれば体重減少や悪性腫瘍の既往歴、外傷であれば外傷歴でしょうか。

素晴らしいね！　では、疑えばどのような検査が必要になるだろう？

やはり頭部 CT でしょうか？

そうだね。まず行うべき検査と言えるだろうね。それでは感染症を疑うのであれば…

髄液検査でしょうか。

発熱＋頭痛では否定できるまでは髄膜炎と扱うほうが無難だろうね。特に軽度であっても意識障害を伴う場合は髄液検査の閾値はできるだけ低くすべきだと言えるね。

頭部 MRI はいかがでしょうか？

もちろん有用な検査だね。特に脳梗塞、脳炎や悪性腫瘍の診断においては極めて有用なので、病歴から頭蓋内疾患が疑わしい場合は積極的に行うべきと言えるだろうね。

### ポイント

- 増悪傾向、最悪の頭痛、突然発症の頭痛の 3 点が全てそろわなければ重篤な頭痛の可能性が下がる。
- 息こらえや咳嗽で増悪する頭痛も重篤な頭痛を示唆する。
- 頭蓋内疾患のポイントを TOSS で整理すると以下のようになる。
  - Time course: 頻度と程度が増悪傾向の頭痛
  - Onset: 50 歳以上で初発発症、（突発発症）
  - Situation: 咳嗽・息こらえで増悪する頭痛
  - Severe: 人生最悪の頭痛、いつもと様子が違う頭痛

　頭蓋内疾患の随伴症状として、神経学的巣症状、精神症状、意識障害が挙げられるが、特に軽微な意識障害を見落とさないために家族や知人に見てもらい、普段と様子を比べることが大切である。
　特に発熱＋頭痛で意識状態の変化がある場合は髄液検査の閾値を低くする。頭部 CT、頭部 MRI は頭蓋内疾患を疑った場合は有用である。随伴症状は以下のように病態別で考えるとわかりやすい。
- 感染症：発熱、髄膜刺激徴候、免疫不全
- 悪性腫瘍：悪性腫瘍の病歴、体重減少
- 外傷：外傷歴

## 頭蓋外疾患

次は頭蓋外疾患だね。

ところで、頭蓋外疾患というのは、どういうことですか？

良い質問だね。つまり、頭痛の原因は頭の中だけじゃないということだね！

というと…

例えば眼球の痛みでも頭痛がくることがあるということだね。

眼球ですか… でも眼の痛みであると訴えませんか？

確かにそう思うよね。しかし、実際には眼に異常があるにも関わらず頭痛を訴えることがあるんだ。それ以外にも、副鼻腔、耳、歯、頭蓋外血管、頭皮、顎神経なども同様に頭痛の原因になりうるので、それぞれ見ていこうか。

■ 皮膚

皮膚が原因の頭痛はどんな疾患が考えられる？

何でしょうね。蜂窩織炎でしょうか。

確かに蜂窩織炎も痛みの原因になりうるね。ただ、もっと痛みが前面にくる皮膚疾患はないかな？

帯状疱疹ですね！

その通り！ ところで帯状疱疹ってどうやって診断するの？

視診ですね。

そうだね。ところで、頭部には髪の毛があるけど…

ひょっとして、髪の毛に隠れて見逃しやすいということでしょうか？

その通り！ なので、髪の毛をしっかりとかき分けて皮疹がないかを確認したり、感覚過敏がないかを確認すべきと言えるね。

■ 眼

つぎは、眼の問題だね。どんな疾患が考えられる？

緑内障です！

その通り！ 特に急性閉塞性緑内障だね。それでは、どのような症状が出現するかな？

視力障害でしょうか？

頭痛

確かに視力障害が明らかであれば疑いやすいね。しかし、急性閉塞性緑内障も視力障害が前面にこない場合は時に診断が難しいね。

それでは、どうすればよいでしょうか？

まずは原因不明の頭痛・嘔吐では必ず眼をチェックする癖をつけることだね。

なんだか当たり前のような…

ただ、意識しないと意外に見逃すので、意外に大切なんだよね。

なるほど… では具体的にどのような所見を見ればよいでしょうか？

毛様充血は聞いたことある？

いえ…

普通の結膜炎などでは、充血は外側に認めるよね？ ところが緑内障などでは、いわゆる黒目の周囲に充血を認めて、これを毛様充血と呼ぶんだ。緑内障に限らず危険な眼疾患を示唆する所見だね。

なるほど。毛様充血！ 意識してみます。

あとは眼圧を反映して眼球を瞼の上から触診したときにとても硬く感じ、圧痛も認めることが特徴的だね。角膜混濁や瞳孔の散瞳もあればよりそれらしいと言えるね。

疑えばやはり眼科コンサルトでしょうか？

その通り！ 疑えばすぐに眼科にコンサルトしたほうが無難だろうね。

■ 鼻

つぎは、鼻について考えてみようか。どんな疾患が挙げられるかな？

副鼻腔炎でしょうか？

その通り！ 副鼻腔炎に特徴的な Time course ってわかるかな？

いえ…

実は副鼻腔炎はウイルス性上気道炎が先行して、その後症状が悪くなるという二峰性の経過をたどるんだ。

つまり、最初は咳嗽・鼻汁・咽頭痛がそろっているけど、徐々に咳嗽・咽頭痛がよくなるのに鼻汁が悪化しさらに発熱するということですね。

 その通り！　それでは身体診察はどうだろう？

副鼻腔の叩打痛でしょうか？

 その通り！　あとは Situation としてかがませると頭痛が悪化するのも、副鼻腔炎らしいといえるだろうね。

■ 耳

 次は耳だね。どんな疾患があるかな？

中耳炎でしょうか？

 そうだね。耳介の牽引痛はスクリーニングとして有用だね。可能であれば耳鏡ができると非常に有用だね。

■ 血管

 血管で特に重要なのは、側頭動脈炎だね。特に高齢者の頭痛では必ず考える必要があるね。なぜだかわかる？

失明するリスクがあるからですか？

 その通り！　ちなみに、顎跛行は側頭動脈炎で有名だけど、具体的にどのように問診したら良いと思う？

顎が痛くなりませんか？

 食事をしていると徐々に顎が疲れたり痛くなりませんか？という聞き方のほうがより具体的だね。

なるほど！　食事による悪化が重要なのですね。

 ちなみに顎跛行と新規発症の頭痛、側頭動脈の異常の3つが全てなければ側頭動脈炎は否定的という報告もあるね[8]。

そうなんですね。視力障害がなければ否定的と考えていました。

 側頭動脈炎では視力障害は進行しないと出現しないの。つまり視力障害が出現する前にいかに診断するかということが大切だね。

■ 神経

 次に神経の問題だね。後頭神経痛が代表的な疾患だ。

後頭神経痛というのはあまりイメージが湧かないのですが。

後頚部に大後頭神経と小後頭神経が走行しているのだけど、頸椎症などで後頭神経が圧迫されることによって生じる痛みだね。通常、痛みは発作的で持続時間は短時間だね。

つまり、後頭神経を押せば誘発されるということですか？

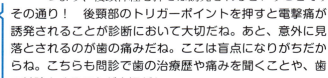その通り！ 後頚部のトリガーポイントを押すと電撃痛が誘発されることが診断において大切だね。あと、意外に見落とされるのが歯の痛みだね。ここは盲点になりがちだからね。こちらも問診で歯の治療歴や痛みを聞くことや、歯の触診をすることが大切だね。

### ポイント

- 頭蓋外病変

皮膚：帯状疱疹　　関節：頸椎症・顎関節症
眼：　<u>緑内障</u>　　血管：<u>側頭動脈炎</u>
鼻：　副鼻腔炎　　神経：後頭神経痛
耳：　中耳炎
口腔：歯科疾患

- 頭蓋外疾患の所見

皮膚：皮膚変化、感覚過敏
眼：　<u>視力低下、眼球触診、充血</u>
鼻：　鼻閉、副鼻腔圧痛
耳：　耳の痛み、耳介牽引痛
歯：　歯の痛み、歯科治療歴、歯の圧痛
関節：顎関節の痛み、頸椎の痛み
血管：<u>側頭動脈の異常、顎跛行、新規発症の頭痛、視力低下</u>
神経：後頭神経の圧痛

## 全身性疾患

次に全身性疾患だね。どんな鑑別が挙がると思う？

一酸化炭素中毒は聞いたことがあります。

一酸化炭素中毒は頭痛では見逃してはいけない疾患の一つだね。どういう状況で疑えば良い？

不完全燃焼が起こる状況ですよね。

その通り！　具体的には、火災、不完全燃焼、工場災害、自動車排気ガス、練炭使用などが挙げられるね。疑わしい状況であれば COHb 濃度の測定が大切だね

他には何か全身疾患で考える必要はありますか？？

カフェイン過剰摂取や薬剤乱用による頭痛も考えられるね。特に頭痛持ちの患者で鎮痛薬を多用している場合には、薬剤乱用頭痛を考える必要があるね。

鎮痛薬で頭痛になるのですね！

そうそう。特に片頭痛の女性に多いとされているね。あとは、ベンゾジアゼピンやアルコールの離脱症状として頭痛を生じることもあるから要注意だね。離脱では興奮や発汗、頻脈なども認めることが多いね。

そういえば、褐色細胞腫でも頭痛が出現しますよね。

その通り！　実は頭痛、動悸、発汗の 3 つを認めない場合に褐色細胞腫は否定的という報告もあるね[9]。特に発作的な頭痛では疑わしいね。他には高血圧やウイルス性疾患でも頭痛を呈することがあるね。

**全身性疾患の鑑別とその随伴症状**
**一酸化炭素中毒：一酸化炭素中毒のリスクが高い状況**
**薬剤・離脱（カフェイン、アルコール含む）：薬剤使用歴と薬剤中止歴**
**褐色細胞腫：動悸、発汗、発作的な頭痛**
**高血圧：高血圧の病歴**
**ウイルス性疾患：感冒症状**

## 機能性頭痛

最後に機能性頭痛だね！　機能性頭痛の鑑別は？？

当然知っていますよ。片頭痛、緊張性頭痛、群発性頭痛ですね。

そのとおりだね。特にその中でも片頭痛と緊張性頭痛は頻度が高いね。ところで、片頭痛の特徴って知っている？

当然ですよ！　POUND ですよね。

> **片頭痛の問診（POUND）**
> P: Pulsating（拍動性）
> O: Hour（4〜72時間）
> U: Unilateral（片側性）
> N: Nausea（吐き気）
> D: Disability（日常生活に支障）
> 　4項目以上: LR＋24　2項目以下: LR－0.41[10]

 そうだね。このうち4項目以上で陽性尤度比24とされているね。つまり、片頭痛らしさを病歴で追及することが片頭痛の診断において最も重要であるといえるということだね[10]。ところでこれどこかで見たことない？

　　　　　　　　　もしかして、TOSS＋PQRですか？

 その通り！　Time courseとして上記の持続時間が大切だけど、他に大切な問診はないかな？

　　　　　　　　　再発性ということですか？

 そうそう。片頭痛では大概、同様の頭痛発作を以前にくりかえしていることが多いからね。あとは、前兆を頭痛発作の前に認めることもあるのでそれもTime courseとして重要だね。では片頭痛において大切なSituationはなんだろう？

　　　　　　　　　光過敏と音過敏ですか??

 光と音で増悪するということだね！　これってどのように問診したらよいかな？

　　　　　　　　　光や音で頭痛は悪くなりますか？

 あとは頭痛がするときに暗くしてベッドでじっとすると楽になります？　という質問の仕方も有効だね。

　　　　なるほど。改善する状況を具体的に聴取するのですね。

 他にはチョコレートやチーズも片頭痛を増悪させるとされているね。以下に整理してみるね。

> **片頭痛のTOSS＋PQR、随伴症状**
>
> Time course: 4〜72時間の持続時間、再発性の頭痛、前兆あり
> Onset: 徐々に〜急性
> Severe: 日常生活に支障をきたす
> Situation: 光、音、日常生活、チョコレート、チーズ、入浴で増悪、安静、
> 　　　　　　暗い所で改善
> Position: 片側性
> Quality: 拍動性
> Radiaton: さまざま
> 随伴症状: 悪心、嘔吐、羞明、片頭痛の家族歴

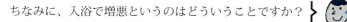 ちなみに、入浴で増悪というのはどういうことですか？

 実は片頭痛は血管の拡張が原因なので、入浴をするとさらに血管が拡張して頭痛を増悪させると言われているの。

なるほど！　確かにPOUNDをまる覚えしなくても大丈夫なんですね。

 そうそう。TOSS＋PQRで整理すれば、自然に覚えられるからね。病歴で片頭痛らしいかどうかという話だからね。

なるほど。ちなみに緊張性頭痛もTOSS＋PQRで整理できるということですか？

 その通り！　緊張性頭痛のTOSS＋PQRを見てみようか。

> **緊張性頭痛のTOSS＋PQR**
>
> Time course: 30分〜7時間の持続時間、夕方に悪化
> Onset: 徐々に
> Severe: 日常生活に支障はきたさない
> Situation: 入浴で改善する、日常生活で悪化なし
> Position: 両側性、全周性
> Quality: 非拍動性　締め付けられるような頭痛
> Radiaton: 肩〜後頸部
> 随伴症状: なし

片頭痛とは全然違いますね！ 緊張性頭痛は片頭痛と違い入浴で改善するのですね。夕方に悪化する理由は何かあるのですか？

緊張性頭痛は筋肉、特に肩から後頸部の筋緊張が背景にあることが多いよね。なので、夕方になると筋緊張が高まり頭痛が増悪するの。一方、入浴すると筋緊張は改善するので頭痛も改善するということなの。

なるほど！ ちなみに群発性頭痛はどんな症状があるのでしょうか？ 流涙の印象がありますが。

片頭痛は女性が多いけど、群発性頭痛は若年男性が多いとされているね。片頭痛と同様に発作を繰り返して片側性だけど、流涙や鼻汁を伴うことが特徴だね。ところで、片頭痛との違いはわかるかな？

流涙や鼻汁くらいしか思いつきません…

まずは Time course だね。繰り返すのは片頭痛と同様だけど、片頭痛と違い持続時間は15分〜3時間と短いね。あとは片頭痛では暗くて静かなところでじっとしているイメージだけど、群発性頭痛はむしろ痛くて動き回るイメージだね。

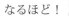

とはいえ群発性頭痛らしくても初発発作、いつもと違う発作では頭蓋内疾患、特にクモ膜下出血を除外する必要があることは注意が必要だね。

表4-1 頭痛の TOSS

|  | Time course | Onset | Situation | Severe |
|---|---|---|---|---|
| 雷鳴様頭痛 | さまざま | 突然発症 | 運動で発症 | 人生最悪の痛み |
| 頭蓋内疾患 | 増悪傾向の頭痛 | 急性発症<br>50歳以上で発症 | 咳嗽で増悪<br>息こらえで増悪 | 重度の頭痛<br>いつもと様子が違う頭痛 |
| 片頭痛 | 前兆あり<br>4〜72時間持続 | 徐々に〜急性 | 光、音、チーズ、入浴で悪化 | 日常生活に支障をきたす |
| 緊張性頭痛 | 30分〜7時間持続<br>夕方に悪化 | 徐々に | 入浴で改善 | 日常生活には支障をきたさない |

**表4-2** 片頭痛と緊張性頭痛の PQR ＋随伴症状

|  | Position | Quality | Radiation | 随伴症状 |
|---|---|---|---|---|
| 片頭痛 | 片側性 | 拍動性 | さまざま | 嘔吐、羞明、家族歴 |
| 緊張性頭痛 | 両側性 | 締め付けられる | 肩～後頸部 | なし |

---

**頭蓋内疾患の随伴症状**

随伴症状全般：神経学的巣症状、精神症状・意識障害

感染症：発熱、髄膜刺激徴候、免疫不全

悪性腫瘍：悪性腫瘍の病歴、体重減少

外傷：外傷歴

---

**頭蓋外疾患の随伴症状**

皮膚：皮膚変化、感覚過敏

眼：視力低下、眼球触診、充血

鼻：鼻閉、副鼻腔圧痛

耳：耳の痛み、耳介牽引痛

歯：歯の痛み、歯科治療歴、歯の圧痛

関節：顎関節の痛み、頸椎の痛み

血管：側頭動脈の異常、顎跛行、新規発症の頭痛、視力低下

神経：後頭神経の圧痛

---

**全身性疾患の鑑別とその随伴症状**

一酸化炭素中毒：一酸化炭素中毒のリスクが高い状況

薬剤・離脱（カフェイン、アルコール含む）：薬剤使用歴と薬剤中止歴

褐色細胞腫：動悸、発汗、発作的な頭痛

高血圧：高血圧の病歴

ウイルス性疾患：感冒症状

---

● 文献 ●

1) Dodick D. J Neurol Neurosurg Psychiatry. 2002; 72: 6-11.
2) Perry JJ, et al. BMJ. 2011; 343: d4277.

3) Perry JJ, et al. Ann Emerg Med. 2008; 51（6）: 707-13.
4) Schwedt TJ, et al. Approach to the patient with thunderclap headache. Up to Date.
5) Carpenter CR, et al. Acad Emerg Med. 2016; 23（9）: 963-1003.
6) Basugi A, et al. 日本頭痛学会誌. 2003; 33（1）: 30-3.
7) Willis GC. Dr. ウィリスベッドサイド診断. 医学書院; 2008.
8) Vilaseca J, et al. Ann Rheum Dis. 1987; 46（4）: 282-5.
9) Plouin PF, et al. Nouv Presse Med. 1981; 10（11）: 869-72.
10) Detsky ME, et al. JAMA. 2006; 296（10）: 1274-83.

## コラム

### クモ膜下出血における画像検査

　クモ膜下出血の診断における頭部 CT の診断特性では、発症からの時間が重要であるとされています。ある報告によると発症 6 時間以内であれば頭部 CT は、ほぼクモ膜下出血を除外できるとされています(陰性尤度比 0.01)[1]。一方発症 6 時間以上では偽陰性が増えるとされています(陰性尤度比 0.07)。なおクモ膜下出血を疑った時に CT を撮像するのであれば、可能な限り薄いスライスでオーダーしたほうがよいでしょう。これは CT 撮像前に技師さんに伝える必要があります。実際、筆者も薄いスライスの CT ではじめてわかり得たクモ膜下出血の経験があります。ただ頭部 CT は発症後時間経過とともに感度が低下するとされているので、注意が必要です。一方で頭部 MRI は発症後時間が経過しても感度が保たれるという特性があります。クモ膜下出血の診断において頭部 MRI の $T2^*$ および T2 FLAIR は発症後 4 日以後のほうが発症後すぐよりも、感度が高いという報告もあります[2]。また $T2^*$ のほうが T2 FLAIR よりも感度が高いとされています（発症後 4 日以降　$T2^*$ 感度 100 ％ ,T2 FLAIR　感度 87 ％）。脳溝に沿って $T2^*$ では low に T2 FLAIR では high に描出されます。なお、水平断面像も有用ですが、同時に冠状断面像も撮像するとよりクモ膜下出血がわかりやすいため、疑えば冠状断面像も併せて撮像したほうがよいでしょう。さらに前述したように頭部 MRA も併せて撮像してください。頭部 MRA で動脈瘤があればやはりクモ膜下出血に準じて脳外科にコンサルトしたほうが無難だと思われます。

● 文献 ●
1) Carpenter CR, et al. Acad Emerg Med. 2016; 23（9）: 963-1003.
2) Mitchell p, et al. J Neurol Neurosurg Psychiatry. 2001; 70（2）: 205-11.

**コラム**

## 低髄液圧性頭痛

　特徴的な病歴を有する頭痛として低髄液圧性頭痛が知られています。低髄液圧性頭痛は、脳脊髄液量の減少により生じる頭痛です。髄液検査などの明らかな原因がない場合は特発性低髄液圧性頭痛と定義されています。実は頭痛の Situation が極めて大切で、起立時に増悪し、臥位で改善するという病歴がある場合は本疾患を強く疑います。起立により髄液圧が低下し、頭痛が悪化するからです。検査所見として頭部造影 MRI でのびまん性の硬膜造影が知られています。治療は点滴と安静臥床ですが、改善に乏しい場合は脳外科への紹介が必要となります。

# 2-5 腹痛

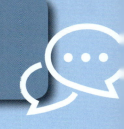

**ピカピカ先生**: あの腹痛の患者さん。採血と腹部エコーは異常ないし、帰宅で良いかな…

**メガネ先生**: ちょっと待ったー！

またメガネ先生ですか。今度はなんですか？

腹痛は怖いぞ！　安易に帰したらだめだ!!

でも採血と腹部エコーで全く異常がないのですよ。腸炎だと思いますが…

まずは病歴ありきだ！　ひとまず症状の解析はどうだろう？

### 症例

30歳、女性
主訴: 腹痛
既往歴: 特記事項なし
内服薬: なし
タバコ: なし　アルコール: なし　アレルギー: なし
Time course: 徐々に増悪傾向、波がある痛み
Onset: 受診当日に緩徐に発症
Situation: 歩行時に増悪する
Severity: pain scale で 5/10 の痛み
Position: 右下腹部
Quality: 鋭い痛み
Radiation: 放散痛なし
随伴症状: 下痢、嘔吐、食欲低下
体温: 37.3℃、脈拍: 75 回 / 分、血圧 135/64 mmHg、呼吸数: 18 回 / 分、酸素飽和度: 96％（室内気）

> ○ 1文サマリー
> 特に既往歴のない30歳女性の受診当日から緩徐に発症し増悪傾向で波がある痛みで、5/10の強さで歩行時に増悪し、下痢・嘔吐・食欲不振を伴う下腹部痛。

なるほど。では、このサマリーでピカピカ先生は何を考えたの？

やはり急性腸炎ですね。痛みもそれほど激しくはないですし、嘔吐・下痢もあるので腸炎で良いかなと。

バカモーン！　安易に腸炎と診断するのは危ないんだぞ。

では、どうすればいいんですか？

またフレームワークにもとづいて考えてみようか。腹痛のフレームワークは以下のとおりだ！

> ● 腹痛のフレームワーク
> ・Killer abdominal pain（詰まる、破れる、ねじれる、裂ける）
> ・胸部
> ・皮膚・筋骨格系
> ・代謝・内分泌
> ・腹部（腹膜炎、持続痛、蠕動痛）

どうだ。わかりやすいだろ。

毎度ながら解説してもらわないとわからないです！

宜しい。解説しよう。まずは Killer abdominal pain だね。

## Killer abdominal pain

Killer abdominal pain はその名の通り危険な腹痛ということだけど、今までの流れで考えればどういう特徴があるかな？

ふ。これはわかりきったことですね。TOSS で考えればいいですね。つまり Time course でいえば増悪傾向、Onset でいえば突然発症、Severity でいえば最悪の痛みですね！

さすがだね．特に突然発症というのがポイントだね．

あ頭痛と同じですね．

その通り！　突然発症の腹痛では，詰まる，破れる，ねじれる，裂けるの4つの病態を考えるべきだね！　つまりこれらの疾患を念頭に置く場合は腹部造影CT検査を躊躇すべきではないとも言えるね．以下が病態毎の鑑別疾患だね[1]．

### Sudden onset abdominal pain
- 詰まる：腸間膜動脈閉塞、非閉塞性腸管虚血（NOMI）、腎・脾梗塞、心筋梗塞
- 破れる：異所性妊娠、卵巣出血、消化管穿孔、腹部大動脈瘤（AAA）破裂、肝細胞癌破裂、尿管破裂、特発性腹腔内出血
- ねじれる：卵巣捻転、精索捻転、絞扼性イレウス、ヘルニア陥頓
- 裂ける：大動脈解離、腸間膜動脈解離

なるほど！　わかりやすいですね！　あれ、心筋梗塞は胸痛の原因疾患ですよね？

そうだね．実は，下壁梗塞では上腹部痛をきたしうるんだよね．つまり，上腹部痛では胸痛の鑑別を考えるべきということだね．特に心電図は速やかに施行できる検査なので，腹痛であっても実施を躊躇すべきではないということだね．ところで，このうち，詰まる・裂ける病態における鑑別疾患を見て気づくことはある？

あ！　血管系の病気ですね！

さすがだね！　ということは、どのような検査が必要になるかな？

心筋梗塞は心電図と心筋逸脱酵素ですよね．でも、他の病気は造影CTを撮像しないとわからないような…

その通り！　つまり、突然発症の痛みで、詰まる・裂ける病態を念頭に置いた場合は、造影CTを考慮すべきということだね．他には、単純CTを撮像してもはっきりとした異常がないにも関わらず、痛みが増悪傾向、比較的強いというのも、詰まる・裂ける病態を考えるきっかけになるね．

心血管系の病気を考えるということであれば、心血管リスクも大切になるということでしょうか？

 さすがだね！　高血圧、糖尿病、脂質異常症、喫煙などは疑うきっかけになるね。他には心房細動の既往歴も極めて大切な病歴だね。特に腎梗塞や腸間膜動脈閉塞症などの詰まる病態においてはとても大切になるね。

なるほど！　それでは、破れる・捻れる病態でも同様に造影CTを撮像すべきなのでしょうか？

 結論としては造影CTを撮像することも多いのだけど、破れる・捻れる病態では、その前にやることがあるね。

心血管リスクが高い（心房細動含む）患者の突然発症・増悪傾向・最悪の腹痛では、詰まる・裂ける病態を念頭に、心電図と造影CTを考慮する。

### 若年女性の破れる病態

 ところで、この症例は若い女性だよね。であれば、鑑別疾患として絶対に見逃してはいけない疾患は？　特に、破れる病態を考えてみようか。妊娠可能な女性ということは…

異所性妊娠です！

 その通り！　ということは大切な病歴があるね。

最終月経ですよね。当然、聞いていますよ。

 では、その前の月経は？

いや。聞いていないです。

 実は、最終月経と同じくらいにその前の月経が大切なのだよね。つまり、最終月経とその前の月経がいつもと同じように来ていれば、月経が周期的に来ているということになるからね。実は本人が月経だと思っていてもそれが不整性器出血である可能性もあるしね。必ず前々回の月経も確認すべきだね。

つまり、月経周期が急に乱れた場合は異所性妊娠も考えるべきということですね。

その通り！ 無月経だけでなく月経不順も異所性妊娠を疑うきっかけになるということだね。ところで、妊娠の可能性はあるの？

妊娠の可能性はありますかと聞きましたが、可能性はないと言っていました。

100％妊娠の可能性はないの？

いや。それは…

100％妊娠の可能性がないかが大切だね。つまり避妊しているというだけでは、100％妊娠を否定できないよね。もちろんコンドームを使用すれば妊娠や性感染症の可能性は下がるけど、その場合も毎回コンドームを使用しているかは確認すべきだね。

つまり全く性交渉をしたことがない場合や最近の性交渉がない場合以外は否定できないということですよね。

その通り！ 最も大切なのは、最終の性交渉日を確認することだね。最終の性交渉日が例えば1年前であれば妊娠は100％否定できるからね。そして100％妊娠を否定できなければ、やはり妊娠反応を行うべきだね。

なるほど。確かにそこまで確認していなかったな…　あ、なんか不安になってきた…

妊娠可能な女性の腹痛では妊娠反応は躊躇すべきではないね。475人に1人は妊娠を否定していても実際に妊娠していることがあるという報告があるくらいだからね[2]。もちろん、患者さんには異常な妊娠を疑っていて、見逃した場合は危ないので、念のため検査させてもらいたいと説明はすべきだけどね。

でも、僕は念のためFASTも行ってエコーフリースペースは確認しましたよ。

素晴らしいこころがけだね！ FASTは外傷において腹腔内出血を除外するためのエコーの手法だけど、腹痛でも応用できる考え方だね。しかし、腹部エコーだけで異所性妊娠は否定すべきではないね！ 実際に腹部エコーの感度は異所性妊娠を除外できるほどではないので、必ず妊娠反応をすべきとされているね[3]。

なるほど。腹部エコーでは異所性妊娠は否定できないのですね。

 その通り！　腹部 CT を妊娠している女性に行うことは避けたいという意味でも、妊娠反応は有意義だね。では、若い女性の破れる病態でもうひとつの鑑別疾患はなんだろう？

卵巣出血ですね！

 その通り！　ちなみに、卵巣出血では月経後どれくらいの時期に多いと思う？

うーん。わかりません。

 一般的には月経から 2 週間以降、かつ次回月経前に多いとされるね。つまり子宮外妊娠と違い、月経は通常周期で来ているということだね。ちなみに、卵巣出血に特徴的な Situation はわかる？

わかりません。

 性交時 or 性交後の突然の下腹部痛というのが卵巣出血を疑う Situation だね。それと同じように腹部外傷も重要な Situation になるね。

つまり、卵巣が破れるような外圧が重要ということですね！

 その通り！　実際に、左側は S 状結腸がクッションになるけど、右側ではそのようなクッションがないので卵巣出血は右側で多いとされているね。

なるほど！　検査としてはやはり腹部エコーが重要になるのでしょうか？

 そうだね！　まずは FAST を行って、エコーフリースペースを確認すべきだね。女性の下腹部痛で破れる病態を簡単に説明すると以下のようになるね。

腹痛＋妊娠反応陽性⇒異所性妊娠
腹痛＋妊娠反応陰性＋エコーフリースペース⇒卵巣出血

わかりやすいですね！　でも、検査だけですよね…

 もちろん、さっきから言ったように問診で月経・性交歴や Situation、Onset などを確認するのは極めて大切だから

ね。ただ、若い女性の腹痛では妊娠反応は問診以上に大切なことも時にありえるということだね！

わかりました！　ひとまず、患者さんに説明して妊娠反応だけ先に提出することにします！

 そうだね。ただし、妊娠反応が陰性でも後日妊娠が判明するケースもありうるので、念のためその説明はしたほうが無難かもしれないね。

## ポイント

- 妊娠は100％可能性がないかどうかが大切。
- 最終月経、その前の月経、月経周期、不正性器出血、避妊の有無、最終の性交渉について確認する。
- 特に最終の性交渉日は妊娠の推定に最も有用である。
- 少しでも疑わしければ妊娠反応は躊躇しない！
- 若い女性に腹部CTを撮像する際は、妊娠が100％否定できないなら同様に妊娠反応を調べたほうが無難である。
- 最終月経から2週間以降〜月経予定日に、性交時〜性交後・外傷後に突然発症する腹痛は卵巣出血を考える！
- 腹痛＋妊娠反応陽性⇒異所性妊娠
- 腹痛＋妊娠反応陰性＋エコーフリースペース⇒卵巣出血

### 若年者の捻れる病態について

ひとまず、患者さんに異所性妊娠のリスクを説明したところ、妊娠反応を行うことは納得してもらいました。次は、捻れる病態について教えて頂いてよろしいでしょうか。

 了解！　それでは、若い女性の腹痛で捻れる病態って何を考える？

卵巣捻転ですね。

 その通り！　卵巣捻転の病歴ではTime courseが大切になるね。わかる？

いや。わかりません。

 卵巣捻転では突然発症の腹痛に先行して、軽度の下腹部痛が間欠的に認めることが多いんだ。なぜかわかる？

うーん。捻れかけて痛い？

その通り！　つまり、卵巣が捻れかけては自然に改善するというサイクルを発症前に繰り返しているということだね。また、卵巣捻転では、悪心・嘔吐も多いので虫垂炎や感染性腸炎との鑑別が必要になることもあるね。それでは、疑った時はどんな検査をすれば良いかな？

やはり、腹部エコーでしょうか。

その通り！　実際に捻転するような卵巣腫瘍は平均9cm前後で最低でも4cmの大きさであるという報告があるからね。さらに卵巣捻転例は膀胱子宮窩に卵巣腫瘍を認める傾向にあるので、腹部エコーで疑うことが可能ということだね[4]。

なるほど！　つまり、女性の下腹部痛で腹部エコーをみる時は、FASTと卵巣腫瘍の有無を確認すべきということですね。

その通り！　その2つは女性の下腹部痛では必須と考えるべきだね。

なるほど。さっき、腹部エコーをやった時には、下腹部は比較的丁寧に確認しましたが、特に卵巣腫瘍を疑うような異常は認めなかったですね。

なるほど。とはいえ、これは腹痛全般にも言えるけど、Time courseが大切で腹部エコー、妊娠反応で異常がなかったとしても、痛みが増悪しているのであればCT検査は躊躇すべきではないと言えるね。そこでエコーではわからないような卵巣腫瘍があれば、やはり産婦人科にコンサルトすべきだろうね。

なるほど！　ちなみに、男性では見逃してはいけない疾患ってあるのでしょうか？

いいポイントだね。男性でも、捻れる疾患があるね。卵巣捻転と同じように考えれば…

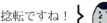精索捻転ですね！

その通り！　精索捻転も、卵巣捻転同様に突然発症の下腹部痛と悪心・嘔吐が特徴的な病歴だね。では精索捻転を疑ったら何をすれば良いかな？

プレーン徴候ですね！

確かに、プレーン徴候は有名だね。しかし、現実的には精索捻転の診断にはあまり有用ではないとされているんだ。

え。そうなんですか！ では、どうすれば良いのでしょうか？

精巣挙筋反射を認めれば、精索捻転は否定的という報告があるね[5]。ただ、もっと簡単な方法は精巣の圧痛の有無をみることだね。

でも、精索捻転では精巣の痛みが出現するはずでは…

それが、そうでもないのだよね。腹痛で発症する精索捻転もありえるのが難しいところなんだ。

なるほど！ だからこそ、精巣に実際に圧痛があるかを確かめるべきなのですね。

その通り！ 精巣を触りさえすればわかるということだね。それでは、他に精巣の圧痛を認める疾患はわかるかな？

精巣上体炎でしょうか??

その通り！ エコーで精索捻転と精巣上体炎は鑑別可能と言われているけど、実際は自信をもって鑑別することは難しいね。

それではどうすればよいでしょうか？

下腹部痛＋精巣圧痛で特に痛みが強い場合はすぐに、泌尿器科に紹介するのが無難だね。なぜなら精索捻転を仮に見逃せば不妊の原因になってしまうからね。絶対に見逃してはいけないし、時間的余裕もないことを考えると、オーバートリアージもいたしかたないね。

なるほど。では若年者の腹痛で捻れる病態をまとめると、以下のようになるわけですね。

---

女性　腹痛＋卵巣囊腫⇒卵巣捻転疑いとして産婦人科に紹介
男性　腹痛＋精巣圧痛⇒精索捻転疑いとして泌尿器科に紹介

---

そうだね。大原則としてこのように考えておくと見逃しは少なくなるはずだね。あとは、覚えておくと良いのが、子宮内膜症による卵巣チョコレート囊腫の既往歴がある患者の腹痛では、捻転だけでなく囊腫の破裂も時に経験する

ね。捻転に比べ悪心・嘔吐は乏しく、比較的腹膜刺激徴候が強く、エコーフリースペースを認める場合はチョコレート嚢腫の破裂も考えるべきだね。

なるほど！　卵巣嚢腫の既往歴の確認が大切ということですね！

## ポイント

- 女性の腹痛＋卵巣嚢腫⇒卵巣捻転疑いとして産婦人科に紹介。卵巣腫瘍の既往があれば、積極的に疑うが卵巣腫瘍の既往歴はなくても良い。
- 悪心・嘔吐を伴う突然発症の腹痛で、発症に先行して間欠的な軽度の腹痛を認める。
- 腹部エコーで卵巣嚢腫の有無を確認することが大切。
- チョコレート嚢腫の既往があり、腹水と腹膜刺激徴候を認める場合は、チョコレート嚢腫の破裂を疑う。

- 男性の腹痛＋精巣圧痛⇒精索捻転疑いとして泌尿器科に紹介するほうが無難である。
- 精巣痛を訴えず、腹痛で来院することもある。
- 精巣の圧痛を確認することが見落としを減らすうえで最も大切である。

## 主に高齢者の破れる病態について

 今までは、主に若年者の破れる病態を扱ったけど、高齢者ではどんな疾患があったかな？

腹部大動脈瘤破裂です！

 その通り！　特に、高血圧、喫煙者、高齢、男性患者の突然発症の腹痛、低血圧、腰痛では常に鑑別に考えるべきだね。では、疑ったときにはまずどんな検査をすべきかな？

やはり、腹部エコーでしょうか。

 その通り！　腹部大動脈瘤は基本的に腹部エコーでほぼ同定可能であるとされているので、疑えば ER でまず行うべき検査と言えるね[6]。ただし、尿路結石や消化管出血、憩室炎など誤診されることも多い疾患なので少しでも疑えばエコーで腹部大動脈を確認する習慣をつけるべきとも言えるね[7]。ちなみに、腹部大動脈瘤破裂もそうだけど、肝細胞癌破裂や特発性腹腔内出血も結局、血管が破裂する病態

| と考えれば…

FAST が陽性になります！

破れる病態では、やはり腹部エコーが有用だということだね。あとは腸管が破れた時、つまり消化管穿孔でも腹水が出現するので、腹部エコーで腹水を確認することは大切ということだね。

やはり腹部エコーで異常があれば腹部造影 CT が必須になるということでしょうか？

その通り！　とはいえ消化管穿孔では初期には腹水を認めず腹膜刺激徴候のみが目立つことが多いことも注意が必要だね。特に高齢者の下部消化管穿孔では所見が乏しいこともあるので、便秘の病歴と軽微な腹膜刺激徴候を見逃さないことが大切だね。

### ポイント

- 心血管リスクの高い高齢者の突然発症の腹痛では必ず腹部大動脈と FAST を確認する。
- FAST が陽性になればまずは腹部大動脈瘤破裂を念頭に置くが、肝細胞癌破裂や特発性腹腔内出血も念頭に置く。
- 消化管穿孔でも腹水は出現しうるが、初期では腹水が目立たないため、腹膜刺激徴候の有無が重要である。
- 高齢者の下部消化管穿孔では所見が乏しいこともあり得るので、便秘の病歴と軽微な腹膜刺激徴候を見逃さないことが大切である。

## 主に高齢者の捻れる病態について

では、高齢者で捻れる病態では何を考えるかな？

やはり、腸閉塞ですね！

その通り！　では、腸閉塞を疑う病歴って何かな？

悪心・嘔吐、便秘でしょうか。

そうだね。　他には、排ガスの停止や身体診察では腸蠕動音異常も疑うきっかけになるね。ところで、手術歴がない腸閉塞の原因ってなんだろう？

え… 大腸癌？

確かに大腸癌は腸閉塞の原因として除外すべき疾患だね。特に大腸閉塞を診た時は第1に鑑別に挙げるべきだね。経肛門的なドレナージで症状が改善できる点と、敗血症のリスクがある点から疑えば、速やかに消化器へコンサルトを考慮すべきだね。ただ、捻れる病態を考えれば…

あ。ヘルニアですね！

その通り！　最も重要なのは、大腿ヘルニア・鼠径ヘルニアなどの外ヘルニアに伴う腸閉塞だね。特に高齢で痩せ型であれば、真っ先に疑うべきだね。では、これらの疾患を疑えばまず何をすべきかな？

腹部X線ですね！

確かに、その通りだね。ただ、ヘルニアを疑った場合は…

あ！　鼠径部の診察ですね！

さすがだね！　鼠径ヘルニアは基本的に鼠径部の膨隆で気付かれるはずだからね。ありがちなのは、ズボンを脱がせばわかるのに、ズボンを脱がさないばかりに鼠径ヘルニアが気付かれないケースだね。では、大腿ヘルニアはどうかな？　特に高齢女性で疑うべき疾患だけど、診察でわかるかな？

いや。わからないと思います。

そうだね。正確には疑うことは可能だけど、触診ではわからないということだね。では、どうすれば良い？

やはりエコーでしょうか。

その通り！　大腿ヘルニアは鼠径靱帯の下方に認めるので、そのあたりに脱出した腸管があるかをエコーで確認すれば良いね。もちろんエコーでわからなくても疑わしければ、大腿ヘルニアを念頭に置いて、腹部CTを撮像するべきだね。他には閉鎖孔ヘルニアも同様にエコーで脱出した腸管がわかることもあるね。

なるほど。高齢者の捻れる病態ではエコーが必須ということですね。

そうだね。ただ注意が必要なのは、大腸が捻れる病態であるS状結腸捻転ではガスが多すぎてエコーでは確認が困難だね。なので、この場合は腹部X線で特徴的なS状結腸の

拡張を確認すべきだね。

ちなみに、それらの腸管が捻れる病態は緊急手術などが必要ということですか？

そうだね！ 少なくとも、外科や消化器内科にコンサルトをして整復をすべき病態であり、整復が遅れれば腸管壊死に陥り手術が必要になるということだね。ちなみに、緊急手術が必要となる病態として絞扼性イレウス、つまり腸管壊死に至るような腸閉塞もあるけど、これらの病態を示唆する症状はわかるかな？

やはり、増悪傾向・最悪の痛みでしょうか。

増悪傾向・最悪の痛みを伴う腸閉塞は基本的に、外科コンサルトを考慮すべきと考えても差し支えないね。他には、腹水を伴う腸閉塞も絞扼性イレウスを疑う所見の一つだね。

やはり、エコーが大切なのですね。

その通り！ では、もう一つ簡単な検査で腸管壊死を示唆する所見があるんだけど、わかるかな？

あ、血液ガスですか！

そうだね！ 特に血液ガスで乳酸値の上昇を確認すべきだね。乳酸値が上昇している腹痛は、原因の如何に関わらず腸管壊死を積極的に考えるべきだね！

つまり、乳酸値が上昇している腹痛では、造影CTの閾値を下げるべきということですね。

その通り！

## ポイント

- 手術歴がない腸閉塞では、腸管が捻れる病態、つまり外ヘルニアに伴う腸閉塞、S状結腸捻転を考える。前者は外科コンサルト、後者は消化器内科コンサルトが必要。
- 鼠径ヘルニアを疑えば鼠径部の診察を、大腿ヘルニアを疑えば鼠径靭帯下にエコーで脱出した腸管を確認する。ズボンを脱がせることを怠らない。
- S状結腸捻転はエコーで確認が難しいので、X線で特徴的な大腸の拡大を確認する。
- 増悪傾向・最悪の痛みを伴う腸閉塞は、絞扼性イレウスを念頭に外科にコンサルトする。

- 腹水を伴う腸閉塞も絞扼性イレウスを示唆する。
- 血液ガスで乳酸値が上昇していれば、原因の如何に関わらず腸管壊死を考え、造影CTの閾値を下げるべきである。

しかし、今日は問診の話が少ないですよね。いつもは、もっと問診のことをネチネチ言うのに…

一言多いな… ただKiller abdominal painに関しては、相対的に身体診察や腹部エコー、腹部CTが果たす役割が大きいと言えるね。よって、問診はそれらに繋げるための役割が大きいとも言えるかもしれないね。

なるほど！

## コラム

### 便秘のフレームワーク

便秘は緊急性がないことも多いが、以下のフレームワークで考えて、緊急性のある病態を見落とさないことが大切である。

①閉塞性
②神経
③蠕動機能障害

①閉塞性
- 閉塞性ではまず腸閉塞を考える。
- 腹部診察と同時に、直腸診が非常に重要である。
- 便秘では直腸に宿便を認める一方、腸閉塞では直腸は空虚である傾向にある。
- 腹痛が強い、直腸診で直腸が空虚である場合は、腹部X線と腹部エコーの閾値を下げる。
- 便潜血陽性、血便、体重減少を認める場合は、積極的に大腸癌を考えて腹部CTを撮像する。

②神経（脊髄、中枢、自律神経）
- 馬尾症候群を見逃すべきではない。
- やはり、直腸診が重要である。
- パーキンソン症候群では自律神経障害による便秘が比較的多く認められるが、緊急性は乏しい。

- 下記の所見があるときにこのフレームワークを疑う。
  - 肛門トーヌスの低下
  - 肛門感覚の低下
  - 尿閉
  - 腰痛
  - 脱力
  - しびれ

③蠕動機能障害
- 蠕動低下による便秘である。
- 緊急性がないことも多いが介入できる病態を見落とすべきではない。

◉ 蠕動機能障害の原因
  - 薬（オピオイド、抗コリン）
  - 甲状腺
  - 電解質
  - 精神（過敏性腸症候群）
  - 全身疾患（悪性腫瘍、アミロイド、ポルフィリン、強皮症）

- 薬剤は比較的多い原因なので内服薬のチェックが必須である。
- 寒がり・動作緩慢・腱反射遅延があれば甲状腺機能低下症を考える。
- 口渇・多飲・多尿、ビタミンD内服、癌の既往歴があれば、高カルシウム血症を考える。
- 若年者で下痢と便秘を繰り返し、排便で腹痛が軽減すれば、過敏性腸症候群を考える。
- 時に悪性腫瘍による腫瘍随伴症候群で大腸閉塞をきたすことも経験される。

## 胸部のフレームワーク

 さて、次は胸部由来の腹痛についてだね。要は胸痛の鑑別を考えればよいということになるけど…

まずは心臓と肺を考えますね。

 そうだね。ここで問題になるのはまずその2点だね。それでは、胸部由来の腹痛をどのように見分ければ良いかな？

えーと。やはり、心電図でしょうか？

そうだったね。実際に痛みがあるのであれば、急性冠症候群（ACS）由来の腹痛を念頭にひとまず心電図を取ってみるというのは全く間違いではないね。でも、来院時に痛みがなかったら病歴で確認するしかないけど、どんな病歴が必要になるかな？　特に Situation を考えれば？

あ、労作時の増悪ですね！

その通り！　特に、冷汗・悪心などの随伴症状や、心血管リスクを伴う場合は積極的に疑うべきだね。不安定狭心症に準ずればどんな Time course を考えれば良いかな？

頻度と持続時間が増悪傾向の痛みですね！

さすがだね！　特に上腹部痛で腹部圧痛が乏しい場合は、ACS も念頭に置いたほうがよいということだね。では、肺由来の腹痛はどう見分ければ良い？

咳や痰を伴っていることでしょうか？

確かに、随伴症状はとても大切だね。明らかに咳嗽・喀痰があるのであれば確かに肺由来の痛みを考えたくなるね。では Situation はどうだろうか？

あ、吸気時に増悪する痛みでしょうか？

その通り‼　明らかに吸気時に増悪する場合は、たとえ下腹部痛であっても肺由来の痛みを考えるべきだね。具体的には胸膜炎や膿胸などのように胸膜に炎症をきたす疾患を念頭に置くべきと言えるね。

ところで、肺由来の痛みでなぜ下腹部痛になるのでしょうか？　離れているので関係ないと思いますが…

良い質問だね。それでは、下腹部レベルの神経根はどこ由来だったっけ？

第 12 胸神経由来にきまっているじゃないですか。あ。

そういうことだね。つまり肺の炎症が、第 12 レベルで胸神経を刺激することで、関連痛を引き起こし、下腹部痛を誘発するということだね。

なるほど。ということは疑えばまずは、胸部 X 線を撮像するということでしょうか？

まずは胸部診察で疑い、胸部X線で確認すべきだね。あとは腹部CTを撮像するのであれば、きちんと肺野も確認する癖をつけることも大切だね。

### ポイント

- 労作時に増悪する腹痛はACSを考える。
- 冷汗や心血管リスクなどの随伴症状を確認する。
- 疑わしければ心電図をとるが、来院時に痛みがなくても頻度や持続時間が増悪傾向であれば不安定狭心症も念頭に入れる。
- 吸気時に増悪する腹痛はたとえ下腹部痛であっても胸膜の炎症を考える。
- 咳嗽や喀痰などの随伴症状を確認する。
- 胸部診察で疑い胸部X線で確認するが、腹部CTを撮像する時に肺野も確認する癖をつける。

### 皮膚・筋骨格系のフレームワーク

次に皮膚・筋骨格系のフレームワークだね。ではどのような疾患が考えられるかな？

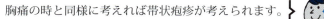胸痛の時と同様に考えれば帯状疱疹が考えられます。

そうそう。通常は視覚的に明らかであることも多いけど、そもそも見ることを怠ると見逃しうるからね。そして、初期には皮疹を伴わない帯状疱疹もあり得ると言われているね。その場合はどうしたらよかったのだっけ？

神経の走行に沿って感覚過敏があるかを調べるのですよね。

その通り！　病歴でも例えば、服が擦れたら痛いかどうかを聞いても良いかもしれないね。では、皮疹を伴わない皮膚・筋骨格系の疾患らしい病歴はわかるかな？　ここでもまずはSituationが大切になるのだけど…

これも胸痛同様に考えれば、体動時の痛みでしょうか？

その通り！　明らかにある特定の動作で増悪する場合は、筋骨格系の痛みを疑うきっかけになるね！　もうひとつ大切なSituationはなんだと思う？

安静で痛みが消失するということでしょうか？

そうだね。体を動かさなければ痛みが全くないというのは、さらに筋骨格系の痛みらしい病歴だね！　では、それを確

かめる身体所見ってわかるかな？

何でしょう…

カーネット徴候って聞いたことない？

あります！　ただ具体的に何をすればよいのかわかりません。

よろしい。カーネット徴候は以下の通りだ。

> **カーネット徴候**
> 腹筋運動をさせることにより、触診の圧が腹腔内に伝わらないようにして最大圧痛点を押し、その結果痛みが改善しなければ陽性であり痛みの原因は腹壁にあることが示唆される。

うーん。わかるような、わからないような。

つまり、これは腹筋運動で腹筋を硬くする手技ということだね。もし内臓に異常があったら、腹筋を硬くすれば圧痛はどうなるだろう？

腹壁に邪魔されて圧痛は弱くなると思います。

その通り！　では、腹壁に異常がある場合は腹筋運動で痛みはどうなるだろうか？

腹筋運動でより密着するので圧痛が強くなるということでしょうか？

さすがだね！　それがカーネット徴候の意味するところだね！　腹筋運動をするだけで痛みが誘発されれば、より特異度が高いとされているね。

なるほど！　ということは腹筋に力が入るような状況で痛みが悪化する病歴もありえるということですか？

運動などの腹筋に力が入るSituationで痛みが増悪する場合は筋骨格系の腹痛を考えるべきということだね。カーネット徴候が陽性になる疾患としては、筋肉痛、流行性筋痛症、腹直筋血腫など腹直筋に異常がある場合が多いけど、前皮神経の絞扼でもカーネット徴候は陽性になることに注意が必要だね。他にも、脊椎疾患で腹痛を生じることがあるって知っていた？

え。腰痛はわかりますが、腹痛も起こるのですか？

ところで、下腹部付近の神経根ってどのレベルだっけ？

さっきも言ったじゃないですか。第12胸椎レベルですよね。あ！

そういうことだね！ つまり、下位胸椎レベルの神経根が圧迫されれば、腹痛が生じうるということだね！ 実際に同レベルの圧迫骨折や化膿性脊椎炎で腹痛が生じることが経験されうるね。それでは、脊椎由来の腹痛を示唆するSituationはわかるかな？

やはり、体動時の痛みでしょうか？

そうだね。特に、体幹を回旋させる動きで痛みが悪化することが特徴的だね。病歴で体を回したときに痛みが悪化するかを確かめても良いし、実際に身体診察として体幹部を回旋させて痛みが悪化するかを確かめても良いね。

なるほど！

## ポイント

- 皮疹、特に水疱を伴う腹痛では帯状疱疹を疑うが、痛みが皮疹に先行することがある。この場合は、感覚過敏の有無を確かめる。
- 体動時に悪化し、安静時に消失する痛みは筋骨格系の腹痛を示唆する病歴である。
- 筋骨格系の腹痛を疑えばカーネット徴候が有用である。
- 腹筋運動時に圧痛が誘発されれば陽性だが、腹筋運動自体で痛みが誘発されればより特徴的である。
- カーネット徴候が陽性となるのは、腹直筋関連の疾患と腹壁神経の圧迫が代表的である。
- 体動時、特に体幹を回旋させたときに悪化する腹痛は下位胸椎疾患を念頭に置く必要がある。疑えば、実際に体幹を回旋させて痛みを誘発すべきである。

## 代謝/内分泌性のフレームワーク

次に代謝/内分泌由来の腹痛を考えてみようか。

そもそも。どんな疾患があるか全然想像できません。

実際、そうなのだよね。出会うことも少ないし、いきなり考えるフレームワークではないとも言えるね。ただ、見逃

してはいけないのは代謝性アシドーシスをきたす疾患だね。

あ、糖尿病性ケトアシドーシスですね！

さすがだね！ 疑うきっかけってわかるかな？

うーん。わかりません。

局所的な圧痛が乏しい腹痛では念頭に置いたほうが良いね。特に頻呼吸があれば原因はともかく代謝性アシドーシスを疑うきっかけになると言えるね。

ということは、頻呼吸を伴い圧痛が乏しい腹痛では、口渇・多飲・多尿・糖尿病の病歴を確認すべきということですね！

その通り！ では、実際にアシドーシスを確認するにはどうすれば良い？

血液ガスですね！

その通り！ 乳酸値上昇を確認するだけではなく、アシドーシスの評価も血液ガスで積極的に行うべきだね。強い腹痛や頻呼吸を伴う腹痛では積極的に血液ガスを提出したほうが良いね。

なるほど。他に内分泌/代謝による腹痛はあるのでしょうか？

アルコール性ケトアシドーシスも同様に腹痛を呈するね。アルコール依存症は疑うきっかけになるね。これも同様に頻呼吸を伴う腹痛で血液ガスを確認すれば見落としは少なくなるはずだね。

なるほど。そういえば、急性間欠性ポルフィリンも腹痛をきたしますよね。

さすが！ ただ、その場合は基本的には同様の腹痛を繰り返すという病歴があるはずだね。特にのたうち回るほどの激痛にも関わらず、腹部画像所見で全く異常がなく糖分入りの点滴だけで、次の日には嘘のように痛みがなくなっている経過が特徴的だね。他には職業歴も大切でバッテリーなど鉛を扱う職業では、鉛中毒も念頭に置く必要があるね。

なるほど。圧痛が乏しい、頻呼吸、繰り返す腹痛というのが、内分泌/代謝による腹痛を疑うポイントということですね。

その通り！

## ポイント

- 局所的な圧痛が乏しい腹痛は内分泌/代謝由来の腹痛を疑うきっかけになりうる。
- 頻呼吸を伴う腹痛では、糖尿病性ケトアシドーシスを念頭に口渇・多飲・多尿・糖尿病やインスリンの有無を確認し、アルコール性ケトアシドーシスを念頭にアルコール依存の病歴を確認する。
- 頻呼吸を伴う腹痛では血液ガスで代謝性アシドーシスを確認する。
- 繰り返す原因不明の激痛で、糖分入りの点滴で自然軽快する腹痛では、急性間欠性ポルフィリン症を念頭に置く。
- バッテリーなど鉛曝露歴がある原因不明の腹痛では鉛中毒を念頭に置く。

## 腹部（腹膜炎、持続痛、蠕動痛）のフレームワーク

### 1）腹膜炎

さて、いよいよ最後の腹部のフレームワークだね。

いよいよ本番ですよね！

そうだね。
さて、最初は腹膜炎だね。そもそも腹膜炎に関しては、疑う状況として Situation が大切なのだけどわかるかな??

なんでしょうね。思いつかないです。

そもそも、腹膜炎って腹膜に炎症があるということだよね。

当たり前じゃないですか！

それでは、腹膜が揺れるような状況ではどうだろう？

痛みが出ますよね。あ…

その通り！　腹膜が振動する状況で痛みが悪化するのは腹膜炎を示唆する病歴ということだね。具体的には、歩いたり、咳をしたり、車の振動など、腹膜が振動する状況で痛みが悪化することが大切だね。では、このように腹膜が振動する状況を身体診察で再現するにはどうすれば良い？

反跳痛でしょうか？

確かに、反跳痛は古典的に有名な腹膜刺激徴候だね。でも、最近では踵落とし試験は反跳痛よりも有用とされているね[8]。

踵落とし試験??

まず、つま先立ちしてみて。

はい！　してみました。

その状態から、力を抜いて踵を地面にぶつけてみて。

あ、ドーンと響きますね。確かに腹膜を揺らせそうですね！

その通り！　踵落とし試験は腹膜刺激徴候の検出に有用であるだけでなく、踵を落とした時に響いた場所に炎症の局在があることも推定することができるんだ。

なるほど！　とても有用な所見なのですね。ところで、高齢者で立つことができない場合はどうすれば良いのでしょうか？

良い質問だね！　その場合は打診をすることで、腹膜を振動させれば良いね。実際に打診は反跳痛と同等の診断特性を有する割に侵襲が少ないと言われているね。

なるほど！　腹膜炎があれば腹部CTを撮像すればよいでしょうか？

日本の現状を考えれば、腹膜炎が病歴や身体診察で明らかに疑わしければ、腹部CTの閾値は下げたほうが無難だろうね。特に高齢者は、腹膜炎になっていても、腹膜刺激徴候が乏しいこともよく経験されるので、より閾値は下げるべきだね。

なるほど！

### ポイント

- 腹膜炎は腹膜が振動する状況で痛みが悪化する。
- 具体的には、咳嗽、歩行、車の振動などが挙げられる。
- 身体診察では踵落とし試験が腹膜刺激徴候の検出に有用である。
- 他にも打診も腹膜刺激徴候の検出に有用である。
- 身体診察より明らかに腹膜炎が疑わしければ、腹部CTの閾値は下げるほうが無難である。
- 特に高齢者は軽微な腹膜刺激徴候であっても腹部CTの閾値は下げたほうが良い。

## 2）虫垂炎

では腹膜炎の代表的な疾患である虫垂炎について考えてみようか。腹膜炎をきたす代表的疾患であるにも関わらず、本当に奥が深いんだ…　腹痛は虫垂炎にはじまり、虫垂

におわると言っても過言ではないだろうね。

またまた、大げさな…

 実際に、腹痛で訴訟になりやすい代表的な疾患でもあるからね。腹痛では常に虫垂炎を念頭に置くべきだね。

なるほど。ところで、虫垂炎に特徴的な病歴はあるのでしょうか？

 良い質問だね。それでは、虫垂炎では悪心・嘔吐と腹痛はどちらが先に起こるかな？？

腹痛でしたよね。

 そうだね。腹痛が悪心・嘔吐よりも先に起こるとされていたね。ノロウイルスによる腸炎では嘔吐が初発症状で、そのあと腹痛が生じることが多いね。そのように嘔吐してから腹痛が出現するというTime courseが明らかであれば、虫垂炎の可能性は下がるという報告があるんだ[9]。

なるほど、虫垂炎ではTime courseがとても重要なのですね！

 そうそう。では、他にTime courseで重要な病歴はないかな？

あ。右下腹部への移動でしょうか。

 その通り！ 実際に移動痛は、虫垂炎の可能性を上げる病歴だね[9]。ちなみに虫垂炎の鑑別として憩室炎が挙がるけど、憩室炎では一般的には痛みの移動はなく、最初から下腹部が痛く、悪心に乏しいことが鑑別点とされているね。ところで、虫垂炎ではどのような身体所見があるんだっけ？

さっき言った踵落とし試験ですよね！ あとは、McBurneyの圧痛点でしょうか…

 その通り！ 踵落とし試験は、虫垂炎を疑った時にもやはり有用な所見になるね。McBurneyの圧痛点は有名だけど、実際には右下腹部の圧痛があるかどうかを確認することが大切だね。右下腹部の圧痛が全くなければ、陰性尤度比0.18（感度84%, 特異度90%）で虫垂炎の可能性を下げることができるとされているね[9]。コツは踵の位置を意識しながら触診することだね。

なるほど！ McBurneyの圧痛点にこだわる必要はないのですね！ ということは、虫垂炎は病歴と身体所見でわか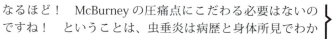

るということですね!

それが、そんなに甘いものじゃないんだな… 虫垂炎はコモンな疾患がゆえに、本当にいろんな症状を呈するね。例えば、何度も嘔吐をする、水様下痢がある、上腹部痛しかない、など様々な表現型が経験されるね。虫垂炎は非典型例が典型的で、典型例が非典型的と覚えたほうが良いね!

そうなんですね… 難しい…

なので、腹痛患者を帰宅させる時は、きちんとフォローアップを説明することが極めて大切ということだね。つまり、虫垂炎は完全に否定しきれないので痛みが悪化したり、改善がなければ再診するように丁寧に説明することが大切だね。

なるほど! フォローアップの説明も Time course がポイントなのですね!

その通り! 虫垂炎では Time course が極めて大切ということだね! あとは、腹部 CT を撮像したのであれば虫垂はどんな痛みであれ必ず確認する癖をつけることも大切かもしれないね。救急外来で夜間に診たときも、自信がなければ翌日に外来受診を指示したり、消化器外科医にコンサルトするほうが無難だろうね。

そういえば、確か、先日メガネ先生も夜間に来た虫垂炎の人、帰宅させていましたね!

ギクッ!! それだけ虫垂炎は悩ましいということだね。ちなみに虫垂炎を疑ったらどんな検査をする?

腹部エコーでしょうか?

確かに腹部エコーで虫垂炎は診断可能なのだけど、エコーの機械の質と術者の技量に左右されるので、陰性でも否定はしきれないことに注意が必要だね。現実的には薄いスライスで、単純でよいので腹部 CT を撮像することになってしまうね[1]。

## ポイント

- 虫垂炎の診断は、本当に難しい。腹痛は虫垂炎にはじまり、虫垂炎に終わる。
- 虫垂炎では Time course が重要で、嘔吐をしてから腹痛が起こる場合は虫垂炎の可能性が下がり、痛みが移動する場合は虫垂炎の可能性が上がる。

- 憩室炎は虫垂炎に比べて一般的には痛みの移動はなく、最初から下腹部が痛く、悪心に乏しいことが鑑別点とされている。
- 踵落とし試験は虫垂炎の診断にも有用である。
- McBurney 圧痛点にこだわる必要はなく、右下腹部の圧痛の有無が重要であり、なければ虫垂炎の可能性は下がる。
- しかし、虫垂炎は非典型例が典型例であり、あらゆる腹痛で虫垂炎の可能性を考え、腹部 CT を撮像した際には必ず虫垂を確認するべきである。
- フォローアップの説明においても Time course が極めて重要であり、腹痛患者を帰宅させる場合も虫垂炎の可能性が 0 ではないことを説明する。
- 痛みの増悪や痛みの改善が乏しい場合は再診をするように指示すべきであり、不安であれば翌日の外来受診や消化器外科医へのコンサルトをためらわない。
- 経験年数が豊富な医師であっても虫垂炎を見逃しうる。

### 3）骨盤内炎症性疾患

　さて、女性の下腹部痛の鑑別は何があったか覚えている？

　　　当然じゃないですか！　異所性妊娠、卵巣出血、卵巣捻転ですよね！

　その通り！　あとは、チョコレート嚢腫の破裂だったね。では、婦人科の急性腹症であと 1 つ挙げるとすれば何があるかな？

　　　え、なんでしょうね。他にはもうないような…

　じゃあ、不特定多数との性交渉がある場合は…

　　　あ、骨盤内炎症性疾患ですね！

　さすがだね！　実際に、先程の 4 つの疾患に骨盤内炎症性疾患を加えれば、婦人科的な急性腹症はほぼ網羅できるとされているね[1)]。では、骨盤内炎症性疾患はどんな特徴があるだろう？

　　　うーん。なんでしょうね？　ひとまず腹部 CT を取ればわかるんじゃないでしょうか？

　それが、そうでもないんだよね。骨盤内炎症性疾患は腹部 CT などの画像検査では異常が乏しいことが特徴だからね。

　　　え。じゃあ、どうすれば良いのでしょうか？

　まずは、性交渉歴だね。複数のパートナーがいる、特定のパートナー以外との性交渉はリスクが高いと言えるね。他には骨盤内炎症性疾患の既往例があれば、リスクはより高いと

言えるね。

なるほど、リスクの確認が必要ということですね！

そうだね！　あとは、骨盤内炎症性疾患は虫垂炎と比較してどのような特徴があると思う？

うーん。右下腹部に痛みが限局していない？

さすがだね！　虫垂炎と比べて、①痛みの移動がない、②両側の圧痛がある、③悪心・嘔吐を認めないという3つが特徴とされているね。下腹部痛で発症するというのも特徴的だね[10]。

なるほど！　虫垂炎と比較すると確かにわかりやすいですね！

そうそう。腹膜刺激徴候が強く、歩いたり、打診をしたりすると腹部全体で響く割に腹部CTを撮像しても所見が乏しいというのが骨盤内炎症性疾患のイメージだね。

なるほど！　わかりやすいですね。身体所見では腹膜刺激徴候が強いという所見以外になにかあるのでしょうか？

良い質問だね。最も良いのは内診での子宮頸部の圧痛だね。

でも、内診って婦人科以外の先生はできないですよね？

その通り！　なので、直腸診で子宮頸部を押すイメージで圧痛が出現するかということで一般的には代用することが多いね。

直腸診ですか！　でも若い女性にするのは少し気が引けますね。

確かにそうだね。実は病歴で同様の所見が確認できるのだけど、わかるかな？　特にSituationに関することなんだけど…

性交時痛でしょうか？

その通り！　性交時の痛みが病歴で明らかであれば、骨盤内炎症性疾患が疑わしいといえるね。他には膣分泌物や陰部瘙痒感などの性器の症状を認めれば、やはり可能性が上がると言えるね。病歴と身体所見で骨盤内炎症性疾患が疑わしければ、婦人科に相談したほうが無難とは言えるだろうね。とはいえ、現実的には異所性妊娠と虫垂炎との鑑別が常に問題になるので、妊娠反応と腹部CTを施行することが多いのだけどね。

### ポイント

- 女性の腹痛の原因として骨盤内炎症性疾患を忘れない。
- 複数のパートナー、特定のパートナー以外との性交渉、骨盤内炎症性疾患の既往例があれば積極的に疑うべきである。
- 虫垂炎と比べて、痛みの移動がなく、悪心・嘔吐を認めず、下腹部痛で発症し、両側に痛みを認めることが特徴的である。
- 腹膜刺激徴候が強く、歩いたり打診をしたりすると腹部全体で響く割に、腹部CTの所見は乏しいことが特徴である。
- 内診での圧痛は診断的である。内診の代替として直腸診が有用であるが、性交時痛が病歴で明らかであれば骨盤内炎症性疾患の可能性を挙げる。
- 腟分泌物や陰部瘙痒感などの性器の症状も骨盤内炎症性疾患を示唆する。
- 病歴と身体診察から疑わしければ、妊娠反応と腹部CTが正常であっても、婦人科へ紹介すべきである。

### 4）持続痛

次は持続痛だね！　持続痛は先に説明をすると、腹膜炎のように明らかに歩行や咳嗽で響く痛みでもなく、かといって痛みがゼロになることがない痛みのことだね。

うーん。わかるような、わからないような。

持続痛は急性と慢性に分けて考えるとわかりやすいね。急性の持続痛で代表的な疾患はわかるかな??　特にのたうち回るように痛がる場合は？

あ、胆石や尿路結石でしょうか。

そうだね！　実際には、急性の持続痛であればまずはKiller abdominal painの鑑別である、詰まる、捻れる、破れる、裂けるの4つに準じて考えれば良いね。特に血管が詰まる病態は要注意だね。

血管の痛みは、腹部所見が乏しい割に痛みが強いというのが特徴でしたね。

その通り！　他には捻れる病態ものたうち回るような痛みになりやすいので、注意が必要だね。卵巣捻転などが代表的な疾患だったね。

それでは急性の持続痛でも腹部エコーは有用ということでしょうか？

その通り！　胆石は当然腹部エコーで確認できるはずだし、尿路結石は腹部エコーで片側性水腎症を確認すれば良いね。卵巣捻転も腹部エコーで卵巣を確認すればよかったね。よって、まず行うべき検査としてエコーは有用と言えるけど、痛みが相当に強くエコーでも明らかな原因が不明であれば妊娠反応を確認後に速やかに造影CTを行うことも現実的には仕方がないだろうね。

なるほど、急性の持続痛は特に詰まる、捻れる病態を念頭に置くということですね。

そうだね。それでは、慢性の持続痛はどうだろう？　痛みが慢性的に数週間の単位で継続している場合は何を考えれば良いかな？

うーん。何でしょう？　過敏性腸症候群でしょうか？

確かに考えるけど、除外診断だね。他に何かないかな？

あ！　悪性腫瘍でしょうか？

その通り！　特に膵癌、大腸癌、胃癌が代表的な疾患だね。膵頭部癌では72％に、膵体尾部癌でも87％に腹痛があるとされているね[11]。特に膵体尾部癌では腹痛が唯一の症状であることもありえるね。他には膵体尾部癌では、ほぼ全例で体重減少を認めるので、体重減少があればより積極的に疑うべきと言えるね[11]。

なるほど！　胃癌と大腸癌もやはり体重減少を認めるのでしょうか？

そうだね！　やはり胃癌と大腸癌も体重減少を認めるね[12, 13]。体重減少と腹痛があれば、積極的に悪性腫瘍を疑うべきと言えるね。

なるほど！　胃癌と大腸癌ということは、やはり便の性状も変化があるということでしょうか？

特に大腸癌では、便秘、下痢、便の狭小化など急な便通の変化は疑うきっかけになるね。当然だけど鉄欠乏性貧血も疑うきっかけになるね。

なるほど。疑ったときにはどのような検査をすればよいでしょうか？

慢性の持続痛がある場合は、腹部エコーと便潜血はまずやるべき検査として有用と言えるね。食欲不振、体重減少、

鉄欠乏性貧血などがあれば最初から上部消化管内視鏡も考慮すべきだね。一般内科外来では、腹部エコーをやるときに同時に上部消化管内視鏡もしてしまうと二度手間にならなくて済むね。

なるほど！ ちなみに便潜血が陽性ならば下部消化管内視鏡をすれば良いのでしょうか？

 そうだね。便潜血が陽性で上部消化管内視鏡に問題がないのであれば、原則として下部消化管内視鏡をすべきだね。とはいえ、腹部エコーも膵癌を見逃しうるし、便潜血も感度は決して高くはないことに注意が必要だね。便潜血が陰性でも疑わしければ上下部の消化管内視鏡をすべきとも言えるね。

腹部造影 CT もやったほうがよいでしょうか？

 病歴から悪性腫瘍が疑わしければやるべきだね。とはいえ、若年者にむやみに造影 CT を行うことは被曝に繋がることも考慮すべきとも言えるね。やはり病歴は大切で、腹痛が慢性的に継続している場合、特に体重減少、食欲不振、鉄欠乏性貧血、便通変化、便潜血陽性などが少しでもあれば、悪性腫瘍を念頭に詳しく精査をすべきということだね。

なるほど！ やはり病歴から疑うことが大切なのですね！

### ポイント

- 持続痛は、歩行や咳嗽で悪化せず、痛みがゼロになることはなく、持続する腹痛である。急性の持続痛では「詰まる・捻れる・破れる・裂ける」Killer abdominal pain に準じて考えるが、特に詰まる・捻れる病態を念頭に置く。
- 胆石、尿路結石、卵巣捻転などが鑑別に挙がるので腹部エコーはまず行うべき検査として有用だが、痛みが強く腹部エコーで明らかな原因が不明であれが、妊娠反応確認後に腹部造影 CT を撮像せざるをえない。
- 慢性の持続痛では、膵癌、大腸癌、胃癌のような悪性腫瘍を念頭に鑑別を挙げる。
- まず行うべき検査として腹部エコー、便潜血、上部消化管内視鏡が有用である。
- 慢性の腹痛に加えて、食欲不振、体重減少、鉄欠乏性貧血、便通変化、便潜血陽性などがあれば下部内視鏡、腹部造影 CT 検査などを考慮する。

### 5）蠕動痛

 最後に、蠕動痛について考えようか。つまり、腸管の蠕動によって引き起こされる痛みのことだね。

蠕動痛ってどう考えればよいのでしょうか？

Time course がやはり蠕動痛を考える上でもっとも大切だね。

なんとなくわかってきましたよ。波がある腹痛が蠕動痛を考えるきっかけになるということですね。

その通り！　でも、あともう一歩。さっきの持続痛と対比すればわかりやすいのだけど…

あ！　痛みがゼロになるということでしょうか？

さすがだね！　痛みが全くゼロになることがポイントだね。蠕動痛と自信を持って言うには痛みが全くゼロになることを確認しないといけないね。痛みが全くゼロにならないのであれば、腹膜炎もしくは持続痛のフレームワークで考えるほうが無難と言えるね。蠕動痛に関して、他はどのような特徴があるだろう？

やはり TOSS で考えれば、痛みは改善傾向、緩徐発症、痛みの程度は軽いというところでしょうか。

その通り！　一般内科外来では、急性経過では感染性腸炎が最もコモンな原因で、慢性経過では過敏性腸症候群がコモンな原因だね。

なるほど！　要は、一番安心して良いフレームワークということですね。

そうだね。本当に蠕動痛のフレームワークであれば確かに安心できると言えるね。しかし、本当に蠕動痛のフレームワークに当てはまるのかどうかというところが最も問題であると言えるね。本当は Killer abdominal pain、腹膜炎、持続痛のフレームワークに該当するのに蠕動痛だろうと安易に判断してしまうことが最も怖いと言えるね。

は！　確かに今回の症例も、急性腸炎だと考えていました。

これは、鉄則だけど原則として研修医は急性腸炎と診断すべきではないという鉄則があるね。また下痢のところで詳しく言うけど、正確には感染性腸炎と言うべきであって、急性腸炎という病名は安易に使うべきではないと常に意識すべきとも言えるね。実際に急性腸炎と見誤られる虫垂炎や異所性妊娠があるからね。

それではどうしたら良いのでしょうか？

やはり病歴だね。繰り返すけど痛みがゼロになる波がある痛み方で、痛みは改善傾向で、緩徐発症で、比較的軽い痛みであれば、まず安心して良いだろうね。あとは他のフレームワークの除外が必要だね。まずは Killer abdominal pain を見逃さないことが絶対に大切だったね。若年者の腹痛では女性なら異所性妊娠、卵巣出血、卵巣捻転を、男性なら精索捻転を見逃すべきではなかったね。高齢者の腹痛における Killer abdominal pain は多岐にわたるので腹部CT などの検査が多少過剰になっても仕方がないね。あとは、腹膜炎を見逃さないことが大切なので、咳や歩行で響く病歴や、踵落とし試験はルーチンで行うべきだったね。それらに当てはまらなくても痛みがゼロになることがないのであれば、持続痛に準じて考えたほうが無難だろうね。

つまり蠕動痛らしいかどうかを病歴で詰めて、さらに他のフレームワークを全て除外するという 2 つの過程が必要ということですね。

さすが！　その通りだね！　あとは急性の蠕動痛であれば、感染性腸炎が最も多い原因だったね。ということはどのような随伴症状が大切かな？

嘔吐と下痢でしょうか？

その通り！　さらに下痢に関しても、ただ下痢があるかどうかではなくて、水様便かどうかと、どれほど頻回に出ているかが極めて大切だね。感染性腸炎と言うには水様便を 1 日に何度も認める必要があるね。

そういえば、嘔吐してから腹痛が出れば、虫垂炎らしくないと仰っていましたね。

原則として、感染性腸炎は、嘔吐⇒腹痛⇒下痢の Time course で症状が出現するとされていたね[14]。たとえ明らかな水様便であったとしても、水様便が出現した後に悪心・腹痛が出現しているのであれば、感染性腸炎とは言い難く、虫垂炎を考える必要があるね。

なるほど。Time course が大切なのですね。

もう一度言うと Time course を語るうえで大切なのは、帰宅後のフォローについてだね。明らかな急性の蠕動痛らしい病歴で身体診察も特記事項がなかったとしても、Time course として痛みの改善が乏しいのであれば虫垂炎など

が否定できないので必ず再診をするように伝えることは最低限必要でカルテに残す必要があるね。慢性の蠕動痛も同様で、慢性の持続痛つまり悪性腫瘍が完全に否定できないことを伝えて、Time course として痛みが継続するのであれば精査を考慮すべきということを伝えるべきだね。不安ならフォローの再診外来を予約するのが無難だけどね。

なるほど！ 帰宅させるときにも Time course を意識すべきなのですね。

腹痛診療は本当に難しいからね。現段階では大丈夫だけど、経過をみないと最終的に大丈夫かどうかはわからないことを患者さんときちんと共有することが大切だね。

### ポイント

- 波があり、かつ痛みがゼロになる場合にのみ蠕動痛を考える。
- 蠕動痛であれば傷は改善傾向、緩徐発症で、痛みの程度は軽いことが多い。
- しかしそもそも蠕動痛かどうかを見極めることが重要である。
- 蠕動痛らしいかどうかを病歴で詰めて、他のフレームを全て除外するという過程が重要であり、安易に蠕動痛であると判断しない。
- 急性の蠕動痛ならまずは感染性腸炎を、慢性の蠕動痛なら過敏性腸症候群を考える。
- 急性腸炎という病名を研修医は使うべきではない。
- 感染性腸炎であれば、頻回の水様便を原則として認め、嘔吐⇒腹痛⇒下痢の Time course で症状が出現する。
- 帰宅後のフォローにおいても Time course を意識することが重要であり、経過をみないと最終的な判断はできないことを患者と共有し、症状の改善が乏しければ必ず再診をするように指示する、あるいはフォローの再診外来を予約することが大切である。

### その後

先程、提出した妊娠反応は陰性でした！ もう一度フレームワークに基づいて考えてみましたが、痛みは突然発症ではなく最悪の痛みというわけではなく Killer abdominal pain という印象ではなさそうでした。念のためもう一度腹部エコーを確認しましたが、やはり echo free space は認めず卵

巣囊腫を疑うような異常も認めませんでした。腹痛と性交渉との関連や卵巣囊腫の既往歴もありませんでした。咳嗽・喀痰・吸気時の腹痛増悪はなく心血管リスクもなく胸部のフレームでもなさそうでした。また体動時に増悪する腹痛でもなくカーネット徴候も陰性でした。内分泌代謝系の痛みを疑うような頻呼吸もなく、痛みも比較的限局していました。

なるほど。となれば残るは腹部のフレームワークということになるね。

はい。波がある痛みということですが、よくよく聞くと痛みがゼロになることはないとのことでした。

なるほど。蠕動痛以外を考えたほうが無難かもしれないね。

はい。そして、歩行時に確かに響く痛みで、咳でも響くような痛みが再現されるとのことでした。また下痢も軟便程度で1〜2回出た程度だそうです。また、腹痛の出現後に嘔吐・下痢が出現しています。

蠕動痛ではなく、腹膜炎を考えるね。

そうなのです。ただ不特定多数との性交渉はなく、特定のパートナーとのみ性交渉をしていて、コンドームで避妊をしているとのことでした。性交時痛もなかったです。また骨盤内炎症性疾患にしては、痛みが限局している印象でした。

素晴らしい！　それで？

McBurneyの圧痛点には痛みがなかったので安心していたのですが、圧痛は確かに右下腹部に限局している印象で、踵落とし試験でも右下腹部に痛みが響き、打診でも同部位に痛みが響くとのことでした。

それは虫垂炎が疑わしいね。

はい。虫垂炎を考えました。エコーではよくわからなかったので、CTによる被曝のリスクも説明した上で薄いスライスで腹部単純CTを撮像しました。卵巣囊腫や腹水は認めませんでしたが、虫垂に糞石と腫大を認めました。

虫垂炎だね！

はい。消化器外科入院の方向になりました。いやー危なかったです。

つねに虫垂炎を念頭に置くことが大切ということだね！

● 文献 ●
1) 上田剛士. ジェネラリストのための内科診断リファレンス. 医学書院; 2014.
2) Wessei J, et al. BMJ. 2002; 324 (7335): 458.
3) Wong E, et al. Eur J Emerg Med. 2000; 7 (3): 189-94.
4) 朝野 晃, 他. 産婦人科の実際. 2008; 57: 125-9.
5) Schmitz D, et al. J Fam Pract. 2009; 58 (8): 433-4.
6) Dent B, et al. Emerg Med J. 2007; 24 (8): 547-9.
7) Delaney CP, et al. J R Soc Med. 1998; 91 (12): 645-6.
8) Ahn S, et al. PLoS One. 2016; 11 (10): e0164574.
9) Wagner JM, et al. JAMA. 1996: 276 (19): 1589-94.
10) Morishita K, et al. Am J Emerg Med. 2007; 25 (2): 152-7.
11) Freelove R, et al. Am Fam Physician. 2006; 73 (3): 485-92.
12) Thrumurthy SG, et al. BMJ. 2013; 347: f6367.
13) Hamilton W, et al. Br J Cancer. 2005; 93 (4): 399-405.

## コラム

### 腹膜炎のピットフォール

　腹膜炎では大なり小なり板状硬を認めるが、腹部が柔らかいにも関わらず腹膜刺激徴候が強い場合は何を考えれば良いだろうか？

　若年女性であれば以下の2つを考える。

　ひとつは今回扱った骨盤内炎症性疾患である。若年女性で腹膜刺激徴候だけが妙に強く腹部全体に及ぶという腹部所見が経験される。

　もう一つはチョコレート嚢胞の破裂である。チョコレート嚢胞の内容物が腹腔内にまかれることで腹膜刺激徴候が目立つがやはり板状硬が乏しい。

　高齢者で見逃してはいけないのは腹部大動脈瘤破裂である。血液が腹腔内に散布されることで腹膜刺激徴候をきたす。

　やはり、腹部が柔らかいにも関わらず腹痛が強い場合は血管系を見逃さないという原則は大切であると思う。

● 文献 ●
1) 坂本 壮. 救急外来　ただいま診断中！. 中外医学社; 2015.

**表5-1** 腹痛のフレームワークと分類

| | Time course | Onset | Severe | Situation | 随伴徴候 |
|---|---|---|---|---|---|
| Killer abdominal pain | 増悪傾向 | 突然発症 | 重度の痛み | | |
| 胸部 | 改善傾向に乏しい | 急性発症 | | 吸気時に痛みが増悪 | 咳嗽・喀痰・呼吸困難・心血管リスク |
| 皮膚・筋骨格系 | 改善傾向に乏しい | 様々 | | 体動時に悪化 | 皮疹 |
| 代謝・内分泌 | 改善傾向に乏しい | 様々 | 様々 | 特になし | 頻呼吸、アルコール・糖尿病、職業歴、繰り返す腹痛 |
| 腹膜炎 | 増悪傾向 痛みはゼロにならない | 急性発症 | 比較的強い | 歩行・咳嗽で悪化 | 性交歴・性交時痛⇒PID 悪心・食欲不振⇒虫垂炎 |
| 持続痛 | 改善傾向はない 痛みはゼロにならない | 急性〜慢性の発症 | 様々 | 特になし | 血尿⇒尿路結石 胆石既往⇒胆石 体重減少・食欲不振・便通変化⇒悪性腫瘍 |
| 蠕動痛 | 改善傾向 痛みはゼロになる 波がある痛み | 緩徐〜急性の発症 | 比較的軽い | 特になし | 頻回の水様便⇒感染性腸炎 下痢と便秘を繰り返す・排便で痛みが改善⇒過敏性腸症候群 |

# 2-6 咽頭痛について

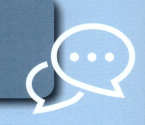

**ピカピカ先生**: あの、咽頭痛の患者さん。特に既往歴もないし、風邪でいいだろうな。念のため採血も出したし、結果を見て帰しておくか。

 **メガネ先生**: バカモーン！

あ、メガネ先生、いつからそこにいたのですか??

 一部始終を見ていたぞ！ ピカピカ先生、最初から風邪だと思って診察していただろ？

あ。バレてる。

最初は丁寧に TOSS とフレームワークで考えるべし！

あ、症状の解析はできていますよ。

## 症例

30 歳、男性
主訴: 咽頭痛

既往歴: 特記事項なし

内服薬: なし

タバコ: なし　アルコール: なし　アレルギー: なし

Time course: 1 日前から徐々に増悪傾向

Onset: 急性発症

Situation: 嚥下時に悪化

Severity: pain scale で 7/10 の痛み

Position: 咽頭周囲の痛み

Quality: するどい痛み

Radiation: 放散痛なし

体温 38.9℃、脈拍 105 回 / 分、血圧 135/64 mmHg、呼吸数 18 回 / 分、酸素飽和度 96％（室内気）

○ **1 文サマリー**
特に既往歴のない 30 歳男性の 1 日前から急性に発症し増悪傾向で 7/10 の強さで嚥下時に増悪する咽頭痛。

そうだね。ちゃんと解析できているね。

でも、咽頭痛のフレームワーク教えてもらってないですよ。早く教えてください。

まったく、最近の若者は…　咽頭痛のフレームワークは以下のとおりだ！

● **咽頭痛のフレームワーク**
- Killer throat pain
- 薬剤性（無顆粒球症、薬剤性過敏症症候群）
- 心血管
- 咽喉頭
    感染症（ウイルス性、細菌性、伝染性単核球症、STD）
    非感染症
- 甲状腺

どうだ。わかりやすいだろ。

毎度ながら説明してもらわないとわかりません！

よろしい！　それでは、咽頭痛のフレームワークを解説しよう。

## 咽頭痛の Think worst scenario 法

ところで、咽頭痛で見逃してはいけない疾患はわかる？

それはわかります！　まずは急性喉頭蓋炎ですね。

さすがだね！　では Killer throat pain というのは聞いたことがある？

聞いたことがあります。急性喉頭蓋炎と扁桃周囲膿瘍でしたっけ？

その通り！　急性喉頭蓋炎、扁桃周囲膿瘍、咽後膿瘍、Ludwig's angina、Lemierre 症候群の 5 つが一般的には Killer throat pain とされているね。

覚えにくいです。

そうだね。なので、扁桃周囲膿瘍、咽後膿瘍、Ludwig's angina、Lemierre 症候群の 4 つは、深頸部感染症という、くくりでまとめればよいね。

深頸部感染症？

深頸部感染症は頸部筋膜間間隙に生じた感染症の総称だね[1]。扁桃周囲膿瘍、咽後膿瘍、Ludwig's angina、Lemierre 症候群はいずれも深頸部感染症の範疇になるね。

なるほど。ということは、Killer throat pain は急性喉頭蓋炎、深頸部感染症の 2 つということでしょうか？

その通り！　では、他に見逃してはいけないフレームとして薬剤性が挙げられるのだけど、具体的にわかるかな？

無顆粒球症でしょうか？

無顆粒球症は時に敗血症を起こしうる危険な病態なので見逃してはいけないね。他には薬疹も咽頭痛をきたすことに注意が必要だね。そして最後にもう一つ見逃してはいけないフレームはわかるかな？

心血管系ですね！

さすがだね！　恐ろしいことに、咽頭痛で発症する ACS があるとされているね。他には大動脈解離、クモ膜下出血、椎骨脳底動脈解離も考える必要があるね。ここで Think worst scenario 法＋フレーム法で考えた鑑別疾患を挙げてみようか。

- ● 咽頭痛の Think worst scenario 法＋フレーム法
  - Killer throat pain（急性喉頭蓋炎、深頸部感染）
  - 薬剤性（無顆粒球症、薬疹）
  - 心血管（ACS、大動脈解離、クモ膜下出血、椎骨脳底動脈解離）

こう見ると咽頭痛では Killer throat pain と薬剤性、心血管のフレームを見落としてはいけないというのがよくわかりますね。

 そうだね。では実際にフレームごとに詳細を考えていこうか。

 ポイント

見逃してはいけない咽頭痛として、Killer throat pain（急性喉頭蓋炎、深頸部感染）、薬剤性（無顆粒球症、薬疹）、心血管（ACS、大動脈解離、クモ膜下出血、椎骨脳底動脈解離）を考える！

## Killer throat pain

 まず Killer throat pain から考えてみようか。Killer throat pain を示唆する所見を TOSS で考えてみようか。

やはり増悪傾向の咽頭痛、重度の咽頭痛ということになるでしょうか？

 その通り！　では Situation はどうかな？

もしかして嚥下時に増悪する痛みでしょうか？

 嚥下痛は良い視点だけど、Red flag というよりも咽喉頭に炎症があることを示唆する所見だね。むしろ Red flag とされているのは、嚥下困難なの。

嚥下困難？

 例えば急性喉頭蓋炎や深頸部感染症では通常の扁桃腺炎と違って、嚥下が難しくなるの。ちなみにどう聞いたら良いかわかる？

飲み込みにくくないですか？

そうだね。もっと特異的な聞き方としては、水と比べて食事が飲み込みにくいですか？ という聞き方が挙げられるね。固形物の嚥下が液体に比べ難しい場合は、何らかの構造的な異常が咽喉頭～食道に存在することが示唆されるからね。他には Situation ではどうだろう？

そう言えば、開口障害というのも聞いたことがあるような。

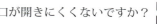
さすがだね。どう聞いたら良い？

口が開きにくくないですか？

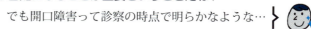
その通り！ つまり Situation としては開口、および嚥下の2つの状況が困難になることが重要ということだね！

でも開口障害って診察の時点で明らかなような…

それがそうでもないんだよね。他覚的には明らかじゃなくても、本人の自覚症状でわずかに口が開きにくいという訴えを軽視しないことだね。僕もそれで痛い目にあっているし… 病歴のほうが診察所見よりも感度が高いとうのが原則だからね。

なるほど。だからこそ、問診での確認が必要なんですね。ところで、なぜ開口障害は出現するのですか？

良い質問だね！ 咽頭の外側に咀嚼筋の一つである内側翼突筋があるので、炎症が波及すると開口障害が出現するの。特に、扁桃周囲膿瘍や Lemierre 症候群で認められることが多いね。

なるほど！ 嚥下困難もそうですか？

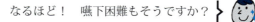

嚥下困難は外側のスペースだけでなく後ろ側のスペースの炎症で発症するとされていて、咽後膿瘍が代表的な疾患だね。嚥下ができないことに関連して何か Red flag を知ってる？

あ。流延ですか！

その通り！ 唾を飲むことすら難しいということだからね。これは嚥下困難以上に危険な症状ですぐに耳鼻科に紹介しないといけないね。ところで、深頸部感染症がなぜ、致死的になりうるかわかる？

えーと。気道閉塞？

そうそう！ では、どのような症状が出るかな？

呼吸困難と喘鳴でしょうか。

 その通り！ 他には hot potato voice も知られているね。要は、炎症が声帯に及ぶことで熱いポテトを食べているような声になるからね。呼吸困難や hot potato voice は気道閉塞を示唆するので、こちらも速やかに耳鼻科に紹介する必要があるね。もう一つ、深頸部感染症が致死的になりうる理由はわかる？

 あ。縦隔炎を合併すると聞いたことがあります

 さすがだね！ 後方のスペースは、縦隔とつながっているので容易に縦隔炎をきたしうるとされているの。そして縦隔炎は致死的な疾患なので、早期介入が大切ということ。

 なるほど！ だから深頸部感染は速やかに耳鼻科医に紹介する必要があるのですね。他に深頸部感染を示唆する所見はありますか？

 他には頸部腫脹も Red flag として知られているね。こちらは特に、顎下のスペースに炎症が及ぶ Ludwig's angina で顕著で気道閉塞のリスクとされているね。

 確かに腫脹が激しければ、気道に影響が出そうですね。急性喉頭蓋炎も同様の症状と考えて良いのでしょうか？

 基本的には同じと考えて良いね。ところで急性喉頭蓋炎は喉頭蓋が炎症を起こして腫れる病態だよね？

  はい。あ、だから気道に関連した症状が出やすいんですね！

 その通り！ hot potato voice、呼吸困難、喘鳴などが前面に出やすく、流涎も認めることが多いね。あと、とても大切なのは咽頭痛が強い割に咽頭の診察所見が乏しいというのも急性喉頭蓋炎を疑うきっかけになるね。他には喉頭蓋付近の炎症を反映して、前頸部に圧痛を認めるね[2]。

  そういえば、急性喉頭蓋炎では舌圧子が禁忌と聞いたことがあります。

 急性喉頭蓋炎では舌圧子を使うことで気道閉塞が悪化すると一般的には言われているね。上記の気道に関連した症状および流涎は明らかに緊急度が高いので、それらを認めれば舌圧子は使わずに耳鼻科にコンサルトしたほうがよいね。

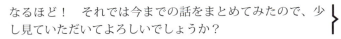  なるほど！ それでは今までの話をまとめてみたので、少し見ていただいてよろしいでしょうか？

> **深頸部感染と喉頭蓋炎を示唆する Red flag**
> Time course：増悪傾向
> Severe：重度の痛み、咽頭所見が乏しい割に強い咽頭痛
> Situation：嚥下困難、開口障害
> 随伴症状：呼吸困難、喘鳴、hot potato voice、頸部腫脹、流涎、
> 　　　　　前頸部圧痛

その通り！　他には、深頸部感染症のリスクとして、糖尿病、口腔衛生不良、免疫不全、低栄養状態なども知られているね。

確かに、それらのリスクがあれば感染症が深部に波及しやすい気がしますね。

その通り！　さっきも言ったようにそれぞれの所見の意味を考えれば、まる覚えしなくていいでしょ。

### ポイント

- 重度の咽頭痛、悪化傾向の咽頭痛では Killer throat pain を考える。
- 開口障害、嚥下困難の確認が極めて大切であり、認める場合は深頸部まで炎症が及んでいる可能性がある。
- 特に開口障害は自覚症状として確認することが極めて重要である。
- 開口障害を認める場合は、内側翼突筋まで炎症が及んでいることを示唆する。
- 咽頭所見が乏しい割に強い咽頭痛、前頸部圧痛は急性喉頭蓋炎を考えるきっかけになる。
- 呼吸困難、喘鳴、hot potato voice、頸部腫脹、流涎を認める場合は緊急事態であり、速やかに耳鼻科にコンサルトすべきである。
- いずれにせよ Killer throat pain を考える場合は速やかな耳鼻科コンサルトを考慮すべきである。

## コラム

### 扁桃周囲膿瘍を示唆する咽頭所見と頸部 X 線側面像の読み方

　呼吸困難、喘鳴、hot potato voice、流涎など明らかに Red flag を示唆する所見があれば耳鼻科にすぐに紹介すべきですが、深頸部感染かどうか悩

ましい場合はどうすればよいでしょうか。扁桃周囲膿瘍かどうかを疑うには自覚的な開口障害の訴えを軽視しないことが肝心ですが、咽頭診察も極めて大切です。口蓋垂偏位が有名ですが、他にも非対称性に扁桃周囲が腫大する所見も認めます[3]。もちろん扁桃腺炎でも扁桃自体が腫大するのですが、扁桃周囲膿瘍ではそれに加え扁桃の付け根が"盛り上がっている"ように見えます。疑わしければ耳鼻科へのコンサルト、頸部造影 CT の撮像を躊躇すべきではありません。

　もう一つ大切なのは頸部 X 線側面像の所見です。咽後膿瘍では、頸椎の前面の軟部組織の腫脹が認められます。頸椎前面の軟部組織の径は、環軸椎では 3 mm 以下、C3 前面で 7 mm 以下、C6 前面で 22 mm 以下が正常とされています。3×7≒22 の法則と言われています。

　次に、喉頭蓋炎の診断についてです。上記のように気道に関連した症状および流延が明らかにあれば、すぐに耳鼻科に紹介すべきですが、実際にはそれらの所見がない悩ましいケースが一般外来には来る印象です。その際に頸部 X 線側面像で喉頭蓋をチェックすることが有用です。通常では、喉頭蓋には舌骨の近くまで切れ込みがあり、空気によって溝が形成されています。この溝≒谷は喉頭蓋が腫脹すると消失します。これを Vallecula sign と言い、急性喉頭蓋炎に対して感度98.2%,特異度99.5%という報告もあります[4]。大切なことは日頃から頸部 X 線側面像（頸椎 X 線側面像で代用可）で軟部組織と喉頭蓋の正常所見を、何度も見ることです。正常所見がわかれば、自然に異常所見もわかるようになります。他には頸部 X 線側面像を撮像した際に、スマートフォンなどで「頸部 X 線正常所見」と画像を Google 検索すれば正常の頸部 X 線がわかるので対比することができます。同様に、「頸部 X 線急性喉頭蓋炎」や「頸部 X 線咽後膿瘍」というワードで画像を Google 検索すれば異常所見もわかります。

　以上の理由より、咽頭痛がある患者で Killer throat pain を疑えば頸部 X 線側面像は躊躇すべきではありません。当然、頸部 X 線側面像で異常所見があれば、頸部造影 CT や耳鼻科へのコンサルトを速やかに行うべきです。ただ、頸部 X 線側面像で異常がなくても、問診や身体所見から深頸部感染が否定しきれないと考えれば、やはり頸部造影 CT や耳鼻科へのコンサルトを躊躇すべきではないでしょう。

## 薬剤性

次に薬剤性を考えようか。まずは無顆粒球症だったね。

そうでしたね！ 無顆粒球症も上記の Killer throat pain と同様に考えれば良いのですか？

無顆粒球症による咽頭痛では咽頭痛と発熱以外の所見が乏しく、むしろ重篤感はあまりないので逆に怖いとも言えるね。ところで、無顆粒球症の定義ってわかる？

好中球＜ 500 μL ですよね。

では、無顆粒球症を起こす薬剤は？

メルカゾールですね。

そうだね。最も有名な薬剤だね。他には化学療法中に発症することが多いけど、それ以外の薬剤でも起こりうるね。他にどんな薬剤があるかわかる？

いえ、わかりません…

下記はとある報告からの原因薬剤の一覧だね。これらの薬剤内服中の咽頭痛と発熱では、積極的に採血を行うべきといえるね。

---

**顆粒球減少を起こす薬剤の一覧** (Anderson F, et al. Ann Intern Med. 2007; 146: 657-65[5]) より一部改変)

- 鎮痛薬: NSAIDs
- 抗不整脈薬: ジソピラミド、プロカインアミド、キニジン
- 抗菌薬: ペニシリン、セフトリアキソン、バンコマイシン、ST 合剤
- 抗痙攣薬: フェニトイン、カルバマゼピン、ラモトリギン
- 抗リウマチ薬: インフリキシマブ、金製剤、ペニシラミン、スルファサラジン
- 抗甲状腺薬: プロピオチオウラシル、メチマゾール
- 心血管薬剤: クロピドグレル、ACE 阻害薬、スピロロノラクトン、チクロピジン
- 胃腸薬: $H_2$ 阻害薬、PPI、メトクロプラミド
- 向精神薬: クロルプロマジン、クロザピン、抗うつ薬
- その他: アロプリノール、プレドニゾロン

なるほど。基本的にはこのリストで考えれば良いのですね

そうだね。ただ、どんな薬剤でも起こりうるので、通常の急性上気道炎と違う経過の咽頭痛で、最近開始した薬剤がある場合は同様に採血を行う閾値を低くすべきだね。特に、向精神薬、抗痙攣薬、抗甲状腺薬では注意が必要だね。

あとは、中毒性表皮壊死融解症などの重症薬疹も咽頭痛をきたしうることに注意が必要だね。ただ基本的には皮疹・粘膜疹を伴うのでそちらで判別はできるね。

いずれにせよ、薬剤歴が大切ということですね！

その通り！ 薬剤性過敏症症候群（DIHS）では薬剤開始後平均3〜4週で症状が出現するので、最低1か月は遡って確認する必要があるね

- 薬剤性の咽頭痛では無顆粒球症を見逃さない。
- 無顆粒球症は、特に抗甲状腺薬、向精神薬、抗痙攣薬では注意が必要であるがどんな薬剤でも起こりうる。少しでも疑えば検血を行うべきである。
- 重症薬疹でも咽頭痛をきたしうるが、通常は皮疹・粘膜疹で判別が可能である。
- 薬剤によっては1か月前まで遡って開始した薬剤にも注意する。

## 心血管

次は心血管系のフレームについて考えようか。

さっき、メガネ先生が言っていた疾患ですよね。ACS、大動脈解離でしたっけ？ あれ、そういえばクモ膜下出血と椎骨脳底動脈解離もおっしゃっていましたけど、いずれも頭痛の鑑別疾患ですよね。咽頭痛とは関係ないと思いますけど。

それがそうでもないのだよね。椎骨動脈は解剖学的に頸椎の前面にあるよね。なので、当然頸部痛をきたしうるのだけど、咽頭痛という訴えで来る患者さんもいるんだよね。

なるほど。椎骨脳底動脈解離は理解できますが、クモ膜下出血も咽頭痛を主訴に来院するんですか？

首から上の痛みは常にクモ膜下出血を考えるという格言もあったよね。稀に頸部痛や咽頭痛で発症するクモ膜下出血もあるんだよね。

うーん。じゃあ、咽頭痛なら全例頭部 CT を撮像すべきなんでしょうか？

ここも、やはり TOSS だね。

あ、やはり突然発症と重度の痛みですね！

その通り！ Onset で突然、Severe で重度の痛みであれば心血管系の疾患を考えるべきだね。ただ、ACS に関しては突発発症でなくてもよいけどね。もう一つ Situation はどうだろう？ 通常、あるはずの所見がないというか…

あ。嚥下時痛がないですか？

その通り！ 通常、咽喉頭に直接問題があれば嚥下時に痛みが出るはずだね。嚥下時に痛みが増悪しない場合は、常に心血管系疾患を考えるべきだね。

なるほど！ あとは随伴症状や心血管リスクも大切なのでしょうか？

その通り！ 冷汗、嘔吐や呼吸困難、神経学的巣症状があれば当然それらしいと言えるし、高血圧や糖尿病など心血管リスクがあれば、より可能性が上がるよね。

### ポイント

- 突然発症で、嚥下で増悪しない重度の咽頭痛は心血管系の咽頭痛を考える。
- 心血管リスクや胸部症状を伴えば、なおさら考える必要がある。

> **心血管系の咽頭痛を示唆する Red flag**
> Time course: 増悪傾向の痛み
> Onset: 突然発症の痛み
> Severe: 重度の痛み
> Situation: 嚥下時に増悪しない痛み
> リスク: 高血圧、喫煙、糖尿病、脂質異常症、心血管疾患既往
> 随伴症状: 冷汗、嘔吐、呼吸困難、神経学的巣症状、意識障害

## 咽喉頭

次に、咽喉頭のフレームを考えていこうか。このフレームはいわゆる一般的な咽頭痛の鑑別の範疇と考えれば良いね。咽喉頭で改めてフレームを挙げて考えると以下のようになるね。

> ● **咽喉頭のフレーム**
> ・感染症（ウイルス性、細菌性、伝染性単核球症、STD）
> ・非感染症

感染症と非感染症に分ければ良いのですね。でも、だいたい風邪が多いんじゃないですか？

確かに、ウイルス性上気道炎が最も頻度が高いのは間違いないけど、だからこそ適切にウイルス性上気道炎らしいかを考える必要があるんだ！

### 1）ウイルス性上気道炎

ところで、ウイルス性上気道炎らしさって何？

え。Red flag がないことですか？

その通り！　上記の Red flag を認めないというのは、ウイルス性上気道炎の前提条件だね。では、さらに一歩踏み込んで、ウイルス性上気道炎の可能性を上げる所見はなんだろう？

うーん。発熱がないことですか？

そうだね。ウイルス性上気道炎では確かに 38℃以上の発熱は少ない傾向があるので、高熱があれば別の疾患を考えるべきだね。そして、呼吸数を含めてバイタルサインは安定しているのがウイルス性上気道炎の前提だね。では、他にウイルス性上気道炎らしい所見はないかな？

もしかして咳があるかどうかですか？

さすがだね！ ウイルス性上気道炎では通常、倦怠感・咽頭痛・微熱で発症して、その後、鼻汁・鼻閉・咳嗽を認めるとされているの[6]。

なるほど！ ということは、咽頭痛だけでなく鼻汁と咳嗽もウイルス性上気道炎ならば揃うはずということですね。

細菌感染症では特定の臓器のみの症状が出ることと比べると対照的だね。

つまり咽頭痛だけで、咳嗽・鼻汁がない場合は、ウイルス性上気道炎よりも細菌感染が疑わしいということですね。

その通り！ ウイルス性上気道炎と確信を持って診断するには、他の咽頭痛をきたす疾患を除外した上で、咽頭痛だけでなく咳嗽・鼻汁の3つが揃うことが前提とされているね[7]。少なくとも咽頭痛以外に咳嗽か鼻汁のどちらかがないのであれば、ウイルス性上気道炎と診断するべきではないね。

なるほど！ ウイルス性ならば扁桃の所見も乏しいということでよかったですか？

そうだね。基本的にウイルス性ならば扁桃は発赤することはあっても、腫脹することは少ないね。特に片側性に扁桃や頸部リンパ節が腫大していれば、ウイルス性らしくはないね。

ウイルス性は所見が限局しないのですね。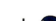

その通り！ 実は、典型的なウイルス性上気道炎を上記の視点で診察していると、非典型的な経過に違和感を覚えることができるんだ。

コモンセンスを磨くことが、見逃しを防ぐことにつながるんですね。

### ポイント

- Red flagを認めず、バイタルが安定していることがウイルス性上気道炎の前提条件である。
- 咽頭痛・咳嗽・鼻汁のうち少なくとも2つ以上が揃わなければ、ウイスル性咽頭炎とは言い難く他の疾患を考える必要がある。
- 片側性の扁桃腫脹・頸部リンパ節腫大（有痛性）を認める場合もウイルス性上気道炎とは言い難い。

#### 2）細菌性扁桃腺炎

次に、細菌性について考えてみよう。細菌性扁桃腺炎について何か知っている？

もちろんです！　溶連菌感染症が主な原因で、Centorスコアが有用ということですね。下記の4つのスコアの合計点数によって溶連菌感染らしいかがわかります。

---

**Centor スコア**

体温 38℃以上（＋1）

咳嗽がない（＋1）

前頸部リンパ節腫脹（＋1）

扁桃の白苔（＋1）

---

さすが！　Centorスコアが1点以下であれば、溶連菌感染の可能性は低いので抗菌薬治療は原則、不要だね。一方、Centorスコアが4点以上であれば溶連菌感染の診断においてLR＋3.85と可能性が高くなるとされているね[8]。ところでこのスコアってどういう意味があると思う？

細菌性らしいということですか？

その通り！　高熱も咳嗽がないことも、細菌性らしいよね。そういう意味では、鼻汁がないというのも細菌性らしいと言えるね。

扁桃が片側性に腫脹するのも細菌性らしいということでしたよね。

そうそう。細菌性扁桃腺炎における扁桃の白苔というのは大概、左右差が明らかでさらに扁桃の腫脹を伴っているからね。

扁桃の白苔も細菌性らしいということですね。前頸部リンパ節腫脹も同様でしょうか？

そうだね！　つまり細菌性扁桃腺炎では、片側性に炎症が所属リンパ節を伝って、前頸部まで伝わることで前頸部リンパ節の腫脹が出現するということだね。炎症を反映して大概は腫脹だけではなく圧痛を認めることも多いね。

なるほど。つまり、Centor スコアも所見の意味を考えることが大切なのですね。

おっしゃる通り！　ところで、Centor スコアから細菌性が疑わしい場合に次に行う検査は知っている？

当然ですよ！　A 群溶連菌の迅速抗原検査ですね！

Centor スコアで 2 点以上であれば迅速抗原検査で溶連菌感染症かどうかを判断すると適切な治療ができるとされているね[9]。実際、ガイドラインでも溶連菌感染症が検査で証明できた場合にのみ抗菌薬の治療をすべきともされているね。

そういえば、A 群溶連菌感染症ではリウマチ熱の予防目的で治療をするのですよね。

そうだね。ただ、最近では扁桃周囲膿瘍などの合併症予防の意味のほうが大きいとされているね[11]。

じゃあ、迅速抗原が陰性でも問診や診察で細菌感染症が疑わしい場合はどうしたら良いんですか？

非常に悩ましい問題だね。確かに問診や診察で細菌感染症らしければ迅速抗原が陰性であっても細菌感染症は否定できないね。実際には A 群溶連菌以外にも C 群溶連菌や G 群溶連菌による細菌性扁桃腺炎もありえるからね。なので、Centor スコアが 4 点以上であれば抗菌薬治療をしたほうが無難かもしれないね。少なくとも、数日で改善が乏しければ治療をするというマネージメントは最低限すべきだろうね[12]…ただ、もちろん扁桃周囲膿瘍などが除外できているというのが前提条件ではあるけどね。

なるほど！

## ポイント

- 細菌性扁桃腺炎の診断に Centor スコアは有用である。
- 高熱があり、咳嗽・鼻汁がなければウイルス性らしくはなく、細菌性らしい所見である。
- 片側性の扁桃腫大があり左右差が明らかで白苔も認める場合は、細菌性らしい所見である。
- 片側性の有痛性前頸部リンパ節腫脹も細菌性らしい所見である。
- Centor スコアが 4 点以上であれば迅速検査の結果を待たずに細菌性扁桃腺炎として抗菌薬治療をするという意見もある。
- 迅速検査が陰性であっても細菌性扁桃腺炎らしい場合は、抗菌薬治療をしないのであればフォローが必要である。

### 3）伝染性単核球症

次に伝染性単核球症だね。伝染性単核球症の特徴は知っている？

Kissing disease ですね！

確かにそのイメージが強いね！ ただ、実は必須の病歴ではないんだけどね…

そうなんですね。あとは、異型リンパ球も有名ですよね。

確かにそうなんだけど… じゃあ、全例で採血する？

いや…

だからこそ、悩ましいんだよね。伝染性単核球症では、98％で咽頭痛、リンパ節腫脹、発熱、扁桃腫大を認め、さらに扁桃白苔も認めるとされているけど、これどこかで聞いたことがあるでしょ[13]？

あ。細菌性扁桃腺炎の所見と同じですね。

そうなんだよね。なので鑑別がとても難しいことがあるんだ。

じゃあ、どうすればいいのですか？

前頸部以外のリンパ節腫脹、特に後頸部、耳介、腋窩のリンパ節腫脹があれば、伝染性単核球症らしいとはいえるね[13]。

なるほど…

そして倦怠感が非常に強いというのも伝染性単核球症らしいね。あとは、脾腫と口蓋点状出血も伝染性単核球症を示

唆するとされているね[13]。そして、大切なのは Time course なの。

つまり、伝染性単核球症のほうが症状の持続時間が長いということでしょうか？

その通り！　伝染性単核球症では発熱が比較的長期間継続することが多く、特に若年者で抗菌薬を使っても解熱しない発熱と咽頭痛といえば真っ先に鑑別に挙げるべき疾患とも言えるね。

でも、発症初期にはわからないですよね。

そうそう。なので、A 群溶連菌迅速検査が陰性で伝染性単核球症かどうか悩ましいのであれば採血、腹部エコーで脾腫の確認をするのはある程度仕方がないとも言えるね。

なるほど…　採血では、やはり異型リンパ球を確認するのでしょうか。

そうだね。異型リンパ球 ≧ 10％、リンパ球 ≧ 50％というのは伝染性単核球症の可能性を上げるとされているね。細菌性扁桃腺炎が好中球優位となることとは対照的だね。あとは、トランスアミナーゼ上昇は EB ウイルスによる伝染性単核球症では 96.7％に認められるという報告もあるので、肝障害を認めた場合は伝染性単核球症の可能性を考えるべきだね[14]。

そういえば、伝染性単核球症はアンピシリンで皮疹が出ましたよね。

そういうことだね！　つまり、伝染性単核球症に細菌性扁桃腺炎としてアンピシリンを投与すれば、皮疹が出てしまうということだね。

なるほど。そういう意味でも A 群溶連菌迅速検査が陰性であれば抗菌薬を使うかどうかは、悩ましいということなんですね。

その通り！　リンパ球増加や異型リンパ球、肝障害、脾腫があれば抗菌薬は投与せずに様子を見たほうが良いという判断ができるね。ただ伝染性単核球症に扁桃周囲膿瘍を合併することもありえるので、Red flag があれば話は別だけどね。

やはり Killer throat pain の除外が前提なのですね。

その通り！

## ポイント

- 伝染性単核球症は必ずしも Kissing disease ではない。
- 伝染性単核球症では、咽頭痛、リンパ節腫脹、発熱、扁桃腫大、扁桃白苔を認めるため、時に細菌性扁桃腺炎との鑑別が難しい。
- 倦怠感が非常に強く、後頸部リンパ節腫脹が目立つ場合は、伝染性単核球症らしい。
- 脾腫と口蓋点状出血も伝染性単核球症を示唆する
- Time course が大切で、抗菌薬に反応が乏しい場合や症状の持続時間が長い場合は伝染性単核球症を考える。
- 疑わしければ採血と腹部エコーを行い、リンパ球増加や異型リンパ球、肝障害、脾腫があれば伝染性単核球症が疑わしい。
- 伝染性単核球症でも扁桃周囲膿瘍は合併しうるので Red flag の確認が大切である。

### 4) STD

次に STD だね。STD による咽頭痛の鑑別疾患はわかるかな？

淋菌とクラミジアですか？

その通り！ ただ、扁桃所見から淋菌とクラミジアを他の扁桃腺炎と区別するのは難しいとされているね[15]。ということは、どうすれば良い？

性交渉歴ですね！

さすがだね！ では、具体的にどういうふうに聞いたらよい？

性交渉はありましたか？

そうだね。確かに性交渉を全く1か月ほどしていないとなれば、ほぼ否定しても良いね。じゃあ、性交渉があれば全部 STD ？

いや、そんなことはないです。風俗に行ったかどうかでしょうか？

確かにそれも重要な病歴だね。オーラルセックス、不特定多数の人との性交渉、男性同士の性交渉というのも非常にリスクが高いね。

それならば、咽頭炎の患者全員に性交渉歴を聞くことになりませんか。患者さんとの関係が悪くなりそうな。

まず前提条件として、性交渉歴は病気に関係するかもしれないので確認しますという前置きを言うのが大切だね。その上でコモンセンスが大切で、通常の扁桃腺炎とは何か違うという違和感を少しでも覚えたら、性交渉歴を確認することが大切だね。高リスクな性交渉があり臨床的に違和感がある咽頭炎ならば、積極的に咽頭拭い液で淋菌とクラミジアのPCRを提出すべきと言えるね[15]。

そういえば、急性HIV感染症も咽頭痛をきたすと聞いたことがあるのですが…

さすがだね！ 実は急性HIV感染症は伝染性単核球症に非常によく似た症状を呈すると言われているの。

では、伝染性単核球症を疑った時は、性交渉歴を確認しておいたほうがよいということですか？

そうだね。特に、伝染性単核球症の症状に加えて、口腔内潰瘍、下痢、皮疹（抗菌薬未使用）を認める場合は積極的に急性HIV感染症を考えて、性交渉歴を確認すべきといえるね[16]。

なるほど。そして急性HIV感染症が疑わしいならば、採血でHIV抗体を調べればよいということですね。

そうだね。ただ1つ注意点が必要なのは、HIV抗体にはウインドウピリオドがあるので、感染から3週間前後経過しないと陽性にならないとされているね。さらにウインドウピリオドの期間は、HIV抗体のキットの世代によって違うことにも注意が必要だね。

つまり、病歴で急性HIV感染症の可能性が高いにも関わらず、HIV抗体が陰性であればウインドウピリオドが原因である可能性を考える必要があるということですね。

その通り!!

## ポイント

- STDに関連した扁桃炎として淋菌とクラミジアが代表的だが、一般的な扁桃腺炎と区別することは難しい。
- 通常の扁桃腺炎と経過が違う場合やSTDのリスクが高い場合は、性交渉歴の確認が必要である。

- オーラルセックス、不特定多数との性交渉、男性同志の性交渉ではリスクが高い。
- 疑えば、積極的に咽頭拭い液で淋菌とクラミジアの PCR を提出する。
- 伝染性単核球症の症状に加えて、口腔内潰瘍、下痢、皮疹を認める場合は積極的に急性 HIV 感染症を考える。
- 急性 HIV 感染症が疑わしくても、HIV 抗体が陰性であればウインドウピリオドの可能性があるので、HIV 抗体の再検も考慮する。

## 5）非感染症

次に非感染症のフレームだね。見逃してはいけない疾患は何かな？

うーん。悪性腫瘍ですかね。

さすがだね！　このフレームで絶対に見逃してはいけないのは、頭頸部癌だね。特に、喫煙歴があればなおさら考えるべきと言えるね。では、問診からはどう疑えば良いかな？とくに Time course で考えれば…

長期間継続する痛みということですか？

その通り！　通常のウイルス性咽頭炎であれば、自然に痛みは消失するはずだからね。では、妙に経過が長い場合はどうすれば良い？

やはり、耳鼻科へのコンサルトでしょうか？

そうだね。特に、体重減少、嗄声、嚥下困難があればなおさらだけど、それらの症状がなくても Time course に違和感を覚えれば耳鼻科にコンサルトすべきだね。喉頭ファイバーで診てもらえれば済むだけの話だし、なおさら躊躇すべきではないね。

なるほど。他には何を考えれば良いですか？

逆流性食道炎も咽頭痛をきたしうるので、胸焼けの聴取も大切だね。他には鼻炎も原因となるので、鼻閉や鼻汁も聞いても良いかもしれないね。

そういえば、成人 Still 病も咽頭痛をきたすと聞いたことがあります。

成人 Still 病や再発性多発軟骨炎、多発血管炎性肉芽腫症なども確かに咽頭痛をきたすからね。いろいろ調べても原因がわからない場合は確かに考えるべきだね。他には、咽後膿瘍と同様に頸椎前面の軟部組織が腫脹する場合の鑑別に、

石灰化頸長筋腱炎という病気もあるね。これも耳鼻科にコンサルトして咽後膿瘍が否定的で、石灰化が頸長筋に認める場合には疑うね。まあ、いずれも最初からは疑わないね。

やはり Time course が大切ということですね。

その通り！

### ポイント

- 非感染症の咽頭痛を疑うきっかけとして Time course が大切で、経過が長ければ悪性腫瘍を念頭に耳鼻科診察を依頼する。体重減少、嗄声、嚥下困難を認めればなおさらである。
- 胸焼け、鼻閉も参考所見として聴取する。
- 稀だが成人 Still 病などの膠原病も咽頭痛をきたしうる。
- 咽後膿瘍の鑑別として石灰化頸長筋腱炎がある。

## 甲状腺

最後に甲状腺だね。甲状腺に関しては、どんな鑑別が挙がると思う？

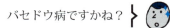バセドウ病ですかね？

バセドウ病では痛みはむしろ乏しいことが典型的だね。他に何が考えられる？

亜急性甲状腺炎ですか？

その通り！ 甲状腺が原因の咽頭痛では亜急性甲状腺炎を主に念頭に置けばよいと言えるね！ では、亜急性甲状腺炎ではどのような病歴が大切かな？

暑がり、発汗、下痢などでしょうか。

さすがだね！ そのような甲状腺中毒症状があれば、必ず疑うべきだね。ただし、亜急性甲状腺炎では甲状腺中毒症状が乏しいという報告もある[17]。であれば、どうすれば良い？

甲状腺の触診？

その通り！ 甲状腺の圧痛および甲状腺腫脹は亜急性甲状腺炎において高率に認めるとされているんだ[17]。

でも、甲状腺を触診すればわかるのであれば見逃さないですよね？

じゃあ、ピカピカ先生は全例、咽頭痛に甲状腺の触診をしている？

いえ。それは…

触診すれば見逃さないのに、触診しないから見逃すということだね。甲状腺くらい頸部リンパ節を触診するついでに触診すればよいだけの話だからね。診察で白黒はっきりすることに関しては、診察したほうが早いこともあるね。

なるほど。他には亜急性甲状腺炎を疑うきっかけはありますか？

わかりやすいのはバイタルサインだね。

つまり、頻脈になっているということですか？

さすがだね！　熱発や脱水などがないにも関わらず、頻脈になっている場合は必ず甲状腺中毒症状を確認すべきだね。

疑わしければ甲状腺機能を採血で調べれば良いですか？

そういうことだね。

ポイント

- 咽頭痛に加え、暑がり、発汗、下痢を認める場合は亜急性甲状腺炎を考える。
- 亜急性甲状腺炎では原則として甲状腺圧痛を認めるので、甲状腺の触診を怠らない。
- 原因不明の頻脈があれば甲状腺中毒症状を確認し、必要に応じて甲状腺機能をチェックする。

### その後

メガネ先生、もう一度診察しました。採血結果は少し炎症反応が上昇している程度でした。嚥下時痛がしっかりとあり、胸痛・背部痛・動悸もなく、心血管リスクが低いことから、心血管系の咽頭痛の可能性は低いと考えました。咳嗽と鼻汁は認めず、片側性に扁桃の腫大があり、ウイルス性でもなさそうでした。採血では好中球優位で肝機能障害もなく、リンパ節腫脹は前頸部のみで、自分で当てたエコー

でも脾腫はなかったので、伝染性単核球症らしいとも思いませんでした。念のためSTDのリスクも確認しましたが特に問題ありませんでした。甲状腺に関しても圧痛や腫脹もなく、甲状腺中毒症状もありませんでした。喫煙歴もなく体重減少もなく、経過からも悪性腫瘍は考えにくい状況でした。

 なるほど… Killer throat pain に関しては？

もう一度絞って聞くと、口が開きにくいという訴えがありました。

 自覚的な開口障害があるということだね！

そうなんですよ。さらに確かに固形物が液体よりも飲み込みにくいという訴えもあり、嚥下困難だと考えました。

 それは、まずいね！ 扁桃の所見は？

確かに軟口蓋はその目で見たら少し偏位していました。扁桃の付け根も盛り上がっているように見えました。

 扁桃周囲膿瘍だ！

はい。扁桃周囲膿瘍を念頭に耳鼻科の先生にコンサルトしたところ、すぐに診察していただいて、やはり扁桃周囲膿瘍でした。耳鼻科入院でドレナージを検討されるとのことでした。耳鼻科の先生に開口障害があるとコンサルトすると、すぐに診てくださいました。最初の時点ではわからなかったです。

 そういうことだね！ 主訴別のフレームワークにもとづいて絞った追加問診をすることがとても大切なんだ！

なるほど！ 勉強になりました！

● 文献 ●
1) 渡辺哲生. 口咽科. 2016; 29（1）: 9-17.
2) Mayo-Smith MF, et al. Chest.1995: 108（6）: 1640-7.
3) Spires JR, et al. Arch Otolaryngol Head Neck Surg. 1987; 113（9）: 984-6.
4) Ducic Y, et al. Ann Emerg Med. 1997; 30（1）: 1-6.
5) Anderson F, et al. Ann Intern Med. 2007; 146（9）: 657-65.
6) Simasek M, et al. Am Fam Physician. 2007; 75（4）: 515-20.
7) 田坂佳千. 今月の治療. 2005; 13（12）: 17-21.
8) Aalbers J, et al. BMC Med. 2011; 9: 67.
9) Humair JP, et al. Arch Intern Med. 2006; 166（6）: 640-4.
10) Harris AM, et al. Ann Intern Med. 2016; 164（6）: 425-34.

11) Worrall GJ, et al. Can Fam Physician. 2007; 53（11）: 1961-2.
12) Little P, et al. BMJ. 2013; 347: f5806.
13) Ebell MH. Am Fam Physician. 2004; 70（7）: 1279-87.
14) Horwitz CA, et al. Clin Chem. 1980; 26（2）: 243-6.
15) 日本性感染症学会. 性感染症 診断・治療 ガイドライン 2016.
16) 上田剛士, ジェネラリストのための内科診断リファレンス. 医学書院; 2014.
17) Fatourechi V, et al. J Clin Endocrinol Metab. 2003: 88: 2100-5

## コラム

### 患者さんの訴えに耳を傾けるということ

　なぜ、この症例で扁桃周囲膿瘍にこだわったかというと私の痛い体験談が元になっています。経験を積んで自信が出てきた頃、1人の高齢女性をレジデントの先生と一緒に診察しました。患者さんは口が開きにくいと言ってくれたのですが、その際少し苛つきながら話を聞いていたので、気のせいだと言ってしまったのです。実際に患者さんを私自身が診察したときも、他覚的には開口障害があるようには見えませんでした。後日患者さんは、咽頭痛、開口障害、嚥下困難が増悪し再診しました。再診時には、開口障害は誰が見ても明らかで、やはり扁桃周囲膿瘍でした。結果的に患者さんは事なきを得ましたが、私にとっては苦い思い出です。後で振り返れば、初診時にも扁桃の付け根が腫れていたかもしれません。しかし、何より重大な失敗は、患者さんの訴えを軽視したということです。患者さんの病歴を軽視するべきではないということは、自然におわかりいただけると思います。そして、その前提として自戒を込めて心を平静にするということが大切なのかもしれません。大概、ミスというのは心が乱れているときに起こるものです。もし苛ついてしまっても、少なくとも自分は苛つきながら診察をしていると意識することが大切だと思います。

**表6-1** 咽頭痛のフレームワーク

|  | Time course | Onset | Situation | Severe |
|---|---|---|---|---|
| 深頸部感染 | 痛みが増悪傾向 | 急性発症 | 開口障害<br>嚥下障害 | 重度の痛み |
| 急性喉頭蓋炎 | 痛みが増悪傾向 | 急性発症 | 嚥下障害 | 咽頭所見が乏しい割に強い咽頭痛 |
| 心血管系 | 痛みが増悪傾向 | 突然発症 | 嚥下時痛なし | 重度の痛み |
| 非感染症 | 長期間継続する痛み | 様々 | 嚥下時痛あり | 比較的軽度 |

|  | 随伴症状 | リスク |
|---|---|---|
| 深頸部感染 | 呼吸困難、喘鳴、hot potato voice、頸部腫脹、流涎、前頸部圧痛 | 糖尿病、口腔衛生不良、免疫不全、低栄養 |
| 急性喉頭蓋炎 | 呼吸困難、喘鳴、hot potato voice、頸部腫脹、流涎、前頸部圧痛 | 特になし |
| 心血管系 | 冷汗、嘔吐、呼吸苦、神経学的巣症状、意識障害 | 高血圧、喫煙、糖尿病、脂質異常症、心血管疾患既往 |
| 無顆粒球症 | 発熱 | 薬剤（特に向精神薬、抗痙攣薬、抗甲状腺薬に注意） |
| ウイルス性上気道炎 | 咳嗽、鼻汁、高熱なし | 特になし |
| 細菌性扁桃腺炎 | 高熱、咳嗽・鼻汁なし、前頸部リンパ節腫脹、片側性扁桃腫大、片側性扁桃白苔 | 若年者 |
| 伝染性単核球症 | 後頸部、耳介、腋窩のリンパ節腫脹、脾腫、口蓋点状出血、肝機能障害、異型リンパ球、長引く発熱 | 若年者 |
| STD | 口腔内潰瘍、口腔内カンジダ、下痢、皮疹、急性HIV感染症 | 性交渉歴 |
| 非感染症 | 体重減少、長引く咽頭痛、嗄声、嚥下困難 | 喫煙歴 |
| 甲状腺 | 暑がり、発汗、下痢、甲状腺圧痛 | 特になし |

# 2-7 動悸

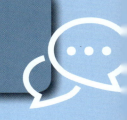

**ピカピカ先生**: あの動悸の患者さん、心電図は問題ないし帰すしかないな。

**メガネ先生**: バカモーン！

また、メガネ先生ですか。今度はなんですか？？

まず病歴ありきだ！

またいつものパターンですか。心電図で問題がないのですよ。念のため採血は確認していますが、異常がなければ帰すしかないと思いますが…

まず、病歴から考えるべきだ！ ひとまず TOSS を確認しようか。

### 症例

23歳、男性
主訴：動悸

既往歴：なし
内服薬：なし
タバコ：なし　アルコール：なし　アレルギー：なし
Time course：持続時間は30分ほど、ここ1か月で頻度が増悪
Onset：突然発症
Situation：特に明らかな誘発状況なし
Severity：失神するほどではない
バイタルサインに特記すべき異常なし

○**動悸の 1 文サマリー**
特に既往歴のない若年男性の頻度が増悪傾向で 30 分間持続する突然発症の動悸。

いいね。では早速、動悸のフレームワークを考えてみようか。

● **動悸のフレームワーク**
- 不整脈
- 洞性頻脈（TACHIE）
  - Tablet
  - Anemia
  - CHest
  - Infection/Inflammation
  - Endocrine
- 心因性

どうだ！　わかりやすいだろ。

急に言われてもわかりません！

そ、そうか。では、解説しよう！

## 不整脈

そもそも、今回の症例ではどんな鑑別を考えたの？

不整脈を考えました。

そうだね。実際に、動悸の鑑別疾患を調べると、心原性が43％と最も多く、次に心因性が31％と続き、その他の原因が10％と続くという報告があるね。残りの10％に関しては、ほぼ洞性頻脈の範疇に入ると考えればよいね[1]。

確かに、心因性は多いですよね。さっきの症例も心電図は正常なので、きっと心因性でしょう！

バカモーン！　心因性動悸とするには、他のフレームを除外して、さらに心因性らしいかどうか吟味してからだ！では聞くけど、来院時に動悸があって心電図でも頻脈性不

| 整脈があればどうだろう？

不整脈が原因だと思います。

では、来院時に動悸を認めるにも関わらず、心電図が全く正常だったら？

それは心因性の可能性が高いと思います。

そうだね。少なくとも不整脈が原因の動悸ではなさそうだね。それでは、来院時に動悸がない状態で心電図も正常だったら、不整脈を否定しても良いかな？

いえ、否定できないと思います。

実際、不整脈の患者であっても来院時に動悸がなければ、過換気症候群や不安障害と見誤られることもあるからね[2]。ということは、何が大切かな？

病歴だと思います!!

そういうことだね！ ところで、不整脈らしい動悸の特徴って何かな？

いつものように TOSS で考えれば良いですね！ Time course は発作性ですかね。

その通り！ つまり間欠期には基本的に全く無症状であるというのが特徴的な経過になるね。持続時間はどうかな？

うーん。あまりにも持続時間が短いと不整脈らしくないような。

その通りだね。持続時間が 5 分未満だと、少し不整脈の可能性は下がるとは言われているね[3]。ただ、長ければ不整脈らしいかというとそういうわけではないんだよね。心因性でも持続時間は長いことがあるからね。他には、60 歳以上の動悸発作というのも少し不整脈の可能性を上げるとは言えるね。

高齢者は、心疾患を有している可能性が高いということですね。

その通り！ 同様に、心疾患の既往というのも不整脈らしいといえるね。では、Onset はどうだろう？

不整脈は、突然発症でしょうか？

良い答えだね！ でも、突然発症というのは、心因性との鑑別にあまり有用ではないんだ。

どういうことですか?

むしろ、心因性かどうかの鑑別に有用なのは、突然動悸が終了したかどうかなんだ。心因性の動悸の場合でも患者さんに動悸が突然始まりましたかと聞くと、突然と答える傾向があるね。ところが心因性の場合は、動悸はいつの間にか終わっているという言い方になるんだ[4]。

なるほど! 動悸が突然終わる場合は不整脈を示唆するのですね!

そういうことだね! それでは、Situation はどうかな?

うーん。失神に準じて考えれば運動時に発症??

そうだね。確かに運動時に不整脈は生じやすいとは言われているね。ただ、洞性頻脈も生じやすいので実際には不整脈の可能性をそれほど上げるわけではないんだ[3]。つまり、普通は動悸が起きない状況で動悸が起これば不整脈らしいということだね。

例えば、睡眠中でしょうか?

その通り! 睡眠中、ベッドで寝ている時、休日や週末など、心因性の動悸が起こりにくい状況で動悸が起これば不整脈らしいと言えるね[3]。あと、ピカピカ先生が集中してカルテを書いているときに突然動悸が起こったら、どう思う?

え、やっぱり不整脈だと思います。

そうだね。仕事中に起こる動悸も不整脈らしいと言えるね。他にはカフェインやアルコールの摂取も不整脈を惹起すると言われているね[3]。

なるほど! Severe に関しては、なんでしょうね。失神すると心原性らしい気はしますね。

その通り! 失神やめまいは、心室性不整脈を疑う所見と言われているね[5]。つまり、心拍出量が低下することで失神をきたすということだね。

なるほど。随伴症状としては胸痛や呼吸困難が重要なのでしょうか?

胸痛や呼吸困難は、不整脈の可能性をそれほど上げる訳ではないんだけど、やはり重要な所見なのであれば精査の閾値は下げるべきだとは思うね。頸部の拍動を感じるというのは PSVT に非常に特徴的なので、あればそれらしいとは

言えるね[3]。他に、PSVT らしい病歴って知っている？

うーんわかりません。

Time course になるけど小児期より動悸発作があるというのは PSVT らしいとされているね。ちなみに、PSVT って簡単に止める方法って知っている？

バルサルバ法ですね！

さすがだね！　ということは、PSVT はどういう状況で止まるんだろう？

いきんだときでしょうか。

その通り！　いきんだり、深呼吸した時に突然動悸が停止したら PSVT らしいということだね。他には、動悸発作時に心房利尿ペプチドが増加し、尿意を生じるとも言われているね。

なるほど。でも、実際にはホルター心電図とらないとわからないじゃないですか。

そうかもしれないね。さらに言うと、過去に遡って動悸発作時に心電図を確認できれば一番良いよね。

それはそうですけど。過去には戻れないですよね。

そうだね。だからこそ患者さんに過去を再現してもらえば良いということだね。

というと？

患者さんに、動悸を認めたときの脈拍を指でタップしてもらい、再現したら良いということだね。患者さんの数えるタップを計測して、動悸発作時の HR を推定すれば良いということだね。その際の HR が例えば 160 前後であったり、HR が 30 前後だったとすればどう？

確かに、不整脈だと思います。

そうだよね。あとは HR のリズムを検者が 160 前後と 70 前後で実際にやってみて、どちらの HR に近いかというやり方も有用だね。じゃあ、指のタップを施行中に患者さんが動悸を訴えたらどうしたらよい？

実際に脈を測ってみたら良いと思います。

その通り！　これを Heart rate perception test と言って、実測の脈拍が正常であるにも関わらず、自覚症状が出

現したら不整脈らしくないとされているね[6)]。

なるほど！ 実際に患者さんに動悸発作を再現してもらうのですね

その通り！ あとは、指タップの際に HR が整か不整かも確認できれば良いね。HR が不整でかつ早い場合は…

心房細動ですね！

そうだね。まずはそう考えるべきだね。つまり問診で、動悸を再現することが大切ということだね。

なるほど！

### 不整脈のフレームのポイント

- Time course　発作性、動悸が 5 分以上持続、60 歳以上、小児期より持続
- Onset　突然終了する
- Situation
  発症状況：睡眠中、ベットで寝ている時、休日、週末、仕事中、カフェイン摂取、アルコール摂取
  停止状況：いきんだとき、深呼吸
- Severe　めまい/前失神/失神を伴えば重症
- 随伴症状　胸痛、呼吸困難、頸部の拍動を感じる、発作時の尿意、心疾患既往
- その他　Heart rate perception test で不整脈を示唆するような異常な脈拍、Heart rate perception test 中に動悸症状なし

### 洞性頻脈

次は洞性頻脈だね。洞性頻脈のフレームは以下の通りで、TACHIE で覚えれば良いね。

**Tablet（薬剤性）**
**Anemia（貧血、脱水）**
**Chest（心臓、肺）**
**Infection/Inflammation（感染症、炎症）**
**Endocrine（内分泌、代謝）**

Tachycardia とかけているのですね。ダジャレですね。

まあ、あくまで覚え方だからなんでも良いのだけどね。大まかに洞性頻脈のフレームワークを作ることが大切だね。洞性頻脈と不整脈の違いはなんだろう？

洞性頻脈は規則正しい動悸でしょうか？

その通り！　不整脈では突然発症して、突然終了する傾向があったよね？　一方、洞性頻脈では緩徐に発症する規則正しい動悸になる傾向がある点が不整脈との鑑別点だね。他には洞性頻脈では、随伴症状と Situation が重要なので、それぞれ診ていこうか。

### 1）Tablet（薬剤性）

まずは Tablet、つまり薬剤性だね。Situation はわかるかな？

つまり薬を内服した時に動悸が出現するということですね。

その通り！　他には、薬の離脱でも動悸が出現しうるね。つまり、薬を内服した時や中断した時に動悸がすれば、薬剤性の動悸らしいと言えるね[7]。では、薬剤性の動悸の原因は何が考えられる？

うーん。アルコールでしょうか。

その通り！　カフェインやタバコも知られているね。他には、テオフィリンや抗コリン薬の中毒、SSRI などによるセロトニン症候群も動悸 / 頻脈をきたしうるね。では、離脱はどうだろうか？

アルコール離脱でしょうか？

さすがだね！　アルコール離脱は動悸の原因として考えるべきだね。同様の機序でベンゾジアゼピンの離脱も動悸をきたしうるね。

なるほど！　離脱も常に薬剤性の動悸の原因として考えるべきなのですね。

#### 薬剤性のポイント

- 薬剤開始後、もしくは薬剤中止後の動悸は薬剤性を考える。
- カフェイン、テオフィリン、抗コリン薬、SSRI の内服歴があれば薬剤性の動悸を考える。
- アルコール、ベンゾジアゼピンの突然の中止では離脱による動悸を考える。

## コラム

### 薬剤性の動悸

薬剤性の動悸は正確には以下の3つに分類される。
① 交感神経亢進（カフェイン、テオフィリン、アルコールやベンゾジアゼピンなどの離脱、コカイン、危険ドラッグ）
② 抗コリン作用（抗ヒスタミン薬、アトロピン、3環系抗うつ薬）
③ セロトニン症候群

鑑別する上でのポイントは以下の6つである。
① バイタルサイン
② 瞳孔
③ 精神症状
④ 発汗
⑤ 膀胱／腸管
⑥ 不随意運動

いずれの病態も、バイタルサインとしては高体温、頻脈、高血圧を認める。また瞳孔も基本的には散瞳傾向である。

ただ興奮が目立つのは、交感神経亢進、セロトニン症候群であり、抗コリン作用ではせん妄・不穏が目立つ。

交感神経亢進と抗コリン作用との決定的な鑑別点は発汗の有無である。

交感神経が亢進する病態では発汗を認めるが、抗コリン作用では発汗は認めず、口渇も目立つ。

また抗コリン作用では、尿閉・イレウスなど平滑筋作用の低下が目立つ。

なお交感神経が亢進する病態では高体温、頻脈、高血圧、発汗に加えて振戦が目立つが、セロトニン症候群ではそれに加えてミオクローヌスなどの不随意運動や腱反射の亢進が目立つことが鑑別点である。

## 2) Anemia（貧血、脱水）

次にAnemia、つまり貧血だね。ここでは、貧血に関連して脱水も同様に扱うことにしようか。ではどういうSituationで動悸は起こると思う？

うーん。失神に準じて考えれば、起立時でしょうか？

その通り！　脱水に伴う動悸であれば、起立時に血圧が低下する傾向があるね。では、慢性的に貧血が進行して起立性低血圧を認めない場合は、どのような状況で動悸は悪化すると思う？　例えば呼吸困難に準じて考えれば？

労作時でしょうか？

その通り！　慢性的な貧血では労作時に呼吸困難や動悸を認めることが多いね。つまり、労作時の動悸は貧血を疑うきっかけになりうるということだね。では、随伴症状はどうだろう？

黒色便、血便、腹痛など出血を示唆する症状を聴取したいですね。

さすがだね！　他には、食事量の低下といった脱水を示唆する病歴も重要だね。

**ポイント**

- Anemia は起立性低血圧のフレームに準じて考える。
- 起立時の動悸の病歴が極めて重要であり、脱水や出血を示唆する随伴症状を聴取すべきである。
- 労作時の動悸は、慢性経過の貧血を疑うきっかけになる。

### 3）Chest（心臓、肺）

次に、Chest つまり心臓と肺が原因の動悸だね。これはどういう Situation で発症すると思う？

やはり、労作時でしょうか。

その通り！　こちらも、労作時に症状が出現するのが特徴的だね[7]。では、心臓と肺に関連した随伴症状はどうだろうか？

胸痛、呼吸困難、咳嗽、喀痰などでしょうか

特に胸痛や呼吸困難を動悸と同時に認める場合は、より疑わしいと言えるね。あとは、心不全を念頭に置くならどういう病歴が知りたいかな？

起坐呼吸や発作性夜間呼吸困難でしょうか。

そうだね！　他には浮腫、体重増加も心不全を示唆する病歴だね。

なるほど。では病歴でChestのフレームが疑わしければ次にどうすればよいでしょうか？

胸部診察、心電図、胸部X線の3点セットはルーチン検査として行うと良いね。その3つは簡便に施行可能で、すぐに結果が出るからね。忙しい一般内科外来では特に重宝するね。

なるほど！

ちなみに、呼吸困難があるにも関わらず、それらの3点セットで全く異常がない心・肺の問題では何を考える？

もしかして、肺塞栓でしょうか？

その通り！　胸痛のところでやったよね！

つまり、胸痛・呼吸困難に加えて動悸があるにも関わらず胸部X線写真や胸部単純CTが正常であれば、肺塞栓を疑うということでしょうか？

その通り！　ただ、胸痛があるなら、胸痛のフレームを優先したほうがよいかもしれないね。

## ポイント

- 労作時の動悸では貧血以外に、心・肺の問題を考えるべきである。
- 胸痛、呼吸困難、咳嗽、喀痰の有無を確認すべきである。
- 起坐呼吸や発作性夜間呼吸困難、浮腫、体重増加などの心不全を示唆する所見も絞って聴取すべきである。
- 疑えば胸部診察に加えて、心電図、胸部X線はルーチンに確認すべきである。
- 胸痛・呼吸困難に加えて動悸があるにも関わらず胸部単純X線や胸部単純CTが正常であれば、肺塞栓を疑う。
- 胸痛があれば胸痛のフレームで考えたほうがよい。

## コラム

### 呼吸困難のフレームワーク

以下のようにABCDEで考える。

A：Air way　　A：Acidemia
B：Breath　　B（V）：Ventilation

C：Cardiac

D：Deficiency of blood

E：Emboli

- Air way

気道の問題で起こる呼吸困難である。アナフィラキシーや急性喉頭蓋炎、COPD、喘息などが鑑別に挙がる。上気道の狭窄音であるストライダーやWheezeを聴取することが疑うきっかけになる。緊急性が高いフレームワークである。$CO_2$貯留は重症のCOPDや喘息を示唆する。

- Acidemia

代謝性アシドーシスが原因の呼吸困難である。頻呼吸から血液ガスを迅速に評価することで鑑別が可能である。酸素飽和度は保たれることが多い。

- Breath

肺が原因の呼吸困難である。咳嗽・喀痰などの病歴に加え、呼吸音の診察、胸部X線で異常があれば考えるフレームワークである。原因は多岐にわたる。

- Ventilation

喚起不全が原因の呼吸困難である。重症筋無力症、ギランバレー症候群などが考えられる。脱力など神経学的異常を伴うことが多い。A-a$DO_2$の開大を認めない$CO_2$貯留は疑うきっかけとなりうる。

- Cardiac

心臓が原因の呼吸困難である。胸痛、起坐呼吸、発作性夜間呼吸困難、浮腫、体重増加を認めれば疑う。心臓の聴診、頸静脈の怒張の有無を確認する。胸部X線、心電図はルーチンの検査として有用である。常に虚血を除外する必要がある。

- Deficiency of blood

貧血が原因の呼吸困難である。酸素飽和度は保たれることが多く、労作時にのみ呼吸困難を認めることが多い。慢性経過の貧血を伴うことが多く、胃癌、大腸癌、膀胱癌など出血を伴う悪性腫瘍が背景にあることが多い。これも血液ガスで速やかに評価が可能である。

- Emboli

上記のように呼吸困難を診たときは病歴・身体診察に加えて、血液ガス、胸部X線、心電図が極めて有用である。しかしそれでも全く異常がなければ、肺塞栓などの肺動脈の問題を常に疑うべきである。

> コラム

### 肺エコーについて

- 近年肺エコーが重要視されているが、ひとまず B line だけでも理解しておく。
- 胸膜から延びる高エコーのラインで、「彗星」のように見える。
- 間質の肥厚や水分貯留を示唆し、両側に B line があれば心不全・ARDS・間質性肺炎を考える。
- もし、心不全の人がいれば、心エコーをするついでに側胸部〜前胸部の肋間にエコーを当ててもらいたい。胸膜から下向きに数本伸びる白い線が見えればそれが B line である。
- 筆者はこの B line と心臓壁運動、IVC、胸水の4点セットで迅速に心不全かどうかを判断している。

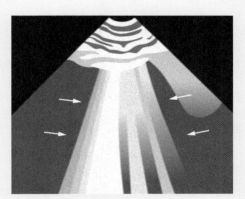

**図7-1 B ilne のイラスト**
心原性肺水腫に対する両側性 B line の診断特性
LR + 19.4  LR − 0.03
（Lichtenstein DA, et al. Chest. 2008; 134:117-25）

## 4) Infection/Inflammation（感染症、炎症）

次に、感染症・炎症のフレームワークだね。これは何を聞けばよいかわかる？

発熱でしょうか？

そうだね。発熱、悪寒、寝汗の 3 点セットは、感染症や炎症性疾患を疑った時には聴取すると良いね。

採血ではやはり CRP が重要なのでしょうか？

そうだね。発熱がはっきりしない場合は CRP の意味はあると言えるね。炎症の有無の指標にはなるからね。むしろ、発熱があるのに CRP が上昇しない病態もあるので、そのような使い方もできるね。CRP だけではなく血沈もスクリーニングとして有用だね。CRP と血沈が正常であれば、このフレームワークの可能性は下がると言っても良いね。

発熱を認めた場合には原因を検索する必要がありますよね？

その通りだね！　詳細は発熱の所で話すけど、頭から足まで全身の Review of Systems と身体所見をチェックすることが重要だね。

### ポイント

- 発熱に加えて動悸を認める場合は、感染症や炎症性疾患のフレームワークを考える。
- 発熱・悪寒・寝汗の 3 点セットを確認する。
- CRP と血沈が正常であれば、同フレームワークの可能性が下がる。
- 頭から足までの Review of Systems と身体所見で原因検索を行うべきである。

## 5) Endocrine（内分泌・代謝）

最後に内分泌と代謝のフレームになるね。この鑑別はわかる？

甲状腺機能亢進症でしょうか？

その通り！　暑がり、活動性の亢進、体重減少、手指の振戦、発汗、下痢などは甲状腺機能亢進症を示唆するね[8]。

となると、甲状腺の診察が重要なのでしょうか？

その通り！　バセドウ病であれば甲状腺腫大を、亜急性甲状腺炎であれば甲状腺の圧痛を認めることが多いね。

なるほど。そういえば、褐色細胞腫も同じような症状をきたしますよね。

そうだったね。褐色細胞腫に関しては、頭痛、動悸、発汗が3徴とされていたね[9]。さらに特徴的なのは、発作性のTime courseをたどるということだったね？

そうでしたね。

普段は全く症状がないにもかかわらずに突然、頭痛、動悸、発汗を認め、さらに同時に高血圧、暑がりを認めるというTime courseをたどるね。

なるほど。つまり、診察時に症状がまったくないということもあり得るということですね。

そういうことだね！　ただ、実際には発作性の高血圧の原因はパニック症候群や不安に伴う高血圧の頻度のほうが高いね。疑えばスクリーニングで随時尿中のメタネフリンとノルメタネフリンを測定することが大切だね[10]。

でも、病歴で疑わないとスクリーニング検査も出せないですよね。

その通り！　やはり病歴が大切ということだね！　他に発作性に動悸をきたす疾患はわかるかな？

うーん。低血糖？

さすがだね！　動悸、発汗、悪心、頭痛、空腹感というのは低血糖を示唆する症状だね。血糖降下薬を使用していることが多いけど、ダンピング症候群やインスリノーマも原因になりうるからね。ダンピング症候群は食後に症状が発症する場合に積極的に疑うべきだね。インスリノーマでは発作性に精神症状で発症することもあり、てんかん発作と鑑別を要することもあることに注意が必要だね。

なるほど！　そういえば、動悸・発汗・頭痛は共通していますね。

つまり、発汗、頭痛、暑がりというのは内分泌系・代謝疾患による動悸の可能性を考慮する所見ということだね。診察時に症状がない場合でも、発作性に症状が出現しているかを確認すべきということだね。

なるほど。ちなみに、内分泌・代謝疾患による動悸ではどのようなSituationで起こるのでしょうか？

薬剤性や内分泌・代謝疾患の両方に共通して言えることだけど、基本的には内因性に交感神経系が刺激される病態だと考えれば良いね。よって、安静時であっても動悸が生じる傾向があるね。

なるほど！

### ポイント

- 動悸に加えて、暑がり、活動性の亢進、体重減少、手指の振戦、発汗、下痢を認める場合は甲状腺機能亢進症を考える。
- 甲状腺腫大を認める場合はバセドウ病を、甲状腺圧痛を認める場合は亜急性甲状腺炎を考える。
- 褐色細胞腫では、普段は全く症状がないにもかかわらずに突然、頭痛、動悸、発汗を認め、さらに同時に高血圧、暑がり、パニック様の発作を認める。
- 動悸に加え発汗、悪心、頭痛、空腹感を認める場合は低血糖を考える。
- 血糖降下薬だけでなく、ダンピング症候群やインスリノーマも原因になりうる。
- ダンピング症候群は食後に発作を認める。
- インスリノーマは発作性の精神症状で発症することもあり、てんかん発作と鑑別を要する。
- 安静時に、発汗、頭痛、暑がりを伴う動悸を認める場合は、内分泌・代謝疾患を疑うきっかけとなりうる。

### コラム

#### 褐色細胞腫と甲状腺機能亢進症の鑑別

褐色細胞腫と甲状腺機能亢進症の症状はよく似ているが、それではどのような点で鑑別すべきだろうか。

1つ目は前述の Time course である。甲状腺機能亢進症では比較的症状が一定である一方、褐色細胞腫では症状が発作性に繰り返すことが特徴的である。

2つ目は生活習慣病の有無である。褐色細胞腫では糖尿病や脂質異常症などの生活習慣病の頻度が比較的高い。痩せ型なのに生活習慣病があるというのは、褐色細胞腫を疑うきっかけになる。

3つ目は便の性状である。褐色細胞腫では便秘になる傾向があるが、一方甲状腺機能亢進症では下痢になる傾向がある。

以上、3つの点を意識しながら考えるとよい。

## 心因性

最後は心因性だね。

心因性は簡単ですよ。動悸を訴えているにも関わらず、心電図が全く正常であれば心因性らしいでしたよね？

そうだったね。症状と心電図のギャップは心因性を疑うきっかけになったね。では来院時に症状がなければどうする？

不安を伴った動悸は心因性ということでしょうか？

確かに不安が随伴するというのは大切だね。ただ、さっきも言ったように、不整脈が過換気症候群や不安障害と見誤られることもあるし、低血糖や褐色細胞腫も精神症状が前面に来ることもあるからね。

うーん。ではどうすれば良いのですか？

まずは、除外診断という点につきるね。つまり、今まで考えてきた不整脈および洞性頻脈による動悸ではなさそうというところが出発点になるということだね。

なるほど。心因性らしい動悸というのもあるのでしょうか？

脈が速いわけではなく、ただ単に寝ていると心臓の音が聞こえるという訴えは心因性らしいと言えるね。また、Heart rate perception test で実際に再現してもらい、脈拍が正常範囲内であるにも関わらず動悸を訴えれば心因性らしかったね。

そうでしたね。不安は診断には有用ではないのでしょうか？

Time course が重要だね。明らかに精神的なストレスや不安が先行していて、その後から動悸が起こった場合は心因性らしいと言えるね。特にパニック発作であれば、突然スイッチが入ったように恐怖を感じて、その後に発作が出現するという経過になるね。

とはいえ、発作性上室性不整脈がパニック発作と見誤れることもあるくらいなので、心因性の動悸であるという判断は慎重にすべきということですね。

その通り。あ、さっきの患者さんの採血結果がそろそろ出ているのではないかな？

そうですね。もう一度診察してみます！

## ポイント

- 症状と心電図のギャップは心因性を疑うきっかけになる。
- 不安は心因性を疑うきっかけになるが、不安があれば心因性というわけではない。
- 心因性動悸の前提は、除外診断である。
  - 脈が速いわけではなく、ただ単に寝ていると心臓の音が聞こえるという訴えは心因性らしい。
  - Heart rate perception test で実際に再現してもらい、脈拍が正常範囲内であるにも関わらず動悸を訴えれば心因性らしい。
  - 明らかに動悸の契機となる不安やストレスが先行していれば、心因性らしいと言える。
- 心因性動悸の判断は慎重に行うべきである。

## その後

もう一度確認してみました。動悸は緩徐に発症するわけではなく、労作、食事、起立などの Situation との関連性もなく、洞性頻脈は否定的と考えました。薬剤歴はなく、念のため腹痛、血便、胸痛、呼吸困難、頭痛、発汗、暑がり、手の震え、下痢、空腹感も確認しましたが全く認めませんでした。採血結果も全く問題はなく、やはり洞性頻脈は否定的と考えました。

 そうだね。結果的には採血は必要なかったかもしれないね。では不整脈の可能性はどうだろう？

動悸発作は突然発症することは確認していましたが、よくよく確認すると動悸は、突然終了していたようです。

 それは不整脈らしいね！　他にはどうだろう？

休日や仕事中にも突然、動悸を認めて 20 分程度継続するようです。先行する不安などもありません。また、呼吸困難と胸痛も伴うこともあるようです。失神するほどではないけど血の気が引く感じを自覚することもあるようです。

 それはいよいよ不整脈らしいね。

そうなのです！ Heart rate perception test をしてみたのですが、再現してもらった脈拍は 160 ～ 180 回 / 分前後で、不整ではありませんでした。Heart rate perception test をしている際には動悸の自覚もなく、脈拍は正常でした。

ということは？

不整脈の可能性が高いと考えます！ あと、頸部の拍動を感じることもあるようです。

であれば PSVT かもしれないね！

そうですよね！ 循環器内科にコンサルトしたところ、やはり不整脈が疑わしいので後日ホルター心電図を行う方針になりました。いやー勉強になりました！

そうだね。ただ実際には心因性か不整脈かは悩ましいことも多いからね。悩ましい場合は、循環器内科への紹介は躊躇すべきではないかもしれないね。

---

**詳細なフレームワーク毎の鑑別疾患**

- 不整脈

  心房細動、発作性上室性頻拍、心室性頻拍、期外収縮、洞不全症候群

- 洞性頻脈（TACHIE）

  - Tablet

    カフェイン、テオフィリン、β刺激薬、離脱（アルコール、ベンゾジアゼピン）

  - Anemia

    急性出血、脱水、慢性貧血

  - Chest

    心疾患（心不全、弁膜症、虚血性心疾患）、肺疾患（慢性閉塞性肺疾患、間質性肺炎）

  - Infection/Inflammation

    感染症、悪性腫瘍、自己免疫疾患、炎症性疾患

  - Endocrine

    甲状腺機能亢進症、褐色細胞腫、低血糖

- 心因性

  パニック症候群、うつ病、全般性不安障害

**表7-1** 動悸のフレームワーク

|  | Time course | Onset | Situation | Heart rate perception |
|---|---|---|---|---|
| 不整脈 | 発作性<br>動悸時が5分以上持続<br>60歳以上 or 小児期より持続 | 突然発症<br>突然終了 | 発症状況：睡眠中、仕事中、休日、アルコール<br>停止状況：いきんだとき、深呼吸 | 異常な脈拍が再現される。<br>再現時に動悸の訴えがなければ、脈拍は正常。 |
| 洞性頻脈 | 特に決まったものなし<br>発作性であれば、褐色細胞腫、低血糖を考える | 緩徐発症、緩徐終了 | 薬剤性：薬物開始 or 中止<br>起立時：起立性低血圧<br>労作時：貧血、心肺疾患<br>食後、空腹時：低血糖 | 特になし |
| 心因性 | さまざま | 突然発症、緩徐終了 | 不安、恐怖、ストレスによって惹起 | 正常な脈拍が再現される。<br>再現時に動悸の訴えがあっても、脈拍は正常。 |

**表7-2** 洞性頻脈の Situation と随伴症状

|  | Situation | 随伴症状 |
|---|---|---|
| 薬剤性 | 安静時 | 薬剤内服歴、薬剤中止歴 |
| 貧血 | 労作時 | 腹痛、黒色便、血便 |
| 起立性低血圧 | 起立時 | 腹痛、黒色便、血便、脱水 |
| 心肺疾患 | 労作時 | 胸痛、呼吸困難、動悸、咳嗽、喀痰 |
| 感染症、炎症性 | さまざま | 発熱、悪寒、寝汗、他随伴症状 |
| 褐色細胞腫 | 安静時 | 暑がり、頭痛、発汗、高血圧、便秘 |
| 甲状腺機能亢進症 | 安静時 | 暑がり、発汗、下痢、活動性の亢進、体重減少、手指の振戦 |
| インスリノーマ | 空腹時 | 発汗、悪心、頭痛、空腹感 |
| ダンピング症候群 | 食後 | 発汗、悪心、頭痛、空腹感 |

＊褐色細胞腫と低血糖は、発作性の経過で起こりうる

● 文献 ●

1) Weber BE, et al. Am J Med. 1996; 100 (2): 138-48.
2) Brugada P, et al. Lancet. 1993; 341 (8855): 1254-8.
3) Thavendiranathan P, et al. JAMA. 2009; 302: 2135-43.
4) 酒見英太, 他. 診察エッセンシャルズ新訂版. 日経メディカル開発; 2009.
5) Zimetbaum P, et al. N Engl J Med. 1998; 338: 1369-73.
6) Mayou R, et al. Q J Med. 2003; 96: 115-23.
7) Abbott AV. Am Fam Physician. 2005; 71 (4): 743-50.
8) Attia J, et al. Arch Intern Med. 1999; 159 (7): 658-65.
9) Plouir PF, et al. Nouv Presse Med. 1981; 10 (11): 869-72.

10) 成瀬光栄, 他. 日内会誌. 2014; 103: 895-900.

## コラム

### 脈の不整をみたら

　脈が不整であると感じたら、Regularly irregular なのか Irregularly irregular なのかを常に考える癖をつけるべきです。Regularly irregular は普段の脈拍は整だが、定期的に脈が不整になる状態のことです。期外収縮が代表的で、規則的に脈が飛びます。一方 Irregularly irregular は常に脈が不整で乱れている状態で、心房細動が代表的です。患者さんに指タップで動悸を再現してもらう場合も、どちらに当てはまるかを考えながら行うとよいと思います。

## コラム

### 咳嗽のフレームワーク

咳嗽のフレームワークは、ABCDEF で考えると覚えやすい

A　Air way
B　Breathing（肺・縦隔）
C　Cardiac
D　Drug
E　Esophageal
F　Fukubikuu（副鼻腔）

・Air way
　文字通り気道の問題であり、アナフィラキシーや喘息、COPD、異物などを考える。
　Wheeze やストライダーなど聴診が重要になる。
　一般的にはウイルス性上気道炎が最もコモンな原因である。
　上気道炎に続発する長引く咳嗽では、感染後咳嗽を第1に考える。胸部聴診、バイタルサインに問題がなければ、鎮咳薬で経過観察が可能である。
　なお Wheeze がなくても、アトピー性の素養や喘息の既往歴がある場合に咳だけが長引くならば、胸部X線で問題ないことを確認後に咳喘息を念頭に吸入ステロイドを診断的治療として使用することも考慮する。

- Breathing

　肺の問題であり、咳嗽の原因としてまず浮かびやすいフレームワークである。

　呼吸数を含めたバイタルサインが正常で、聴診で呼吸音も問題なく、鼻汁・咽頭痛があれば胸部X線は原則として不要である。

　立位の胸部X線が問題なければ肺の問題である可能性は下がるため、まず行うべき検査として推奨される。

　しかし、呼吸困難・呼吸状態不良にかかわらず肺野の所見が乏しい場合は、やはり肺塞栓を忘れるべきではない。

- Cardiac

　心血管系の問題による咳嗽である。胸痛、起坐呼吸、発作性夜間呼吸困難、浮腫、体重増加を認めれば疑う。

　診察としては心臓の聴診、頸静脈の怒張の有無を確認する。

　胸部X線に加えて、心電図はルーチンの検査として有用である。

- Drug

　ACE阻害薬が有名であり、薬剤歴の聴取が何よりも重要である。

　他に塩化水素など化学的刺激のある物質を吸入したケースも薬剤性の咳嗽を起こす。

- Esophageal

　逆流食道炎（GERD）は咳嗽の原因となりうる。胸焼けや臥位での咳嗽の増強がポイントになる。疑えばPPIによる診断的治療を試みることもある。

- Fukubikuu

　鼻汁の後鼻漏は遷延する咳嗽でコモンな原因である。

　鼻閉、鼻汁、飲み込みたくなるような痰やむせ込むような咳嗽があれば疑わしい。

　頭痛、副鼻腔叩打痛をチェックし必要に応じて副鼻腔X線を撮像し、副鼻腔炎を除外する。

咳嗽のフレームワークを急性と慢性に分けて表にしたのが表7-3になる。

**表7-3 咳嗽のフレームワークと鑑別疾患**

| | 急性 | 慢性 |
|---|---|---|
| Air way | アナフィラキシー、喘息、気管支炎 | 咳喘息、感冒後咳嗽 |
| Breathing<br>・感染症<br>・悪性腫瘍<br>・自己免疫 | 肺炎<br>肺癌<br>肺胞出血、好酸球性肺炎 | 結核<br>肺癌<br>間質性肺炎、好酸球性肺炎 |
| Cardiac | 心不全 | 心不全 |
| Drug | 薬剤性肺障害 | ACE 阻害薬 |
| Esophageal | GERD | GERD |
| Fukubikuu | 副鼻腔炎 | 後鼻漏、アレルギー性鼻炎 |

# 2-8 腰痛

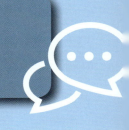

**ピカピカ先生**: あ、メガネ先生いいところに！　さきほど腰痛の患者さんが来たんですが、腰痛のフレームワークを教えてください！

**メガネ先生**: えー。どうしようかな。

そんなのはいいから教えてください！

全く、最近の若者は…　ところで痛みの解析はどうかな？

## 症例

70歳、女性
主訴：腰痛
既往歴：糖尿病
内服薬：シタグリプチン 50mg/日
タバコ：なし　アルコール：なし　アレルギー：なし
Time course: 波のない痛み
Onset: 昨日から急性発症
Situation: 体動時に悪化
Severity: 7/10 程度の痛み
Position: 下位腰部
Quality: 鋭い痛み
Radiation: 放散痛なし
随伴症状：発熱、悪寒
体温 38.9℃、脈拍 123 回/分、血圧 110/75 mmHg、呼吸数 24 回/分、酸素飽和度 96%（室内気）

> ○ 1文サマリー
> 糖尿病のある70歳女性の昨日から急性発症し体動時に悪化する鋭い下位腰部の痛み。

 なるほど… ピカピカ先生はこの解析と1文サマリーを見て何を考えたの？

 うーん。急性腰痛症でしょうか？ ただ発熱があるのは気になりますね。

 なるほど。まずはフレームワークで網羅的に考えようか。腰痛のフレームワークで一番大切なのは、Situationだね。

 体動時に痛みが強くなる？

 さすがだね！ 最初から一番大切なポイントを話すと、体動時に痛みが強くなれば筋骨格系腰痛であることが原則だね。

 でも、腰痛って体動で悪化するものじゃないんですか？

 それが、そうでもないんだな。例えば尿路結石も腰痛で来院するけど、じっと安静にしていても痛いので、のたうち回るよね。一方、急性腰痛症であれば安静にしていれば痛みはないけど、体を動かすと痛みが出現するので、じっと安静にしている傾向があるよね。

 なるほど。つまり、体動で悪化すれば筋骨格系腰痛。体動で悪化しなければ非筋骨格系腰痛ということですね。

 その通り！

- 体動で悪化する腰痛は筋骨格系の腰痛を疑う。
- 体動で悪化しない腰痛は非筋骨格系の腰痛を疑う。

---

● 腰痛のフレームワーク
① 筋骨格系の腰痛
② 非筋骨格系の腰痛

## 筋骨格系腰痛の Red flag 全般

ところで、腰痛の Red flag って知っている？

あ、これは勉強しました！ 体重減少、発熱、免疫抑制、癌の既往ですね！

お、よく知っているね。ところでこの Red flag が意味するところって知っている？

えーと。悪性腫瘍に伴う腰痛を示唆する所見でしょうか？

そうそう。ここで Red flag を挙げると、以下のようになるね。ただ、注意が必要なのはこれらの Red flag は基本的には筋骨格系腰痛で応用すべきで、内臓由来の腰痛では別に考える必要があるということだね。

> **Red flag**
> 高齢、体重減少、発熱、免疫抑制、癌の既往、ステロイド使用、骨粗鬆症、神経症状、膀胱直腸障害、夜間痛、安静時痛、4 週間以上の痛み、激痛、外傷歴

これらは、筋骨格系腰痛における Red flag ということですね。しかし、こんなにあるのですね。覚えるのが大変だ。

フレームワークを使いながら意味を考えればまる覚えしなくていいんだぞ！ Red flag も基本的には TOSS で考えるべきだけど、どうだろう？

今までのメガネ先生のワンパターンには慣れてきたので、わかりますよ。つまり、Time course は増悪傾向、Onset は突発発症、Severe は重度の痛みは見逃してはいけない、ですよね？

ぐぬぬ。悔しいがそのとおりだ。Time course に関しては増悪傾向だけでなく、長期間改善しないというのも Red flag になるね。

つまり急性腰痛症なら痛みは自然に改善するはずということですね。

そうそう。では Situation はどうだろう？

安静時でも痛みを認めるかどうかでしょうか？

その通り！ つまり、急性腰痛症は基本的には安静にしていれば、痛みは消失するはずだよね。よって、安静時に腰痛があれば基本的には Red flag と捉えるべきだね。そう考えると、夜間・就寝時の痛みというのはどうだろう？

つまり安静でも痛みが改善しないので、夜間・就寝時も痛みが出現するということですね。

おっしゃる通り。聞き方としては、夜寝ているときに腰痛で目が覚めるかどうか聞くとよいかもしれないね。

なるほど。Red flag も TOSS で考えるとわかりやすいですね。

そうそう。ただ、Onset に関しては急性腰痛症でも Sudden onset になりうることに注意が必要だね。ちなみに、Sudden onset をきたす筋骨格系腰痛で見逃してはいけない疾患ってわかる？

うーん。わかりません。

筋骨格系腰痛では硬膜外血腫だね。突然発症の痛みで、抗血小板療法・抗凝固療法がリスクになるね。特に神経症状を伴う場合で血管系の疾患が否定的ならば、必ず鑑別に挙げる必要があるね。

なるほど。覚えておきます。

では、Sudden onset をきたす非筋骨格系腰痛はどうだろう？

あ、急性大動脈解離ですね！

さすがだね！ あとは、腹部大動脈瘤破裂もそうだね。

つまり、Sudden onset の腰痛では腹部大動脈の病気を念頭に置くことが大切ということですね。

その通り！ じゃあ、TOSS で筋骨格系腰痛の Red flag を整理してみようか。

> **筋骨格系腰痛の Red flag 全般**
> Time course: 増悪傾向の痛み、長期間継続する痛み
> Onset: 突然発症
> Severe: 重度の痛み
> Situation: 安静時の痛み、夜間・就寝時の痛み

## 筋骨格系腰痛各論

次に、筋骨格系腰痛を個別に見てみようか。実は筋骨格系腰痛の中にもフレームワークがあるんだ。

なるほど。

筋骨格系腰痛のフレームワークは以下のとおりで、FACETで覚えると良いと言われているね。

> **● 筋骨格系の腰痛のフレームワーク（FACET）**
> Fracture　　　　　→骨折
> Autoimmune　　　→自己免疫疾患
> Compression　　 →圧迫
> Epidural abscess →感染
> Tumor　　　　　　→悪性腫瘍

FACET 聞いたことがあります！　でも少し違うような。

その通り。A は Aorta が一般的だね。ここでは筋骨格系腰痛における覚え方で、腹部大動脈瘤破裂と大動脈解離が否定的であることが前提だね。それぞれ見ていこうか。

### 1）Fracture

まず Fracture だね。要は腰椎圧迫骨折ということだけど、どんな痛みの特徴があるかな？

えーと。安静時の痛みや重度の痛みでしたよね？

その通りだね。ただそれらの痛みは筋骨格系腰痛の Red flag 全般に言えることだね。腰椎圧迫骨折に特徴的な病歴はないかな？

あ、外傷歴ですか？

そうだね。ただし外傷歴がない圧迫骨折もあるので注意が必要だね。他には、骨粗鬆症のリスクである高齢者やステロイド使用といったところも圧迫骨折のリスクと言われているね。

言われてみればそうですね。

筋骨格系腰痛の原則として腰痛全般の Red flag に合致するのであれば腰椎の X 線や MRI などの画像評価の適応と考えるべきだね。ちなみに、Red flag を示唆する身体所見ってわかる？

うーん。脊椎の圧痛ですか？

むしろ脊椎の叩打痛が優れていると言われているね。圧迫骨折において陽性尤度比＋8.8、陰性尤度比－0.1と非常に優れた診断特性があるという報告があるんだ[2]。さらに自己免疫疾患、感染症、悪性腫瘍による脊椎疾患でも脊椎叩打痛は陽性になりうるね。

なるほど！ 脊椎叩打痛が明らかであれば Red flag に準じて画像評価を考えるべきということですね！

その通り！

---

### Fracture のポイント
- 筋骨格系腰痛全般の Red flag
  Time course: 増悪傾向の痛み、長期間継続する痛み
  Severe: 重度の痛み
  Situation: 安静時の痛み、夜間・就寝時の痛み
- Fracture に特徴的な Red flag
  リスク：高齢者、外傷歴、ステロイド使用歴
- 身体所見：脊椎叩打痛

---

## 2）Autoimmune

次に Autoimmune だね。これも筋骨格系腰痛の Red flag 全般に関しては Fracture と同じだね。ちなみに自己免疫に関連して、腰痛をきたす病気はわかるかな？

強直性脊椎炎でしょうか？

その通り！　最近では、脊椎や仙腸関節などの体軸関節に主に炎症をきたす疾患をまとめて、脊椎関節炎と呼称するようになっているね。その代表格が強直性脊椎炎といえるだろうね。ところで、脊椎関節炎に特徴的な病歴って知っている？　特に Situation で。

なんでしょうね。わからないです。

夜間の痛みと安静で改善しない腰痛、長期間改善しない腰痛、比較的強い腰痛は強直性脊椎炎を示唆するけど、これは腰痛全般の Red flag だから覚えなくて大丈夫だよね。

確かにそうですね。でも脊椎関節炎に特徴的な病歴はあるのでしょうか？

実は、運動で改善する腰痛は脊椎関節炎を示唆するとされているね。

なんだか、動かしたら腰痛は悪化しそうなのに不思議ですね…

そうだよね。体を捻った時はむしろ痛くても良いのだけど、歩いていると徐々に痛みがよくなるという病歴である印象だね。

なるほど。面白いですね。

あとは Onset で言えば緩徐に発症する痛み、40 歳以下で発症というのも脊椎関節炎を示唆するね。実際に慢性腰痛患者で以下の 5 項目のうち 4 項目以上あれば、LR ＋ 5.3、LR － 0.6 で脊椎関節炎を疑うと言われているね[3]。

---

**脊椎関節炎を疑う所見**
① 40 歳以下での発症
② 緩徐な発症
③ 運動で軽快
④ 安静で軽快しない
⑤ 夜間痛（起き上がると軽快）

---

これって、今まで TOSS で解析してきた腰痛そのままじゃないですか！

その通り！　それだけ病歴が大切ということだね。

なるほど！ 身体所見としてはやはり脊椎叩打痛が重要なのですか？

そうだね。脊椎叩打痛も有用な所見だね。ただ炎症の首座は仙腸関節だったよね？

仙腸関節の圧痛を確認すればよいということでしょうか？

そうだね。詳細はここでは触れないけど、簡便なところでは脊椎叩打痛と同時に、仙腸関節に関しても叩打痛も確認しておくと良いね。

なるほど！

末梢関節炎も引き起こされることがあるので、関節痛の有無も注意すべきだね。他にはアキレス腱の診察も大切だね。

アキレス腱？

脊椎関節炎の本態は、腱などの付着部の炎症とされているね。特にアキレス腱に炎症がしばしば診られるので注意が必要だね。

なるほど！

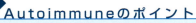

### Autoimmuneのポイント

- 筋骨格系腰痛全般の Red flag
  Time course: 増悪傾向の痛み、長期間継続する痛み
  Severe: 重度の痛み
  Situation: 安静時の痛み、夜間・就寝時の痛み
- Autoimmune に特徴的な Red flag
  Onset: 緩徐に発症する痛み、40 歳以下で発症する痛み
  Situation: 運動で改善する痛み
  身体所見: 仙腸関節叩打痛、アキレス腱の炎症

## コラム

### 脊椎関節炎の種類と診断

脊椎関節炎は強直性脊椎炎を含め代表的には 5 つの疾患が挙げられる。PARIS という覚え方が覚えやすい。

▶ Psoriatic arthritis　乾癬性関節炎
▶ Ankylosing spondylitis　強直性脊椎炎

- ▶ Reactive arthritis　　　反応性関節炎
- ▶ Inflammatory bowel disease arthritis　炎症性腸疾患に伴う関節炎
- ▶ SAPHO 症候群

強直性脊椎炎以外の疾患ごとに関連する随伴症状を覚えておくべきである。
- 疥癬性関節炎：乾癬の既往歴、爪の変形、DIP 優位の関節炎
- 反応性関節炎：尿道炎・性感染症、腸炎、先行する感染症
- 炎症性腸疾患に伴う関節炎：腹痛、下痢、血便
- SAPHO 症候群：掌蹠膿疱症、胸鎖関節炎

近年では脊椎関節炎の診断において、仙腸関節の MRI 所見が重要視されている。

強直性脊椎炎では椎体の角に shiny corner sign を認める。

### 3）Compression

次に Compression を考えてみようか。

というか、Compression ってなんの圧迫ですか？

いい質問だね！　圧迫されるのは神経ということだね。つまり椎間板ヘルニアなど様々な原因で神経根が圧迫される病態をここでは Compression としているね。どんな症状が出現すると思う？

脱力やしびれとかですか？

その通り！　他には大腿や下肢の痛みというのも特徴的とされているね。つまり、いわゆる坐骨神経痛だね。他には脊柱管狭窄症なら間欠性跛行も出現することが有名だね。ところで、Compression で見逃してはいけない病態って知っている？

え。もしかして馬尾症候群？

さすがだね！　馬尾症候群は馬尾が圧迫されて生じる神経症状のことだね。特に仙髄領域の神経根の圧排が問題になるけど、なぜかわかる？

えーと。排尿？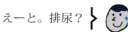

そうそう。仙髄領域の神経根は膀胱および直腸を支配しているので、圧迫によって尿閉が出現するということだね。尿閉は圧迫を解除しないと改善しないとされているね。

なるほど！　だから緊急性が高いんですね！

その通り！　ちなみに、仙髄領域の神経根は肛門周囲を支配しているので、肛門周囲の感覚低下や肛門トーヌス低下が認められるとされているね。となると大切な身体所見は何になるかな？

直腸診でしょうか？

その通り！　実際の手順は以下の通りだね。特に脱力や膀胱直腸障害を伴う腰痛では積極的に確認すべきと言えるだろうね。

① 直腸診の前に肛門周囲の感覚低下を確認する。
② 直腸診で肛門に指を入れた瞬間の不随意な（意図しない）肛門収縮の低下の有無を確認する。
③ 直腸診で肛門に指を入れた状態で、随意的に（意図して肛門に力を入れてもらう）肛門収縮があるかどうかを確認する。

なるほど。では腰痛に下肢脱力を伴ったときはまず神経の圧迫を考えればよいということですね？

確かにそうだね。でも腰痛と下肢脱力で見逃してはいけない病気があるんだけどわかるかな？　特に突然発症ならば。

あ、大動脈解離と腹部大動脈瘤破裂ですか！

その通り！　大動脈解離と腹部動脈瘤破裂では下肢への血流が低下するね。よって足背動脈の触知が重要になってくるね。

なるほど！

## Compressionのポイント

- Compressionに特徴的なRed flag
  随伴症状：坐骨神経痛、両側の下肢・臀部・大腿の痛みやしびれ、尿閉、便失禁

- 重要な身体所見
肛門周囲の感覚低下、トーヌスの低下（随意、不随意）、足背動脈の触知

## 4）Epidural abscess（infection）

 次は Epidural abscess 硬膜外膿瘍ということで、感染症ということだね。代表的な疾患ってわかるかな。

化膿性脊椎炎ですか？

 それが代表的だね。痛みの性状は今で述べてきた筋骨格系腰痛全般の Red flag と同じだね。随伴症状として何が挙げられる？

発熱でしょうか。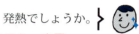

 その通り！ 他には悪寒・寝汗なども挙げられるね。病歴ではないけど採血で CRP が高値というのも疑うきっかけになるね。

なるほど。

 裏を返せば、発熱精査の際は Red flag を示唆する腰痛や脊椎叩打痛があれば、積極的に化膿性脊椎炎を考えるべきとも言えるだろうね。

ところで、化膿性脊椎炎を疑えばやはり腰椎 MRI を撮像すればよいでしょうか？

 そうだね。化膿性脊椎炎の診断において腰椎 MRI は LR ＋ 12　LR − 0.04 と非常に有用とされているね[4]。とはいえ発症後すぐでは感度が低い傾向があるので、疑わしいにも関わらず MRI に異常がなければ 1 〜 2 週間後に再検が必要だね。

なるほど。ということはやはり病歴と身体診察から疑うことが大切なのですね。

 ただし、脊椎叩打痛も LR ＋ 2.1　LR − 0.23 と否定に使えるほどではないことに注意が必要だね[4]。

それでは、どうすればよいのでしょうか？

 やはり病歴での腰痛の有無が最も感度が高いと言ってもよいだろうね。さっきも言ったような夜間の痛みや安静時の痛みもそうだし、体動時の著明な腰痛も疑うきっかけになりうるね。そこに炎症が加われば、やはり疑しいと言えるだろうね。

なるほど。

それでは、化膿性脊椎炎以外に発熱＋腰痛をきたす疾患はあるかな？

もしかして、さっき言った硬膜外膿瘍でしょうか？

その通り！　それでは硬膜外膿瘍では化膿性脊椎炎を示唆する所見に加えてどんな症状が出るかな？

思いつきません…

膿瘍が広がると神経を圧迫するので…

あ！　Compression で扱ったような症状が出現するということでしょうか？

さすがだね！　脱力、しびれ、膀胱直腸障害なども伴えば積極的に硬膜外膿瘍を考えるべきと言えるね。あと、もう一つ重要なのは腸腰筋膿瘍だね。

腸腰筋膿瘍ですか？　あまり腰痛をきたす印象はありませんが…

実は腸腰筋膿瘍は、腰痛＋発熱でくることが多いね。では化膿性脊椎炎とどのような点が違うだろう？

腸腰筋なので…　腸腰筋徴候が陽性になるとか…

そういうことだね！　腸腰筋徴候のやり方は以下の通りだね。

＊腸腰筋徴候：股関節を他動的に伸展し疼痛が誘発されれば陽性。

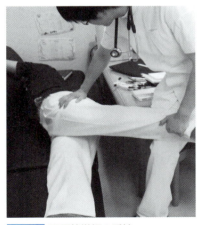

**図8-1** 腸腰筋徴候の手技

こういう風にやるのですね！ ちなみに、腸腰筋徴候が陽性になったら造影 CT を撮像すればよいのでしょうか？

そうだね。腸腰筋膿瘍が疑わしければ造影 CT を撮像すべきだね。あとは熱源精査目的で単純 CT を撮像した際も、腸腰筋を意識してみる癖をつけておくことが大切とも言えるね。

なるほど。

あとは他に infection で考えるべき疾患はあるかな？ 特に慢性経過で症状が乏しくて、呼吸器症状を伴っているのであれば…

結核でしょうか？

結核性脊椎炎だね！ 化膿性脊椎炎に比べて慢性経過で症状が乏しいとされているね。病変も 3 椎体以上に及ぶことが多くて、症状と不釣り合いに病変が大きいことが特徴的とされているね。

なるほど！ 慢性経過で症状が乏しいわりに画像的な所見が派手な場合は結核性脊椎炎を考えるのですね。

その通り！

### Epidural abscess（infection）のポイント

- 筋骨格系腰痛全般の Red flag
  Time course: 増悪傾向の痛み、長期間継続する痛み
  Severe: 重度の痛み
  Situation: 安静時の痛み、夜間・就寝時の痛み
- infection に特徴的な Red flag
  - 随伴症状：発熱、悪寒、寝汗、尿路症状、CRP 高値
  - 脱力、しびれ、膀胱直腸障害（硬膜外膿瘍）
  - 活動性結核、結核の既往歴、呼吸器症状（結核性脊椎炎）
  - 身体所見：脊椎叩打痛　腸腰筋徴候（腸腰筋膿瘍）
\*結核性脊椎炎では画像所見のわりに症状が乏しい

## コラム

### 化膿性脊椎炎の MRI 所見

- 意外ではあるが、T1 強調画像のほうが T2 強調画像より感度が高い。
- 最も感度が高いのは、脂肪抑制画像の一種である STIR 法であり化膿性脊椎炎をはじめとする Red flag の筋骨格系腰痛を疑った時にはルーチンで撮像する。
- 圧迫骨折でも STIR 法で病変が高信号を呈する。
- 化膿性脊椎炎は圧迫骨折と比べて、終板が不明瞭化し、2 椎体にまたがる信号変化を認め、軟部組織病変を認めることが特徴的である。
- 硬膜外膿瘍の合併にも注意を払う。

## 5) Tumor

次は Tumor だね。これも痛みの性状は今までの筋骨格系腰痛の Red flag と基本的には同じだね。保存的治療に反応が不良の腰痛というのが特徴的とされているけど、これも Time course で考えれば良いね[1]。

つまり、長期間継続する腰痛および悪化傾向の腰痛とほぼ同意義ということですね。

その通り！　そう覚えると覚えやすいね。ところで、悪性腫瘍に伴う腰痛の随伴症状を知っている？

体重減少？

他には、悪性腫瘍の病歴、年齢 50 歳以上という項目が知られているね。説明のつかない体重減少、年齢 50 歳以上、保存的治療で改善しない、悪性腫瘍の病歴の 4 つが全て陰性なら悪性腫瘍による腰痛は陰性尤度比 0.00 でほぼ否定的という報告もあるからね[1]。

確かに悪性腫瘍の病歴、体重減少、高齢者というのは悪性腫瘍の確率を上げそうですね。

その通り！

### Tumor のポイント

- 筋骨格系腰痛の Red flag 全般
  Time course: 保存的治療で改善しない痛み、長期間継続する痛み、増悪傾向の痛み
  Severe: 比較的重度の痛み
  Situation: 安静時の痛み、夜間・就寝時の痛み
- Tumor に特徴的な Red flag
  随伴症状: 悪性腫瘍の病歴、説明のつかない体重減少、年齢 50 歳以上

これで筋骨格系腰痛の Red flag は網羅できたね。まる覚えしなくても考えれば大丈夫でしょ？

確かにそうですね！ 筋骨格系腰痛だけど Red flag を認めない場合は急性腰痛症として経過を見るということで良いのでしょうか？

基本的にはそう考えれば良いね。あとはさっき言ったように、安静時に全く痛みがなければよりそれらしいと言えるね。もちろん長引くのならば画像評価が必要だけどね。

なるほど！

### ポイント

Red flag を認めない筋骨格系の腰痛は、急性腰痛症として経過を見ることが可能。しかし症状が長引くのであれば画像評価が必要である。

## 非筋骨格系の腰痛

次に非筋骨格系の腰痛を考えようか。非筋骨格系の腰痛の特徴はなんだっけ？？

体動で増悪しないですね。

その通り！ 筋骨格系の腰痛であれば通常、体動で明らかに増悪するからね。では、非筋骨格系の腰痛の鑑別疾患として何が考えられる？

えーと尿管結石ですかね。

確かに最も代表的な疾患だね。とは言えここは網羅的に考えたいのでフレームワークで考えてみようか。

---

● **非筋骨格系の腰痛のフレーム**

大血管

子宮・卵巣

腎臓・尿路

消化管・肝胆膵

皮膚

---

筋骨格系由来のフレームとは少し印象が違いますね。

その通りだね。筋骨格系のフレームと違い、そもそも痛みの部位が絞られないことが多いからね。よって解剖学的に痛みの原因がどこにあるのかを常に考える必要があると言えるね。考え方は腹痛のフレームと、ほぼ同じと考えて良いだろうね。では先に非筋骨格系の腰痛の Red flag を考えてみようか？ フレームで考えて見逃してはいけない疾患はなんだろう？

もしかして、腹痛に準じて考えると詰まる・捻れる・破れる・裂ける疾患ということでしょうか？

その通り！ 腰痛もそれに準じて考えれば良いね！

Sudden onset の腰痛は危険ということですね。

さすがだね！ 非筋骨格系腰痛の見逃してはいけない腰痛は以下のとおりだね。心血管リスクが高い（心房細動含む）患者、増悪傾向・最悪の腰痛でも同様に以下の鑑別を想起すべきだね。

---

**見逃してはいけない非筋骨格系の腰痛**

- 詰まる：腎梗塞
- 破れる：異所性妊娠、卵巣出血、腹部大動脈瘤破裂、尿管破裂
- ねじれる：卵巣捻転
- 裂ける：大動脈解離

**非筋骨格系腰痛の Red flag**
突然発症、増悪傾向、最悪の腰痛、心血管リスクが高い（心房細動含む）患者、性交渉歴、月経不順、不正性器出血

### ポイント

- 体動で増悪しない腰痛は非筋骨格系の腰痛を考える。
- 非筋骨格系の腰痛では腹痛と同様解剖学的に鑑別を考える必要がある。
- Sudden onset の非筋骨格系の腰痛では心血管系、産婦人科系の危険な病態を見逃さないことが肝要である。

## 大血管

ところで、大血管由来の腰痛で見逃してはいけない疾患は？

やはり、さっきも言った大動脈解離と腹部大動脈瘤破裂ですよね！

その通り！ 腰痛では腹部大動脈瘤破裂と大動脈解離を見逃さないというのは鉄則だったね。実際に尿管結石を疑ったら、腹部大動脈瘤破裂と大動脈解離を必ず考えるという鉄則があるくらいだからね。

だからこそ、Sudden onset が大切なのですよね。

お。わかってきたね！ Sudden onset の腰痛では尿管結石もありえるけど、とにかく腹部大動脈瘤破裂と大動脈解離を考えるべきだね。ちなみに腰痛に伴う下肢の神経症状は何を考えるのだっけ？

大動脈解離ですね！

その通り！ 下肢の神経症状は大動脈解離でも起こりうるよね！ なので、下肢の神経症状があるときはCompression の前に大動脈解離を否定することが大切だったね。もし、大血管由来の腰痛を想定したらどうしたらよい？

造影 CT を撮像します。

そうだね！ 最終的には造影 CT を撮像するね。ただ救急外来なら自分でエコーをすることも大切だね！ 特に腹部大動脈瘤破裂は基本的に腹部エコーでほぼ検出可能だから

ね．大動脈解離でさえ、フラップがエコーで検出されることもあるし．

なるほど．腹部エコーが大切なのですね．

高血圧、喫煙歴などの血管リスクの確認も重要だね．一般内科外来であっても、原因不明の腹痛では常に見逃してはいけない疾患と言えるだろうね．稀だけど、感染性大動脈瘤という疾患もあるんだ．

感染性大動脈瘤？

感染を合併した動脈瘤のことだね．大動脈解離や腹部大動脈瘤切迫破裂のように派手な症状でこないのだけど、通常の動脈瘤よりも拡大のスピードが速く、破裂のリスクが高いので決して見逃すべきではない疾患だね．原因不明の発熱・CRPに加えて筋骨格系らしくない腰痛があるときは鑑別に加えるべきだね．

疑えば、心臓外科にコンサルトしたほうが良いでしょうか？

その通り！ 血液培養を採取した上で速やかな抗菌薬投与と、必要に応じて手術が必要になりうるからね．

## ポイント

- Sudden onset の腰痛では腹部大動脈解離と腹部大動脈瘤切迫破裂を見逃さない．
- 下肢神経症状が出ているのであれば、なおさらである．
- 救急外来では腹部エコーによる腹部大動脈を速やかに確認する癖をつける必要がある．
- 原因不明の発熱・CRPに加えて筋骨格系らしくない腰痛があるときは感染性腹部大動脈瘤を鑑別に加えるべきである．

## 子宮・卵巣

では、子宮・卵巣由来の腰痛はどう考えればよいだろう？

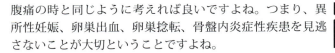 

腹痛の時と同じように考えれば良いですよね．つまり、異所性妊娠、卵巣出血、卵巣捻転、骨盤内炎症性疾患を見逃さないことが大切ということですよね．

その通り！ では、どのような病歴の確認が必要かな？

最終月経、月経周期、性交渉歴、不正性器出血の確認ですよね．

そうだったね！ 検査としては何が重要だったかな？

異所性妊娠、卵巣出血、卵巣捻転を念頭に、妊娠反応と、腹部エコーによる腹水と卵巣の確認が大切だったと思います！

さすがだね！ つまり、フレームワークさえ想起できればあとは、腹痛で使ったフレームワークをそのまま応用すれば良いね。

### ポイント

- 子宮・卵巣由来の腰痛では、異所性妊娠、卵巣出血、卵巣捻転、骨盤内炎症性疾患を見逃さない。
- 最終月経、月経周期、性交渉歴、不正性器出血を病歴で確認する。
- 妊娠反応と腹部エコーによる腹水・卵巣の確認が重要である。

## 消化管・肝胆膵

次に、消化管・肝胆膵のフレームワークだね。特にどのような疾患が腰痛をきたしやすいだろう？

膵炎でしょうか？

その通り！ 特に膵尾部の膵炎は左後腹膜に炎症が波及するので、左腰痛だけでなく左のCVA叩打痛が陽性になりうるね。

尿管結石と間違えそうですね。

その通りだね。ただし、腹膜炎による痛みなので、尿管結石と違い突然発症の痛みではないことがポイントだね。

あとは、飲酒歴も大切でしょうか？

その通り！ 膵炎以外には、胆石や十二指腸潰瘍も腰痛で発症しうるね。

ということは食事による変化が重要ということですね。

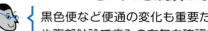黒色便など便通の変化も重要だね。あとは実際に肝叩打痛や腹部触診で痛みの有無を確認するとよいだろうね。

### ポイント

- 急性膵炎では左 CVA 叩打痛が陽性になることがあるが、痛みの性状は腹膜炎であり突然発症の痛みではない。飲酒歴も重要である。
- 胆石や十二指腸潰瘍も念頭に、食事での痛みの変化、便色の変化を聴取しつつ、肝叩打痛や腹部圧痛などの身体診察を確認する。

## 腎臓

次は、腎臓由来の腰痛だね！ 代表的な疾患は何だろう？

尿管結石ですね！

その通り。確かに救急外来で遭遇する非筋骨格系腰痛では尿管結石が最もコモンだね。それでは、どんな身体診察が大切かな？

CVA 叩打痛でしょうか？

そうだね。実際に CVA 叩打痛は尿管結石の診断において有用で CVA 叩打痛が陰性ならば他の疾患の可能性を考慮すべきだね[5] (LR＋3.6 LR－0.18)。じゃあ、CVA 叩打痛が陽性なら次に何をするのだっけ？

尿検査でしょうか。

実は尿検査は尿管結石の診断においてはそれほど有用ではないのだよね (LR＋1.6 LR－0.3)[6]。では、まず何をすれば良いだろう？

エコーですね！

さすがだね!! やはりエコーが大切で CVA 叩打痛がある側に水腎症を認めれば、尿管結石の可能性が非常に高くなるね。裏を返せば CVA 叩打痛が陽性であってもエコーで水腎症がはっきりしないのであれば必ず腹部 CT で原因精査をすべきと言えるね。

やはりエコーが有用なのですね。では尿検査の意義はどこにあるのでしょうか？

尿潜血を認めることは診断の補助には使えるかもしれないね。あとは尿の白血球は尿路感染の合併を疑うときに有用だね。ちなみに、尿路結石に感染を合併すると何がまずいのだろう？

つまり結石性腎盂腎炎ということですね。ドレナージが必要？

その通り！　結石性腎盂腎炎は速やかに泌尿器科にドレナージをしてもらわないと急速に敗血症性ショックになりうる致死的な疾患なので必ず見落としてはいけないということだね。裏を返せば、腎盂腎炎を疑うような状況で水腎症をエコーで認めれば、閉塞起点を探すために腹部 CT が必須ということだね。

なるほど。やはりエコーが大切なのですね。ところで結石性腎盂腎炎を疑う状況というのは具体的に何を指すのでしょうか？　先程の話で言えば、尿検査で白血球を認める時でしょうか？　あるいは尿のグラム染色で細菌を認める場合でしょうか？

実は、結石性腎盂腎炎では完全に尿路が閉塞することで細菌が膀胱まで到達せずに尿所見にほとんど異常が出ないこともあるんだ。

では、どうすればよいのでしょうか？？

総合的な判断が求められると言えるだろうね。たとえ尿の異常がなくても、発熱・悪寒・戦慄・炎症反応上昇、血圧低下や呼吸数増加などのバイタルの異常に加えて、CT で閉塞した尿管結石を認め、同側の腎臓周囲の毛羽立ちを CT で認めれば、結石性腎盂腎炎を積極的に考えるべきと言えるだろうね。

なるほど。その場合は泌尿器科へのコンサルトを躊躇すべきではないということですね。

その通り！　結石性腎盂腎炎は容易に敗血症性ショックにいたる疾患なので、速やかにドレナージをすべきと言えるね！

ほかに尿管結石で緊急にコンサルトすべき状況はあるのでしょうか？

敗血症に加えて、無尿・急性腎不全を伴う尿管結石では緊急コンサルトが必要とされているね[7]。特に両側尿管結石は急性腎不全のリスクなので注意が必要だね。

なるほど。あと、尿管結石を考えれば腹部大動脈瘤破裂と大動脈解離を鑑別すべし！　でしたよね？

そうだね！ 尿管結石を疑いエコーで水腎症を見るときは、同時に腹部大動脈も確認することが鉄則だったね！ では、エコーで水腎症もないけど腹部大動脈に異常はない。しかしCVA叩打痛は陽性というときに、見逃してはいけない疾患をもう一つだけ挙げると何があるだろう？ もし心房細動があるのであれば…

腎梗塞でしょうか？

その通り！ 片側性の腰背部痛、CVA叩打痛、尿潜血を認めるので尿管結石と見誤られうる疾患だね。ただし単純CTでは尿管結石/水腎症を認めず、血中LDHが妙に高値で、原因不明の尿潜血があるというのが典型的なプレゼンテーションだね[8]。

なるほど！ 心房細動がある患者の腰背部痛では積極的に疑うべきということですね

そうだね。ところで、腎梗塞は腹部エコーでわかるかな？

いえ。急性期にはわからないのではないでしょうか。

そうだね。ではどうすれば良い？

腹部造影CTですね！

そういうことだね！ 実際に腹部エコーでは腹部大動脈解離も見逃されうるので、原因不明の腰痛で、特に突然発症であれば腹部造影CTは躊躇すべきではないと言えるね！

### ポイント

- 尿管結石の診断にはCVA叩打痛は有用であり、陰性であれば尿管結石以外の疾患の可能性を考慮すべきである。
- 尿管結石の診断には尿検査よりもエコーが重要である。
- CVA叩打痛がある側に水腎症を認めれば、診断的であると言える。
- 発熱のフォーカス探しにおいてもCVA叩打痛を怠らないことが肝要である。
- 尿路の症状があり、悪寒・シバリングを伴う発熱があり、CVA叩打痛が陽性であれば、必ず腹部エコーで水腎の有無を確認する。
- 発熱・炎症反応上昇・バイタルの異常に加えて、CTで水腎症を伴う尿管結石を確認すれば、結石性腎盂腎炎として速やかに泌尿器科にコンサルトをすべきである。
- 尿管結石を疑ったときは、腹部エコーでは水腎症の有無だけでなく、腹部大動脈も確認する。
- 片側性の腰背部痛、CVA叩打痛、尿潜血を認めても単純CTでは尿管結石/水腎

- 症など異常を認めなければ必ず腎梗塞を疑う。
- 心房細動、血中 LDH が高値、蛋白尿があればなおさら腎梗塞を疑う。
- 腎梗塞を疑えば腹部造影 CT を躊躇しない。

## 皮膚

最後は皮膚のフレームワークだね！　ところで、皮膚疾患で腰痛をきたす疾患はわかるかな？？

帯状疱疹でしょうか？

その通りだね！　では、帯状疱疹は体動で増悪するかな？

…しないと思います。

体動で増悪しなければ、非筋骨格系の腰痛を考えるよね。ということは、内臓由来の腰痛と帯状疱疹を見誤ることがあるということだね。

え。でもそんなの皮疹を見ればわかるじゃないですか！

グサッ！

メガネ先生どうしましたか？？　あ、そう言えば聞きましたよ。メガネ先生が腰部帯状疱疹の患者さんを泌尿器科に紹介しちゃったって。なんでも、腹部造影 CT まで撮像して異常がなかったから泌尿器科に紹介したらしいですね。恥ずかしいですね！

やかましい！　CVA 叩打痛があって単純 CT で異常がなかったから、腎梗塞以外に考えられなくなって。確かに忙しすぎて、皮膚を見るのを忘れたような…

まあまあ。そんなに落ち込まないでください。まとめると、問診と診察が大切ということですね。

う…　その通りだ!!　あとは、皮疹に一致して感覚過敏があればよりそれらしいね。ところで、さっきの患者さんはどうだろう？

もう一度診察してみます！

ポイント
- 非筋骨格系の腰痛で CVA 叩打痛が陽性であっても皮膚は必ず確認する。
- 皮疹に一致して感覚過敏があれば、より帯状疱疹らしい。

## その後

もう一度確認しましたが、体動時にやはり明らかに悪化していました。

 ということは、筋骨格系の腰痛らしいと言えるね。

はい。念のため腹部圧痛と CVA 叩打痛をもう一度確認しましたが、陰性で尿路症状も認めませんでした。腹部エコーもしましたが水腎症や腹水、腹部大動脈の異常も認めませんでした。

 素晴らしいね！　やはり筋骨格系腰痛を考えたくなるね。

筋骨格系腰痛全般の Red flag ですが、痛みは増悪傾向で、安静時の痛み、夜間・就寝時の痛みも伴っていました。

 なるほど。それは間違いなく精査をすべきだね。

そうなんです。外傷、関節痛、アキレス腱の異常、運動での改善、脱力、しびれ、膀胱直腸障害、体重減少、癌の既往なども特に認めませんでした。発熱、悪寒を伴うことより感染症が疑わしいと考えました。

 確かにそうだね！　脊椎叩打痛はどうだった？

脊椎叩打痛は、はっきりしなかったですね。念のため仙腸関節の叩打痛も調べましたが、同様にはっきりしなかったです。STIR 法で腰椎 MRI を撮像しましたが、明らかな異常を認めませんでした。

 なるほど。偽陰性の可能性も考える必要があるね。

そうですね。しかし、腸腰筋徴候が明らかに陽性だったので、腸腰筋膿瘍を考えました。

 素晴らしい！　それで？

腹部造影 CT を撮像したところ、腸腰筋膿瘍を認めました。放射線科に依頼して緊急ドレナージの方向になりました。

 なるほど！　勉強になったね。

はい。やはり、身体診察は重要なのですね…

**鑑別疾患**

- **筋骨格系の腰痛のフレーム（FACET）毎の鑑別疾患**

  Fracture　　　　椎体圧迫骨折

  Autoimmune　　脊椎関節炎

  Compression　椎間板ヘルニア、馬尾症候群、硬膜外血腫、

  　　　　　　　　脊柱管狭窄症、脊椎すべり症

  Epidural abscess　化膿性脊椎炎、硬膜外膿瘍、腸腰筋膿瘍

  Tumor　　転移性骨腫瘍、多発性骨髄腫、脊椎腫瘍

  その他　　急性腰痛症

- **非筋骨格系の腰痛のフレーム毎の鑑別疾患**

  大血管：　　大動脈解離、腹部大動脈瘤破裂、後腹膜血腫

  子宮・卵巣：異所性妊娠、卵巣出血 / 卵巣捻転、骨盤内炎症性疾患

  腎臓：　　　尿路結石、腎盂腎炎、腎梗塞、腎膿瘍

  消化管・肝胆膵：膵炎、胆石、十二指腸潰瘍

  皮膚：帯状疱疹

**表8-1**　筋骨格系腰痛と大血管系の Red flag と TOSS

|  | Time course | Onset | Severe | Situation |
|---|---|---|---|---|
| Fracture | 長期間継続 増悪傾向 | 急性発症 | 重度の痛み | 安静で改善しない・夜間痛 |
| Autoimmune | 長期間継続 増悪傾向 | 緩徐発症 40 歳以下 で発症 | 重度の痛み | 運動で改善 安静で改善しない・夜間痛 |
| Epidural abscess | 長期間継続 増悪傾向 | 急性発症 | 重度の痛み | 安静で改善しない・夜間痛 |
| Tumor | 保存的治療で 改善しない 長期間継続 増悪傾向 | 急性発症 | 重度の痛み | 安静で改善しない・夜間痛 |
| 大血管 | 増悪傾向 | 突然発症 | 重度の痛み | 体動で増悪しない |

**表8-2** 随伴症状とリスク

| | リスク | 随伴症状 |
|---|---|---|
| Fracture | 高齢者、ステロイド、外傷歴 | |
| Autoimmune | 炎症性腸疾患、乾癬 | 仙腸関節炎、下痢、ぶどう膜炎 |
| Compression | 高齢、外傷 | 神経症状、坐骨神経痛、下肢・臀部・大腿の痛み<br>膀胱直腸障害 |
| Epidural abscess | 尿路感染、皮膚感染 | 発熱、悪寒、寝汗、尿路症状 |
| Tumor | 悪性腫瘍の病歴、50歳以上 | 体重減少 |
| 大血管 | 高血圧、喫煙、高齢 | 神経症状、ショックバイタル |
| 子宮・卵巣 | 性交渉歴 | 不正性器出血、月経不順、性交時痛 |
| 腎臓 | 尿路結石、尿路感染、心房細動 | 血尿、排尿時痛、残尿感、頻尿 |
| 消化管・肝胆膵 | アルコール、胆石、NSAIDs | 黒色便、食事で腹痛悪化、嘔吐 |
| 皮膚 | 高齢者 | 皮疹、感覚過敏 |

● 文献 ●

1) Simel DL, et al. Editors. The Rational Clinical Examination: Evidence-Based Clinical Diagnosis. JAMAevidence; 2008. p.75-8.
2) Langdon J, et al. Ann R Coll Engl. 2010; 92 (2): 163-6.
3) Sieper J, et al. Ann Rheum Dis. 2009; 68 (6): 784-8.
4) Jarvik JG, et al. Ann Intern Med. 2002; 137 (7): 586-97.
5) Eskelinen M, et al. Eur Urol. 1998; 34 (6): 467-73.
6) Luchs JS, et al. Urology. 2002; 59 (6): 839-42.
7) Portis AJ, et al. Am Fam Physician. 2001; 63 (7): 1329.
8) Domanovits H, et al. Medicine (Baltimore). 1999; 78 (6): 386-94.

# 2-9 急性下痢

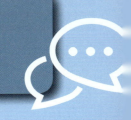

ピカピカ先生: あの、下痢の患者さん。まずは腸炎だろうな。ひとまず、帰宅するしかないな。

 メガネ先生: 喝！

あ、またメガネ先生ですか。今度はなんですか？

 下痢は安易に考えてはダメだぞ！

大丈夫ですよ。症状の解析もバッチリですし。

## 症例

32歳、男性
主訴: 下痢
既往歴: 特記事項なし
内服薬: なし
タバコ: なし　アルコール: なし　アレルギー: なし
Time course: 1日前から徐々、下痢の頻度は増悪傾向
Onset: 急性発症
Situation: 特になし
Severity: 1日に10回を超える水様便
随伴症状: 発熱、悪寒
体温:38.9℃、脈拍:105回/分、血圧135/64 mmHg、呼吸数:18回/分、酸素飽和度:96%（室内気）

○ 1文サマリー
特に既往歴のない32歳男性の1日前から急性に発症し下痢の頻度が増悪傾向で、1日に10回を超え発熱を伴う下痢。

なるほど。それではどのように考えたの？

以前、メガネ先生に教えてもらった通り、下痢を1日に10回を超える水様便であるので急性腸炎… じゃなくて感染性腸炎だと思いました。

そうだったね！　一般的には1日に3回以上の排便があれば下痢と定義されるけど、便の性状が水様でさらに頻回に認めれば感染性腸炎らしいと腹痛のところで話をしたね！確かに水様便をそれだけ頻回にしているのであれば感染性腸炎らしいとは言えるかもしれないね。とはいえ、最初はフレーム法で網羅的に漏れなく考えてみようか。下痢のフレームワークは以下のとおりだ。

● 急性下痢のフレームワーク
・全身疾患
・腸管外
・腸管内
・薬剤 / 栄養
・感染性腸炎

どうだ。わかりやすいだろ？

なんとなくわかる気がします…

お。ピカピカ先生も成長したね。

つまり、下痢といえば感染性腸炎となりがちですが、感染性腸炎以外の原因をまず除外すべきということですね。

その通り！　まずは全身疾患と腸管外病変から考えるというのが鉄則だね!!

> **下痢の鉄則**
> まずは全身疾患と腸管外病変を考える

それでは、順番にフレームワーク毎に考えていこうか。

## 全身疾患

まずは全身疾患に伴う下痢だけど、これに関してはThink worst scenario法が非常に有効だね。具体的に全身疾患に伴う下痢で見逃してはいけない病気はわかるかな？

うーん。何でしょうね。

それでは、ショックバイタルであれば何を考える？

あ！ アナフィラキシーショックでしょうか。

その通り！ そして、皮疹があれば…

トキシックショックシンドロームですね！

さすがだね！ 下痢に加えて皮疹＋ショックがあれば、アナフィラキシーショックとトキシックショックシンドロームを考えるべきだね。いずれも致死的な疾患なので見逃すべきではないね。ただ皮疹がはっきりしないこともあるので、よくわからない下痢＋ショックでは常に考えるべき疾患とも言えるね。ところでショックって何？

え。血圧が下がること…

急激な組織血液灌流低下による臓器障害がショックの定義だね。収縮期血圧 90 mmHg 以下というのが最も簡単な指標と言われているけど、脈拍との関係で何か知らないかな？

あ。ショック指数でしょうか。

その通り！ ショック指数（心拍数／収縮期血圧）＞ 1.0 はショックを疑う根拠となるので、常に意識すべきだね。

### ポイント

- 下痢＋ショックバイタル±皮疹では常にアナフィラキシーショックとトキシックショックシンドロームを考える。
- ショック指数（心拍数／収縮期血圧）＞ 1.0 ではショックを疑うべきである。

## コラム

### ショックのフレームワークについて

ショックのフレームは以下の4つに大別される

閉塞性（右室への経路が閉塞）
① 緊張性気胸
② 肺塞栓
③ 心タンポナーデ

心原性（左室からのoutputが低下）
① 心筋障害
② 弁膜症
③ 心拍数異常

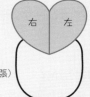

血流分布異常性（血管への拡張）
① アナフィラキシー
② 薬物
③ 敗血症
④ 神経原性

循環血漿量減少性（血管内volumeの低下）
① 出血（消化管出血，腹腔内出血）
② 脱水

図9-1

- 頸静脈と末梢冷感の2つを確認すればショックの分類は大まかに可能であるとされている。
- 末梢が温かい場合は血流分布異常性ショックを疑うが、敗血症性ショックでは時間が経過すると末梢は冷たくなることに注意が必要である。
- 頸静脈の虚脱は循環血漿量減少性・血流分布異常性を疑う。
- 頸静脈の怒張は心原性・閉塞性を疑う。
- エコーでの下大静脈（IVC）径および呼吸性変動は頸静脈と同様の意義を持つと考えるとわかりやすい。
- 肺音、肺エコー、心エコーは心原性と閉塞性の鑑別に有用である。

表9-1 ショックのフレームワーク

|  | 循環血液量減少性 | 血流分布異常性 | 心原性 | 閉塞性 |
|---|---|---|---|---|
| 末梢 | 冷たい | 温かい | 冷たい | 冷たい |
| 頸静脈 | 虚脱 | 虚脱 | 怒張 | 怒張 |
| 肺音 | 特に所見なし | 特に所見なし | 両側ラ音 | 患側呼吸音消失（気胸） |
| IVC | 虚脱 | 虚脱 | 怒張 | 怒張 |
| 心エコー | 心収縮亢進 | 心収縮亢進 | 弁膜症<br>心収縮低下 | 心囊水（心タンポナーデ）<br>右室径≧左室径（肺塞栓） |
| 肺エコー | B line なし | B line なし | 両側 B line | 患側の lung sliding 消失（気胸） |

＊IVC径：20 mm 以上⇒怒張、10 mm 以下 or 呼吸性変動12%以上⇒虚脱
※血管分布異常性ショックはアナフィラキシーと敗血症が代表的疾患である

- 下痢＋ショックの鑑別では、末梢が冷たくて頸静脈が虚脱していれば消化管出血を考えるが、頸静脈が虚脱していても末梢が温かいのであればトキシックショックシンドロームやアナフィラキシーショック、敗血症を考えるべきである。

それでは、下痢で他に見逃してはいけない全身疾患はあるかな？

なんでしょうね。

では、発汗や暑がりがあればどうかな？

あ。甲状腺機能亢進症でしょうか！

そうだね。それでは、甲状腺機能亢進症に特徴的な症状はなんだったっけ？

覚えていますよ！ 暑がり、活動性の亢進、体重減少、手指の振戦、発汗でしたよね！[1]

よく覚えているね！ それでは、甲状腺機能亢進症で見逃してはいけない病態は何か知っているかな？

甲状腺クリーゼですね！

さすがだね！ では、甲状腺クリーゼの診断基準は？

頻脈とかがあったような…

甲状腺クリーゼの診断基準として表9-2が有名だね。つまり、下痢以外に、高度な頻脈、高体温、精神症状、心不全を認める場合は積極的に甲状腺クリーゼを疑うべきと言えるね。

なるほど！

特に妙な頻脈が疑うきっかけになることが多いね。バイタルサインの異常を軽視しないことが重要だね。

### ポイント

- 下痢に加え、暑がり、活動性の亢進、体重減少、手指の振戦、発汗を認める場合は甲状腺機能亢進症を疑う。
- 高度な頻脈、高体温、精神症状、心不全は甲状腺クリーゼを疑うきっかけとなりうる。
- バイタルサインの異常を軽視しないことが大切である。

### 表9-2 甲状腺クリーゼの診断基準

| 45 点以上 | クリーゼが疑わしい |
| --- | --- |
| 25 〜 44 点 | クリーゼの切迫状態 |
| 25 点未満 | クリーゼは否定的 |

| ● 頻脈 | | ● 体温 | |
| --- | --- | --- | --- |
| 脈拍 90-119 | 5 | 体温　37.2-37.7 | 5 |
| 脈拍 110-119 | 10 | 体温　37.8-38.2 | 10 |
| 脈拍 120-129 | 15 | 体温　38.3-38.8 | 15 |
| 脈拍 130-139 | 20 | 体温　38.9-39.4 | 20 |
| 脈拍 ≥ 140 | 25 | 体温　39.4-39.9 | 25 |
| | | 体温　>40.0 | 30 |
| ● 中枢神経 | | ● 心不全 | |
| 興奮 | 10 | 足の浮腫 | 5 |
| せん妄、精神病様症状、傾眠 | 20 | 両肺底部ラ音 | 10 |
| 痙攣、昏睡 | 30 | 肺水腫 | 15 |
| ● 消化器症状 | | ● 誘発因子 | |
| 下痢、悪心 / 嘔吐、腹痛 | 10 | あり | 10 |
| 原因不明の黄疸 | 20 | | |
| ● 心房細動 | | | |
| あり | 10 | | |

(Chiha M, et al. J Intensive Care Med. 2015; 30: 131-40)[2]

## 1) その他の全身疾患に伴う下痢

他には下痢で見逃してはいけない全身疾患はわかるかな？

副腎不全でしょうか。

その通り！　特に強い倦怠感や原因不明の食欲低下を伴う下痢では常に考えるべきだね[3]。他に下痢に食欲不振と悪心を伴う代謝性疾患はわかるかな？

うーん。なんでしょうね。

では。元々腎機能が不良であれば…

尿毒症でしょうか？　あまり下痢をするイメージありませんが…

その通り！　実は尿毒症では、悪心・嘔吐だけではなく下痢もきたすこともあるので注意が必要だね。ちなみに尿毒症かどうか判断するには当然採血をすれば良いわけだけど、他にすぐに結果がわかる検査はあるかな？

血液ガスでしょうか？

そうだね。他には尿定性で尿蛋白、尿潜血、尿白血球の異常がないかを確認するのも有用だね。ちなみに、尿毒症では血液ガスでどのような所見を認めるだろう？

アニオンギャップ開大性の代謝性アシドーシスです！

さすがだね。原因不明の悪心・嘔吐・下痢では血液ガスをチェックしたほうが無難だと言えるね。他にはこれも意外かもしれないけど糖尿病も下痢をきたしうるとされているね。口渇・多飲・多尿を伴う下痢では血糖値もチェックすべきだね。

つまり下痢・悪心・嘔吐だけではなく、異常な倦怠感や口渇・多飲・多尿が内分泌代謝性疾患を疑うきっかけになるわけですね。

その通りだね！ 他の全身疾患として内分泌・代謝性疾患以外には感染症が重要だね。特にレジオネラ肺炎、マラリア、HIV 感染症、インフルエンザ、重症熱性血小板減少症候群（SFTS）、リケッチアなどの腸管外感染症は下痢を認めるので注意が必要だね。

レジオネラ肺炎も下痢をきたすのですね。

レジオネラ肺炎は咳嗽などの呼吸器症状を全く伴わずに、下痢・悪心のみで発症することもあるんだ。下痢の鑑別として注意すべき疾患といえるね。

## ポイント

- 原因不明の下痢に加えて倦怠感が強い場合は副腎不全を考える。
- 腎不全患者・尿検査の異常を伴う患者の倦怠感を伴う下痢では尿毒症を考える。
- 口渇・多飲・多尿を伴う下痢では糖尿病を考える。
- 血液ガス、尿定性、デキスターでの血糖チェックは迅速に行うことが可能である。
- 下痢・悪心・嘔吐だけではなく、異常な倦怠感や口渇・多飲・多尿が内分泌・代謝性疾患を疑うきっかけになる
- レジオネラ肺炎、マラリア、HIV 感染症、インフルエンザ、SFTS、リケッチアなどの腸管外感染症でも下痢を認めることがあることに注意する。
- 特にレジオネラ肺炎では呼吸器症状を伴わない肺炎になりうることに注意する。

## 2）見逃してはいけない心窩部痛＋下痢

ところで、心血管リスクが高い患者の心窩部痛＋下痢では何を考える？

え… 膵炎でしょうか？

そうだね！ もちろん、膵炎も考えるのだけど、心筋梗塞も鑑別には入れてもよいかもしれないね。

心筋梗塞ですか？

下壁梗塞では、Bezold-Jarisch reflexといって迷走神経が亢進して下痢・嘔吐を認めることがあるんだ。また胸痛ではなく心窩部痛を訴えることもあるとされているね[4]。

ということは、急性腸炎と見誤られることもあるということですか？

その通り！ 胸痛を伴わない心筋梗塞は、倦怠感・食欲不振などの非特異的な症状で発症することが多く、さらに死亡率も高いとされているので、少しでも疑わしければ心電図を施行するという姿勢が大切だね[5]。救急外来では血管リスクのある非特異的な下痢では心電図を少なくとも施行したほうが無難と言えるね。特に高齢者、糖尿病、女性では非特異的な心筋梗塞が多いとされているので注意が必要だね。

### ポイント

- 心筋梗塞でも心窩部痛・下痢・悪心をきたしうる。
- 特に血管リスクが高い患者で倦怠感・食欲不振を伴えば心電図の施行は躊躇しない。
- 高齢者、糖尿病、女性では非特異的な心筋梗塞を発症しやすい。
- 胸痛を伴わない心筋梗塞の死亡率は高い。胸痛がないからといって心筋梗塞を否定しない。

## 腸管外病変

次に腸管外病変について考えていこうか。

全身疾患ならともかく、腸管外病変で下痢っていうのはどういう意味でしょうか？

つまり、腸管外の腹腔内病変の炎症が腸管に波及することによって下痢を生じうるということだね。

なるほど！ つまり、腹膜炎になっているということでしょうか？

その通り！　基本的には腹膜炎の鑑別で考えればよいということだね。腹膜炎に特徴的な痛みはなんだった？

腹膜炎の痛みは以下の通りでしたよね。

---

**腹膜炎の腹痛の特徴**

Time course: 痛みに波があっても痛みは全く 0 にならない、
　　　　　　　増悪傾向の痛み

Onset: 急性発症

Situation: 歩行や響くと腹痛が増加

Severe: 比較的強い

---

さすがだね。それでは、腹膜炎でも下痢をきたすことがあると言ったけどどんな特徴があったか覚えている？

原則として、1日に1〜2回程度の軟便だったと思います。

その通り！　ただ、あくまでも原則なので実臨床ではそのようにいかないこともあったりするの。

え！　どういう意味でしょうか？

つまり、虫垂炎であっても頻回の水様便を認めうるということもあるんだ。実際にそのような水様便が目立つケースでは初期に別の診断と見誤られ、膿瘍形成にいたることもあるくらいなの[6]。

恐ろしいですね。下痢であっても常に虫垂炎も念頭に置くべきということですね…

その通り！　他には骨盤内炎症性疾患や腹部大動脈瘤も下痢をきたしうるね。腹膜炎が多いけど、あらゆる腹腔内病変からの刺激が下痢をきたしうると考えたほうがよいね。

なるほど。腹痛のフレームワークで考えれば良いということでしょうか。

基本的には軽微であっても腹痛を伴うことが多いので、腹痛のフレームワークでも考えるということが大切だね。

つまり、明らかな蠕動痛でなければ、腹痛のフレームワークに準じて精査を考慮するということでしょうか。

その通り！

急性下痢

### ポイント

- 腸管外病変の炎症が腸管に波及すると下痢をきたしうる。
- 1日に1～2回程度の軟便であれば、まずは腸管外病変を考える。
- しかし頻回の水様便であっても、腹痛の性状が腹膜炎らしいのであれば、虫垂炎などの腸管外病変を考える。
- また腹痛の性質が明らかな蠕動痛でないのであれば、同様に腹痛のフレームワークに準じて原因精査を行うほうが無難である。

## 腸管内病変

次は腸管内病変だね。

でも、感染性腸炎も腸管内病変ですよね。

確かにね… ここでは、感染性腸炎以外の腸管内病変を扱っていると考えよう。ところで、腸管内病変で絶対に見逃してはいけない病気ってわかるかな？

炎症性腸疾患でしょうか？

確かに炎症性腸疾患も見逃してはいけない病気なのだけど、もっと緊急性が高い病態ってわかるかな？ 例えば便の色が黒いのであれば…

あ！ 上部消化管出血でしょうか！ でも便の色を見れば下痢という訴えにならないような…

若年者であればね。しかし、高齢者は明らかなタール便にも関わらず下痢という訴えで来院することもあるんだ… 実際に消化管出血は下剤と同様に消化管の蠕動を亢進させるので頻便にもなりうるね。

なるほど… つまり実際に便の性状を確認しないといけないということですね。

その通り！ 若年者であれば問診で血便や黒色便がないかを問診で確認すればよいけど、高齢者で問診があてにならない場合もあるので、何をすればよかったかな？

直腸診ですね。

その通り！ やはり直腸診を怠るべきではなかったね。とくにタール便があれば、上部消化管内視鏡を考慮すべきだね。

そうでしたね！ ちなみに、血便がある場合は何を考えればよいでしょうか？

まずは下部消化管出血を考えれば良いということになるね。下部消化管出血では憩室出血、虚血性大腸炎、大腸癌、炎症性腸疾患などが知られているけど、基本的には下部消化管内視鏡が必要だね。ただしバイタルが不安定ならば、まずは上部消化管出血の可能性もあるので注意が必要だね。

## ポイント

- 下痢の鑑別で消化管出血、特に上部消化管出血を見逃さない。上部消化管出血は致死的になりうるからである。
- 問診で便の性状（血便、タール便）は必ず確認するが、高齢者で問診が難しい場合は直腸診を怠るべきではない。
- タール便を認めれば上部消化管出血を考える。
- 血便を認めれば基本的には下部消化管内視鏡の実施を検討するが、バイタルが不安定であれば上部消化管出血の可能性も考える。

### 1）便色変化のない腸管内病変

次は血便、黒色便をきたさない腸管内病変を考えてみようか。具体的にはどのような病気を考える？

炎症性腸疾患でしょうか？

その通り！ 炎症性腸疾患でも血便・黒色便をきたさないことがあるからね。感染性腸炎と炎症性腸疾患の鑑別において、先行発症、急性増悪、発症時の排便回数が4回/日未満というのは炎症性腸疾患らしいとされているね[7]。

つまり下痢が長期間継続している、以前にも下痢のエピソードが頻回にある、下痢の回数が少ないというときには炎症性腸疾患を考えるということですね。

その通り！ では、他にどのような疾患を考えるかな？

うーん。思いつきません。

大腸癌を考えるべきだね。

え！ 大腸癌ですか？ 大腸癌は便秘のイメージですが…

大腸癌も実は下痢をきたしうるんだ。むしろ便秘の陽性尤度比 1.8 に比べて下痢の陽性尤度比 3.9 とより診断特性がよいというデータもあるんだ[8]。

なんか… 意外でした。

なので、原因不明の下痢では常に大腸癌も鑑別に入れるべきということだね。特に体重減少や慢性の持続した腹痛、貧血がある場合は大腸癌を念頭に置くべきと言えるね。

なるほど… 疑えば便潜血検査を行えばよいでしょうか？

確かに便潜血検査は有用で、便潜血が異常であれば原則上下部内視鏡を行うべきだね。ただし、便潜血検査の感度はそれほど高くはないので、陰性であっても疑わしければ上下部内視鏡を躊躇すべきではないね。

なるほど… 他に腸管内病変で考えるべき病気はありますか？

好酸球性腸炎、全身性エリテマトーデスに伴う腸炎、消化管ベーチェットなどの稀な疾患も鑑別には挙がるけど、最初からはあまり考えないかな… 上下部消化管内視鏡を行っても原因がはっきりしない場合に考えるべきと言えるね。

## ポイント

- 下痢が長期間継続している、以前にも下痢のエピソードが頻回にある、下痢の回数が少ないというときには感染性腸炎よりも炎症性腸疾患を考える。
- 慢性経過の原因不明の下痢では常に大腸癌も鑑別に入れる。体重減少や慢性の持続した腹痛、貧血を認める場合はなおさらである。
- 便潜血検査は有用で、便潜血が異常であれば原則上下部内視鏡を行うべきだが、感度は高くはないので疑わしければ便潜血が陰性でも上下部内視鏡を躊躇すべきではない。
- 上下部内視鏡検査を実施しても原因が不明であれば、好酸球性腸炎、全身性エリテマトーデス、消化管ベーチェットなどの稀な疾患も考える。

### 薬剤・栄養

感染性腸炎の前に忘れてはいけないのは、薬剤だね。具体的に薬剤性下痢の原因ってわかるかな？

下剤でしょうか。

そうだね！　下剤の過量投与は下痢の原因として非常にありふれているね。下剤を調整するだけで簡便に介入が可能と言えるね。では、入院中の下痢の原因になりうる代表的な薬剤はわかるかな？

抗菌薬ですね！

さすがだね！　抗菌薬関連下痢症は抗菌薬使用者の5〜30％に生じると言われていて、非常にありふれた病態と言えるね[9]。他には、NSAIDs、PPI、ジギタリス、テオフィリン、ビグアナイド、抗がん剤も薬剤性下痢の原因として知られているね[7,10]。

なるほど。薬剤歴の聴取が大切ということですね！

その通り！　ところで薬剤性顕微鏡的大腸炎って知っている？

いえ…

大腸に肉眼的には異常がないにも関わらず、生検をすると組織学的にはリンパ球の浸潤などの炎症所見が認められ、下痢や原因不明の腹痛、体重減少をきたす疾患だね[11]。PPI、アスピリン、$H_2$ブロッカー、SSRI、アカルボースが代表的な原因薬剤とされているね[12]。

そんな病気があるんですね。

比較的急性発症することもあるので、注意が必要だね。特にPPIは原因として非常にコモンなので、PPI内服患者の下痢では一度は疑うべきと言えるね。ところで、薬剤に関連して下痢に関連する食事はわかるかな？

なんでしょう…　牛乳？

その通り！　厳密には乳糖不耐症だね。牛乳などの乳糖を含む食品を避けるようにするだけで、下痢が改善するので、見逃してはいけない疾患と言えるね。栄養に関連した下痢と言えば、吸収不良症候群も一応考えるね。吸収不良症候群の症状はわかるかな？

体重減少でしょうか？

そうだね。他には脂肪の吸収が先に阻害されることにより、脂肪便を認めるね。つまり、排便時に脂分が浮いているのが確認できれば吸収不良症候群を疑うということだね。

### ポイント

- 薬剤性の下痢はありふれた原因であり、薬剤歴の確認を怠らない。
- 下剤、抗菌薬は特に重要だが、NSAIDs、PPI、ジギタリス、テオフィリン、ビグアナイド、抗がん剤も薬剤性下痢の原因として重要である。
- PPI内服患者の下痢では薬剤性顕微鏡的大腸炎も念頭に置く。
- 乳糖不耐症も重要な鑑別疾患であり、診断的治療として乳糖を含む食品を避けることを試みる。
- 脂肪便・体重減少を認めれば、吸収不良症候群を念頭に置く。

## 感染性腸炎

最後に感染性腸炎だね！

ここまで長かったですね…

そうだね… しかしあと、少しなので頑張ろう！ そもそも感染性腸炎らしい症状はどう考えればよいかな？

ふ。見くびらないでください。全身疾患、腸管外のフレームがそれぞれ否定的で、慢性的経過の下痢・体重減少・血便を認めないのが前提条件ですよね。その上で、腹痛に関しては蠕動痛で痛みがゼロになる波のある痛みで、回数が頻回の水様便があれば感染性腸炎らしいですよね。

さすが、意識高い系だね！ 大原則としてはそれで間違っていないね。

褒められているんだか… でも、感染性腸炎は楽勝ですね！

いやいや。感染性腸炎もフレームワークで分類して整理することが大切だね！ 感染性腸炎のフレームワークは以下のとおりだね。

---

● **感染性腸炎のフレームワーク**
- **院内発症**
- **市中発症（毒素型、小腸型、大腸型）**

---

うーん。これだけではわかりませんね…

そうだね。それぞれ見ていこうか。

> 他のフレームが否定的であり、蠕動痛・頻回の水様便があれば感染性腸炎らしいと言える。

### 1）院内発症

それでは院内発症の感染性腸炎の原因は何を考える？

*Clostridium difficile* 感染症ですね！

その通り！　では院内発症の下痢に便培養を採取する意味はあると思う？

あるんじゃないでしょうか…

実は、基本的には便培養は入院中の下痢では不要とされているんだ。

え。そうなんですか！

正確に言うと、入院して3日以降を入院中の下痢とするんだけどね。つまり、基本的に入院中は感染性腸炎の原因となるような食事を摂取することはなく、医原性のリスクが極めて高くなるので、免疫抑制状態ではない限り、通常の感染性腸炎の起因菌は問題にならないということだね。

つまり、入院3日以降の下痢では、まず *Clostridium difficile* 感染症を考えれば良いということでしょうか？

その通りだね！　*Clostridium difficile* 感染症を疑った時にまず行う検査はなんだろうか？

*Clostridium difficile* の迅速検査ですね！

そうだね。特にトキシン検査が重要だね。ここでは詳細は触れないけど、基本的にはトキシン検査が陽性ならば治療で、陰性であれば臨床症状で治療をするかどうか決めるということになるね。

臨床症状というのは？

やはり他の原因では説明できない下痢があることが重要だね。当然抗菌薬曝露歴も重要で、抗菌薬投与後1週間〜2か月以内の発症が多いとされているね[7]。あとは他の原因では説明できない発熱があればよりそれらしいと言えるね。*Clostridium difficile* 感染症は白血球の上昇が目立つことも知っておくと良いかもしれないね。

つまり、総合判断ということですね。あれ、でも薬剤性の下痢として抗菌薬が多かったのですよね。

そこが悩ましい所だね。トキシンが陰性で特に発熱もなく全身状態が良好であれば、抗菌薬中止のみで様子を見ることが多いかな。抗菌薬中止でも下痢が改善せず、発熱や白血球上昇を伴うようであれば治療を考慮するというかんじだね。

なるほど！ やはり臨床所見が大切なのですね！

その通り！ Clostridium difficile 感染症は時に致死的になりうるので、入院患者の下痢・発熱・白血球上昇では常に疑う姿勢が大切といえるね！

### ポイント

- 入院後3日以降に発症した下痢では便培養は原則として不要である（免疫抑制状態は除く）。
- 院内発症の感染性腸炎の原因として、まず Clostridium difficile 感染症を考える。
- 疑えばトキシン検査を施行するが、陰性であっても Clostridium difficile 感染症を否定はしきれない。
- 最終的には下痢・発熱・抗菌薬リスク・抗菌薬中止による改善などを総合的に判断する必要があるが、白血球上昇が目立つことが多い。
- Clostridium difficile 感染症は時に致死的になりうるので常に疑う姿勢が大切である。

### 2）市中発症

最後に市中発症の感染性腸炎だね。

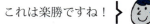これは楽勝ですね！

それが、そうでもないんだな。市中発症の感染性腸炎は3つに分類できるって知っていた？

いえ。知りませんでした。

実は、市中発症の感染性腸炎のフレームワークは以下の3つとされているね。

- **市中発症感染性腸炎のフレームワーク**[7]
  - **毒素型**
  - **小腸型**
  - **大腸型**

初耳ですね…

あまり耳慣れない分類かもね。でもこの分類を知っておくとわかりやすいので、解説しよう。

### 3）毒素型

まずは毒素型だね。どういう特徴があるかわかるかな？

なんでしょうね… 毒素というくらいなので、嘔吐したりしそうですけどね。

さすがだね！ 毒素型というのは、黄色ブドウ球菌に代表される毒素によって引き起こされるタイプの感染性腸炎だね。ピカピカ先生が言ってくれた通り、激しく嘔吐するのだけど、その割に熱や腹痛、下痢には乏しいとされているね。また症状も比較的早く改善するね。毒素型だと潜伏期間はどれくらいだと思う？

短い印象があります…

その通り！ 具体的には食後6時間以内に発症するとされているね。なので、毒素型らしい症状であれば直近の食歴が極めて大切ということだね。

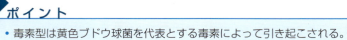
- 毒素型は黄色ブドウ球菌を代表とする毒素によって引き起こされる。
- 激しく嘔吐する割に、腹痛・下痢・発熱には乏しく、症状も比較的早く改善する。
- 潜伏期間は食後6時間以内であり直近の食事歴が大切である。

### 4）小腸型

次に小腸型だね。どんな特徴があると思う？

うーん。具体的に言われないとわかりませんね…

それではノロウイルスによる腸炎の特徴で考えればどうかな？

あ。それならわかるかもしれません。嘔吐と下痢が両方とも激しい印象があります。

その通り！ 具体的には、嘔吐・大量の水様便・腹痛を全て伴うのが小腸型の腸炎だね。腹痛も典型的には蠕動痛だね。最も多い感染性腸炎の原因であり、腹痛の原因としても一般内科外来ではとても多い原因だね。潜伏期間はどうだろう？

毒素型よりは潜伏期間は長い気がします！

そうだね。ここでは覚えやすいように小腸型は6～48時間が潜伏期間と覚えると良いね。ノロウイルスなどのウイルス性腸炎が代表的な疾患だね。

つまり、小腸型が疑わしい場合は2日前まで遡って食歴を確認すべきということですね。

そういうことだね！ ところで腹部の身体診察ではどのような特徴があると思う？

うーん。腹膜刺激徴候は乏しそうだと思います。

その通り！ そもそも小腸は大腸に比べて内側か外側のどちらに位置していたかな？

小腸は… 内側ですよね。ということは、腹部圧痛も内側にあることが多いということでしょうか？

その通り！ 臍周囲を中心に圧痛があれば小腸型腸炎らしい所見と言えるね。小腸が何処にあるかをイメージしながら、お腹を触るとよいかもしれないね。
心窩部の痛みがメインになることがあって、小腸型腸炎なのに患者さんは胃が痛いという表現もすることがあるくらいだね。

なるほど！

### ポイント

- 小腸型は頻回の嘔吐と大量の水様便・蠕動痛を伴うことが特徴的である。
- ノロウイルスなどのウイルス性腸炎が代表的な疾患である。
- 潜伏期間は6～48時間であり、小腸型を疑えば2日前まで遡って食歴を確認する。
- 小腸型は大腸の内側に位置しているので、臍周囲や心窩部の痛みで発症することが多い。

・解剖を意識しながら触診することが大切である。

## 5）大腸型

最後に大腸型だね。大腸型の特徴はわかるかな？ 特に小腸型と対比させて考えれば、わかりやすいのだけど…

うーん。何でしょうね。高熱が出るという感じでしょうか？

その通り！ 小腸型に比べれば高熱が出ることが多いとされているね。それでは、嘔吐と下痢はどうだろう？

嘔吐と下痢は小腸型に比べて少なそうです。

その通り！ 嘔吐は基本的には認めず、下痢に関しても少量の頻便で残便感を伴う渋り腹になることが大腸型腸炎の特徴だね。他には頻度は多くはないけど血便があれば基本的には小腸型ではなく大腸型腸炎と考えるべきだね。ところで、大腸型腸炎の腹痛に関してはどうだろう？

この流れでいくと蠕動痛ではない？

さすがだね！ 蠕動痛もあるけど、腹膜炎の痛み方になることも大腸型腸炎では経験されるね。ということは、回盲部の大腸型腸炎は、あの疾患と鑑別が難しいということだったね。

下痢も少量の頻便で、高熱があり、嘔吐もなく、蠕動痛ではない腹痛を右下腹部に認めれば… 虫垂炎を考えますね！

その通り!! では、どのように鑑別すれば良いかな？

うーん。水様便が明らかで腹痛が軽度ならば大腸型腸炎？

そうだね。確かに虫垂炎では大量の水様便があることは稀なので、鑑別には使えるね。あとは大腸型腸炎では初期から高熱を認めることが多いのでそれも参考にはなるね。痛みの部位はどうかな？

小腸と比べて外側に圧痛があるということですね。

その通り！ 小腸同様に大腸の解剖を意識しながら触診をすることが大切ということだね。では、他に大切な病歴があるのだけどわかるかな？

食歴でしょうか？

そうだったね！ では、どうやって聞いたら良い？

何か思い当たるものを食べていませんでしたか？

確かに患者さんに聞くのは有効な方法だね。他には具体的に、生肉・生魚・生卵を食べませんでしたか？　という聞き方も有効だね。ところで、大腸型腸炎の起因菌で最もコモンな原因はわかるかな？

サルモネラでしょうか？

サルモネラも確かに大切な原因菌だね！　しかし、むしろキャンピロバクター腸炎のほうが実臨床ではよく遭遇するね。キャンピロバクターは何から感染するのだっけ？

鶏肉ですね！

では、どのように患者さんに聞けば良い？

生の鶏肉を食べませんでしたか？

確かに大切な質問だね！　あと実臨床でよく経験されるのは、焼き鳥だね！

焼き鳥??

半生の焼き鳥を食べることが原因として多い印象があるね。焼き鳥屋では、鳥の刺身も多いし…

なるほど…

あとは素手で生の鶏肉を調理したというのも重要な病歴だね。これらはキャンピロバクターを疑ってフォーカスを当てて質問しないと患者さんも答えてくれないので注意が必要だね。ところで、キャンピロバクター腸炎の潜伏期間はどれくらいだろう？

2日間くらいでしょうか？

実は2日〜7日程度の幅があるんだ。

ということは、焼き鳥や生の鶏肉に関する病歴を1週間前まで遡って聞く必要があるということでしょうか？

その通り！　大腸型の感染性腸炎を疑えば、1週間前まで食歴を確認することが大切だね。

ということは怪しい食歴があればキャンピロバクター腸炎が疑わしくなるということですね！

そうだね。食歴は極めて大切なので怠らずに聴取すべきだね。

そういえばキャンピロバクター腸炎では便のグラム染色も有用と聞いたことがあります。

さすがだね！ 便のグラム染色でキャンピロバクターらしいらせん杆菌を認めればキャンピロバクター腸炎の可能性は極めて高くなるね。とはいえ実際には慣れがないと難しいので過信は禁物だけどね…あとはグラム染色での便の白血球の有無は小腸型と大腸型の鑑別に有用だね。便中白血球が陽性なら…

大腸型腸炎らしいということですね！

その通り！ もちろん、大腸型腸炎だけではなく炎症性腸疾患でも認めるので、ただ大腸になんらかの炎症があるという指標であって、感度もけっして高くないけどね。

つまり、陽性であれば大腸型らしいといえるが、陰性だから大腸型は否定的とは言えないということですね。

そうだね。ただ実際には総合的な臨床判断になるね。臨床では虫垂炎や憩室炎と鑑別が極めて難しい大腸型の腸炎も存在するので、悩ましければ腹部CTを撮像する必要があるね。

大腸型腸炎を診た時は常に虫垂炎を考えるということですね。

そういうことだね！

## ポイント

- 大腸型腸炎は小腸型に比べて、嘔吐は基本的には認めず、下痢に関しても少量の頻便で残便感を伴う渋り腹になり、高熱を伴う。血便も認めることもある。
- 蠕動痛ではなく、腹膜炎をきたしうることもあり、虫垂炎との鑑別が時に困難である。
- 小腸よりも外側に圧痛を認めるので、大腸の解剖を意識しながら触診する。
- 食歴が極めて大切であり、思い当たる食事について聞くだけでなく、生肉・生魚・生卵と具体的にリスクのある食事の摂取を聴取する。
- またキャンピロバクター腸炎を念頭に2日〜1週間前までの焼き鳥、生の鶏肉摂食、生の鶏肉の調理などを具体的に聴取することが重要である。
- 便中グラム染色はキャンピロバクター腸炎の診断に有用だが、感度は低く検者の技量に左右されるので過信は禁物である。
- 便中白血球があれば大腸型腸炎らしいといえるが、陰性であっても否定はできない。
- 虫垂炎と鑑別が難しい大腸型腸炎も存在するので、悩ましければ腹部CTを撮像する。

## その後

もう一度確認しました。やはりバイタルは特に問題なく、皮疹・動悸・発汗なども認めず全身疾患は否定的だと思いました。腸管外感染を疑うような腹膜刺激徴候も認めず、踵落とし試験も陰性でした。血便もなく、特に先行する下痢もなく、原因となるような薬剤や脂肪便も認めませんでした。既往歴もない若年者ですし、下痢も頻回に認めるとのことですので、感染性腸炎で良いと思いました。

なるほど。それでは、感染性腸炎として分類はどうだろう？

入院歴や抗菌薬使用歴もないので、*Clostridium difficile* 感染症の可能性は低いと思いました。また悪心・嘔吐は乏しく、高熱を伴っていました。便も頻便なのですが少量で渋り腹も認めました。また腹部の圧痛も臍周囲よりも右側腹部に認め、比較的外側であったため大腸型腸炎を考えました。焼き鳥に行ったかどうか確認したところ、発症の3日前に生の鶏肉を食べたことが判明しました。

なるほど！　それで？

虫垂炎も考えましたが、右下腹部には圧痛は認めませんでした。最初から高熱も出ていることと食歴からキャンピロバクター腸炎の可能性が高いと考えました。

そうだね！　今回は右下腹部の圧痛を認めず、腹膜刺激徴候も特にないので、それで良いと思うね。

ちなみに技師さんに便のグラム染色をしてもらったところ、便中の白血球とキャンピロバクターらしいらせん杆菌を認めました。

素晴らしい！　今回は、キャンピロバクター腸炎で良さそうだね！　確認のため便培養は提出しておこう！　とはいえ、キャンピロバクター腸炎としてフォローする場合も虫垂炎の可能性が完全には否定できないので経過を見ることが大切だと患者さんに伝える必要があるね。

わかりました！

## ● フレームと鑑別疾患

- **全身疾患**

  アナフィラキシーショック、トキシックショック症候群、甲状腺クリーゼ、副腎不全、心筋梗塞、腸管外感染症（レジオネラ、マラリア、インフルエンザ、HIV 感染症）

- **腸管外**

  腹膜炎をきたす疾患（虫垂炎、腸腰筋膿瘍、炎症性腹部大動脈瘤、骨盤内炎症性疾患 etc）

- **腸管内**

  消化管出血、炎症性腸疾患、大腸癌、吸収不良、好酸球性腸炎、放射線性腸炎

- **薬剤・栄養**

  下剤、ジギタリス、抗菌薬、制酸剤、テオフィリン、NSAIDs、乳糖、吸収不良、顕微鏡的大腸炎

- **感染性腸炎**

  **院内発症**: *Clostridium difficile* 感染症

  **毒素型**: 黄色ブドウ球菌

  **小腸型**: ウイルス性腸炎

  **大腸型**: キャンピロバクター、サルモネラ

## ● 文献 ●

1) Attia J, et al. Arch Intern Med. 1999; 159 (7): 658-65.
2) Chiha M, et al. J Intensive Care Med. 2015; 30 (3): 131-40.
3) Nomura K, et al. Intern Med. 1994; 33 (10): 602-6.
4) Chiladakis JA, et al. Clin Cardiol. 2003; 26 (7): 323-8.
5) Canto JG, et al. JAMA. 2000; 283 (24): 3223-9.
6) Picus D, et al. Radiology. 1983; 149 (1): 141-3.
7) 上田剛士. ジェネラリストのための内科診断リファレンス. 医学書院; 2014.
8) Hamilton W, et al. Br J Cancer. 2005; 93 (4): 399-405.
9) Barbut F, et al. BMJ. 2002; 324 (7350): 1345-6.
10) Juckett G, et al. Am Fam Physician. 2011; 84 (10): 1119-26.
11) Bohr J, et al. Gut. 1996; 39 (6): 846-51.
12) Beaugerie L, et al. Aliment Pharmacol Ther. 2005; 22 (4): 277-84.

## コラム

### 免疫不全と感染性腸炎

　腸管内のフレームは，感染性腸炎を考えると述べた。腸管内のフレームでは緊急性は乏しいことが多いが，免疫不全者は例外である。HIV や移植後，免疫抑制剤使用者の下痢では，腸管サイトメガロウイルス感染症を考える必要がある。CMV antigenemia 法は診断に有用だが，確定診断ができるわけではなく内視鏡所見などから総合的に考える必要がある。ガンシクロビルによる速やかな治療が予後を改善しうる。

　もうひとつ，見逃してはいけない疾患として好中球減少性腸炎を挙げたい。特に抗がん剤使用中などで好中球減少のリスクが高い患者の発熱と下痢では必ず鑑別に挙げる必要がある。好中球減少性発熱に準じ，絶対好中球数が 500/mm$^3$ 未満，もしくは 1,000/mm$^3$ 未満で 500/mm$^3$ 未満になることが予測される状況下で，発熱と下痢を伴えば診断的である。通常の発熱性好中球減少性発熱と同様に緑膿菌をカバーするだけでなく，嫌気性菌のカバーが必須であることに注意が必要である。

# 2-10 発熱

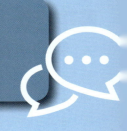

  **メガネ先生**: いよいよ、各論も最後だね…

**ピカピカ先生**: 長かったです（涙）

  そうだね。まあ、気を取り直して早速行こう！ 今回はどんな症例かな？

### 症例

28歳、女性
主訴: 発熱
認知症はなく、ADLは自立している。
既往歴: 特記事項なし
内服薬: なし
タバコ: なし　アルコール: なし　アレルギー: なし
Time course: 1日前から発症
Onset: 急性発症
Situation: 特になし
体温 38.9℃、脈拍 105回/分、血圧 135/64 mmHg、呼吸数 24回/分、酸素飽和度 96%（室内気）
随伴症状: 悪心、食欲不振、シバリング

○ 1文サマリー

特に既往歴のない28歳女性の1日前から急性に発症し悪心、食欲不振、シバリングを伴う発熱。

この症例に関して、ピカピカ先生は、どういうふうに考えたの？

それが。既に胸部X線と腹部単純CT、尿検査が施行されているのですが特に異常がないとのことで… お手上げです… どうしていいやら。

その前に、シバリングがあることに関してはどう思う？

熱が出ればシバリングも出てよいかと…

実は、シバリングは菌血症を示唆する所見なので必ず確認すべきと言えるね。

そうなんですね。悪寒も同様に考えれば良いのでしょうか？

ガタガタ震えるシバリングと違い悪寒は必ずしも菌血症は伴わないね。とはいえ、悪寒のほうが感度は高いので悪寒がなければ基本的にはシバリングも認めないはずとは言えるかもしれないね。

なるほど。それでは、これからどのような追加検査が必要でしょうか？

血液培養が極めて大切だけど、まずは基本に戻って病歴と身体診察だね！ ここもフレームワークで考えてみよう！発熱のフレームワークは以下の通りだね。

---

● 発熱のフレームワーク
- 感染症
- 非感染症

---

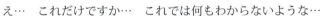え… これだけですか… これでは何もわからないような…

確かにそうだね。むしろポイントは発熱を診れば、まずは感染症から考えることが基本ということだね。感染症のフレームワークは以下の10個だね。

● 感染症のフレームワーク
① 中枢神経
② 頭頸部（副鼻腔・咽頭・中耳・歯・眼・甲状腺・唾液腺）
③ 気道
④ 心・血管（IE, 血管内カテーテル）
⑤ 肝・胆道系
⑥ 腹腔内・消化管
⑦ 尿路（前立腺含む）
⑧ 生殖器
⑨ 骨・関節
⑩ 皮膚・軟部組織

感染症のフレームワークって、こんなにあるのですか…

 このフレームワークはまる覚えをする必要はないよ。大切なのは Top to Bottom で Review of Systems と身体診察を隈なく把握するということだね。

ということは、フレームワークを意識すれば、Review of Systems と身体診察を漏れなく行えるということですね。

 その通り！ では早速感染症のフレームワークを見ていこうか。その前に Review of Systems と身体診察で臓器を絞り切れない場合は何を考える？

ウイルス感染ですね。

 その通り！ Top to Bottom で Review of Systems と身体診察を行ってもフレームワークが限局せず、複数のフレームワークに症状がわたる場合はウイルス感染症の可能性を考えるべきだね。逆に細菌感染症ではフレームワークが限局すると言えるね。

なるほど。でもウイルス感染症は基本的には自然に改善しますよね？

 基本的にはウイルス感染症は自然に改善することが多いけど、急性 HIV 感染症は見逃すべきではないね。咽頭痛のところでも触れたけど非典型的な経過で、口腔内潰瘍、下痢、皮疹を認める場合は積極的に急性 HIV 感染症を考えて性交渉歴を確認すべきだね。他にはウイルス感染症ではないけ

ど症状が限局しない例として、海外渡航歴がある場合のマラリア、野外活動歴がある場合のリケッチアも重要だね。

なるほど。野外活動歴、海外渡航歴や性交渉歴も大切なのですね。

そうだね。では次は実際にフレームワークごとに詳細について考えていこうか。

### ポイント

- シバリングは菌血症を示唆する所見であり重要である。
- 悪寒がなければ、シバリングを認める可能性は低く、まずは悪寒の有無を確認する。
- 発熱は、感染症と非感染症に分けて考えるが、急性の発熱ではまず感染症を念頭に置く。
- 感染症はフレームワーク毎に Top to Bottom で Review of Systems と身体診察を隈なく行うことが大切である。
- フレームワーク毎に Top to Bottom で Review of Systems と身体診察を行ってもフレームワークが限局せず、複数のフレームワークに症状がわたる場合はウイルス感染症の可能性を考えるべきである。
- 逆にフレームワークが絞れる場合は細菌感染症を考える。
- 症状が限局しない例として、急性 HIV 感染症、マラリア、リケッチアも見落とすべきではない疾患として鑑別に挙がる。
- 非典型的な経過で臓器が絞りきれない場合は、海外渡航歴、性交渉歴、野外活動歴が極めて重要になりうる。

### コラム

#### 症状が絞りにくい感染症

▶ 細菌感染症であっても随伴症状が乏しく、フレームワークが絞りにくい場合もある。またウイルス感染症でも局所症状が出にくい場合もある。

▶ フレームワークを絞りにくい感染症を列挙すると以下のようになる。

- 細菌性：感染性心内膜炎、腹腔内膿瘍、肝膿瘍、肛門周囲膿瘍、前立腺炎、腸チフス , 歯髄炎、キャンピロバクター（初期）、リケッチア
- 抗酸菌：結核
- ウイルス：伝染性単核球症（EB、CMV）、急性 HIV 感染症
- その他：マラリア

## ①中枢神経

まずは中枢神経の感染症だね。具体的にどんな感染症が挙げられるかな？

やはり、髄膜炎でしょうか！

その通り！　では、髄膜炎に特徴的な症状は？

頭痛ですね！

その通り！　発熱・嘔吐・頭痛のうち2つ以上が揃えば髄膜炎を考える必要があるとされているね。羞明もあれば可能性が上がるね[1]。では、どのような頭痛が危険かな？

今までの流れでいけば増悪傾向で最悪の頭痛は危険ということですね。

その通り！　そのような頭痛があれば髄液検査の閾値を低くすべきだね。では、髄膜炎を示唆する身体所見はなんだろう？

項部硬直でしょうか。

そうだね。項部硬直と発熱があれば基本的には髄膜炎と考えるべきだね！　ただ高齢者、特にパーキンソン病では元から頸部が硬直していることがあるので悩ましいところだね。1つ目安になるのは、パーキンソン病であれば頸部回旋も頸部前後屈も同様に硬いのに対して、項部硬直では頸部前後屈が頸部回旋に比べて硬いという鑑別点が挙げられるね。

なるほど。パーキンソン病ではどの方向に動かしても硬いが、項部硬直では縦の動きでのみ硬いということですね。

その通り！　とはいえ項部硬直がないから髄膜炎ではないとは言えないことに注意が必要だね。もうひとつ大切なのは意識障害だ。ところで、意識障害はどのように評価すれば良い？

グラスゴーコーマスケールですね！

そうだね。確かにグラスゴーコーマスケールはとても有用だね。ただ、本当に初期の微細な意識障害を見落とすリスクがあることに注意が必要だったね。それでは、どのようにすれば微細な意識障害を見落とす可能性を低くできるだろう？

家族に聞いてみるですよね！

家族や知人にいつもと受け答えが違うかどうかを確認することが極めて大切だったね。そこで、明らかにいつもと違うということになれば髄膜炎を必ず考えるべきだね。ちなみにヘルペス脳炎などの脳炎においても意識障害の有無というのは極めて大切になるので、やはり重要な所見だね。

なるほど…家族や知人に意識状態を確認することが大切なのですね。他にはどのような症状が出現するのでしょうか？

他には、当然だけど神経巣症状・痙攣など神経学的異常を伴えば同様に髄膜炎を考える必要があるね。中耳炎や副鼻腔炎に続発することもあるのでその病歴も大切だね。

神経学的な異常があるというのは確かにわかりやすいですね。

とはいえ、神経学的な異常は基本的には認めないことが多いので注意が必要だね。ちなみに発熱、項部硬直、意識障害は古典的な3徴とされているのだけど、3つが全て揃うことは髄膜炎患者のなかでも2/3以下とされているね[2]。項部硬直と意識障害に関しては発熱に加えてどちらかがあれば、髄液検査をすべきと言えるのだけど、どちらも認めないこともありえるね。なので発熱＋頭痛だけでも否定できるまでは髄膜炎と考えたほうが無難かもしれないね。

なるほど… そういえば Jolt accentuation は髄膜炎の否定に有用なのですよね？

確かに Jolt accentuation は髄膜炎における感度が高いことで有名だよね。
1秒間に2〜3回の頻度で頭を横に振ったら痛みが増悪すれば陽性だったね。ただし、元文献は結果的にはウイルス性髄膜炎の患者が大半を占めているので、細菌性髄膜炎ではそのまま応用できない可能性があることにも注意が必要だね[3]。その後の追試ではむしろ特異度が高く感度が低いという結果も出ているので解釈が悩ましいといえるだろうね。実際に実臨床でも髄膜炎でなくても容易に陽性になってしまうので解釈に困ることが経験されるね[4]。

そうなんですね。そういえば、Neck flection test というのも聞いたことがあります。

Neck flection test は顎を胸に付けることができなければ陽性と定義する診察手技だね．項部硬直よりも感度が高い可能性があり，さらに坐位でも実施可能なので有用だね[5]．とはいえ，最終的には病歴と身体診察から総合的に判断して髄膜炎らしいかを判断すべきとしか言えないのが難しさだね．

 難しいですね… 結局髄液検査をしないとわからないということでしょうか…

 確かに髄膜炎を疑えば髄液検査を躊躇しないということは大切だね！ あと，最後にもう一つ大切なのは Time course だね．

 つまり細菌性髄膜炎やウイルス性脳炎であれば症状が徐々に悪化するということですね？

 その通り！ なので，悩ましい症例で髄液検査をしない場合はフォローアップを徹底することが大切だね．

### ポイント

- 病歴：頭痛，嘔吐，意識障害，中耳炎・副鼻腔炎，痙攣，脱力
- 身体所見：項部硬直，Jolt accentuation，Neck flection test，神経学的巣症状
- 発熱・嘔吐・頭痛のうち2つ以上が揃えば髄膜炎を考える必要があり，羞明があればさらに可能性が上がる．
- 発熱を伴う最悪の頭痛，増悪傾向の頭痛では髄膜炎の可能性を常に考える．
- 高齢者では頸部が硬いことがあるが，項部硬直では回旋に比べ前後屈でより頸部の硬さを認める傾向がある．
- 発熱に加え，項部硬直もしくは意識障害があれば髄膜炎の可能性が高く髄液検査を行う．
- 軽度の意識障害を見落とさないことが大切であり，家族や知人に普段と比べた意識状態を確認することが重要である．
- 神経学的巣症状，痙攣，先行する中耳炎・副鼻腔炎も髄膜炎の可能性を上げる．
- Jolt accentuation, Neck flection test は髄膜炎の否定に有用である可能性があるが，最終的には病歴と身体診察を含めた総合的な判断が求められる．
- 髄膜炎を疑えば，髄液検査は躊躇しない．
- 悩ましい症例はフォローアップを徹底することが大切である．

## ②頭頸部（副鼻腔・咽頭・中耳・歯・眼・甲状腺・唾液腺）

次は頭頸部の問題だね。ここでは、副鼻腔・咽頭・中耳・歯・眼・甲状腺・唾液腺をまとめて扱うね。

いろんな臓器が入ってくるんですね。

そうだね。ただ、これらは解剖学的にもつながっていることもあり、起因菌もほぼ同様と考えるとわかりやすいね。それでは副鼻腔ではどのような所見を認めるかな？

副鼻腔の圧痛でしょうか？

そうだね！ 他には鼻閉・鼻汁の病歴も大切だね。あとはかがむと頭痛が悪化するというのも副鼻腔炎に特徴的な所見だね。咽頭に関しては、咽頭痛のフレームワークで話したように咽頭痛や扁桃腫大などを確認すれば良いね。それでは中耳はどうだろう？

耳痛でしょうか？

そうだね。耳痛・聴力変化は大切な病歴だね。身体所見としては外耳の牽引痛も簡易にできるけど、本当に疑わしい場合は耳鏡をすべきだね。それでは、歯に関してはどうだろう？

歯の痛みでしょうか？

確かに歯が痛いことが明らかであれば疑うことができるね。他には歯科治療歴も重要な病歴だね。疑わしければ実際に歯を押すことで痛みが誘発されるかを診察で確認することが重要だね。中耳炎と歯髄炎による発熱は成人では稀でかつ症状が出にくいので見落とされうる感染症だね。よって原因がわからない発熱では一度はこのあたりの症状も確認したほうが良いだろうね。

なるほど！ 確かに見落としがちかもしれませんね…

あとは、咽頭痛でも扱ったように亜急性甲状腺炎も発熱をきたすので、原因不明の発熱では甲状腺の触診が大切だね。唾液腺炎も発熱の原因では時に認めることがあるね。

唾液腺ですか？ ムンプスのイメージがありますが…

そうだね。若年者の両側の唾液腺炎ではムンプスウイルス感染症を考えるよね。ただ高齢者では、脱水や口腔内乾燥などで唾液の流れが悪くなることで細菌性の唾液腺炎をき

たすことがあるので注意が必要だね。

細菌性の唾液腺炎なんてあるのですね。どのような所見が出るのでしょうか？

 原則、細菌性であれば片側の唾液腺炎として発症し、耳下腺に多い傾向があるね。つまり、高齢者で片側の耳下腺に沿って圧痛・熱感・腫脹があれば細菌性耳下腺炎を積極的に疑うべきと言えるだろうね。

なるほど！

### ポイント

- 病歴：歯痛、咽頭痛、鼻汁・鼻閉、耳痛・耳閉
- 診察：歯叩打痛、咽頭所見、顔面叩打痛、鼓膜発赤、耳牽引痛、甲状腺圧痛、耳下腺圧痛
- 上気道は咽頭、副鼻腔、中耳、歯をひとまとめで考える。
- 解剖学的にはつながっているため、起因菌は比較的共通している。
- 中耳、歯は症状が出にくいことも多く、注意が必要である。
- 甲状腺の触診が原因不明の発熱の診断に時に有用である。
- 若年者の両側の唾液腺炎ではムンプスウイルス感染症を、高齢者で片側の耳下腺に沿って圧痛・熱感・腫脹があれば細菌性耳下腺炎を考える。

## ③気道

 次は気道の問題だね。どんな疾患が考えられる？

やはり、肺炎でしょうか。

 その通り！　それでは肺炎であればどのような症状が出現するかな？

やはり、咳嗽・喀痰ですね。他には酸素飽和度の低下や肺雑音といったところでしょうか。

 そうだね。ところで…　感染症は大きく細菌感染症とウイルス感染症に大別されるけど、ウイルス感染症の特徴はわかるかな？

症状が限局してないですよね！

 そうだね！　それでは、ウイルス性上気道炎らしさってなんだっけ？　咽頭痛のところでやったと思うけど…

ウイルス性上気道炎というには咽頭痛・鼻汁・咳嗽のうち少なくとも2つ以上揃っている必要がありましたよね。

その通り！

つまり発熱と咳嗽・喀痰のみで、鼻汁・咽頭痛を伴っていないのであればウイルス性上気道炎とは言い難いので肺炎を積極的に考えるべきということですね。

他には、呼吸数が極めて大切だね。体温 $\geq$ 37.8℃か心拍数 $\geq$ 100回/分か呼吸数 $\geq$ 30回/分のいずれもなければ肺炎の可能性は下がり、(LR－0.18)[6] また、体温38度以下、心拍数100回/分以下、呼吸数20回/分以下、$SpO_2$：95%以上を全て満たせば、肺炎の可能性は下がる（LR－0.13）という報告があるね[7]。

つまり呼吸数を含めたバイタルサインが正常で、聴診で呼吸音も問題なく、鼻汁・咽頭痛があれば基本的には問題ないということでしょうか？

その通り！　その場合は胸部X線は原則として撮像する必要はないね。ただ、どれかに異常があればひとまず立位の胸部X線は躊躇せずに撮像すべきだとも言えるね。他には胸痛があれば胸膜炎や膿胸も考える必要があるので、胸部X線の閾値は下げるべきといえるだろうね。

なるほど…　基本的には胸部X線で肺炎はわかるのでしょうか？

立位の胸部X線では原則としてわかることが多いね。病歴、バイタルサイン、呼吸音などから臨床的に肺炎が疑わしいにも関わらず、胸部X線で異常がはっきりしない場合にのみ胸部CTの撮像を考慮すべきだね。

なるほど。胸部X線で肺炎を確認できたあとに、追加で胸部CTを撮像することもありますよね…

間質性肺炎、好酸球性肺炎、抗酸菌感染症など特殊な状況は例外だけど、原則として、胸部X線で一般的な市中肺炎と診断できるのであれば胸部CTを撮像すべきではないね。当然CTも被曝のリスクがあるので適応は特に若年者では慎重にすべきと言えるだろうね。

- 病歴：咳嗽、喀痰、胸痛、呼吸困難
- 診察：呼吸数、酸素飽和度、肺音、打診、聴性打診
- 原則として細菌感染症では症状は限局するが、ウイルス感染症では症状は限局しない。
- 発熱と咳嗽・喀痰のみで、鼻汁・咽頭痛を伴っていないのであればウイルス性上気道炎とは言い難いので肺炎を積極的に考える必要がある。
- 呼吸数を含めたバイタルサインが正常で、聴診で呼吸音も問題なく、鼻汁・咽頭痛があれば胸部X線は原則として不要だが、いずれかに異常があれば胸部X線は躊躇しない
- 胸痛があれば胸膜炎や膿胸も考えて胸部X線を撮像する。
- 病歴、バイタルサイン、呼吸音などから臨床的に肺炎が疑わしいにも関わらず、胸部X線で異常がはっきりしない場合は胸部CTの撮像を考慮する。
- 間質性肺炎、好酸球性肺炎、抗酸菌感染症などを除き、胸部X線で一般的な市中肺炎と診断できるのであれば胸部CTを撮像すべきではない。

## ④心・血管（IE, 血管内カテーテル）

次は心・血管の問題だね。どのような疾患が考えられるかな？

感染性心内膜炎でしょうか？

さすがだね！　それでは、どんな症状があるかな？

胸痛？

胸痛・呼吸困難・動悸は非常に重要な症状だね。ただ、どちらかと言うとウイルス性心筋炎で比較的頻度が高い症状だね。つまり、発熱に加えそれらの症状があれば心電図と胸部X線は少なくとも必ずチェックすべきだね。

感染性心内膜炎では胸痛は稀なのですか？

感染性心内膜炎では胸痛の頻度は2割程度とされていて、頻度が高い症状ではないね。むしろ非特異的な倦怠感や食欲低下が多いんだ[8]。もちろん呼吸困難や胸痛を認めれば心不全の合併を考えるべきなので必ず聴取はすべきだけどね…

それでは、どうすれば良いのでしょうか？

まずは特徴的な状況で正しく疑うことだね。例えば発熱を伴う心不全、発熱を伴う脳梗塞は感染性心内膜炎を積極的に考えるべきだね。

なるほど… 確かにそれらの状況があれば考えたくなりますね。他に疑うキッカケはあるのでしょうか？

比較的頻度が高い所見は、やはり心雑音だね。疑う契機としては有用と言えるだろうね。特に新規の心雑音があれば積極的に感染性心内膜炎を疑うね。とはいえ、心雑音があるだけでは、感染性心内膜炎とは言い難いね。

ということは、抜歯歴が重要ということでしょうか？

実は、抜歯歴自体はそれほどリスクにはならないと言われているんだよね。むしろ、感染性心内膜炎の既往歴、弁疾患の手術歴、弁膜症の既往歴はリスクが高いと言われているね[9]。

なるほど… 心雑音以外に何か気を付ける身体所見はあるのでしょうか？

動脈塞栓症状は積極的に探すべきだね。具体的には、眼瞼結膜、手掌、足底に異常が出やすいので特に気をつけて探すべきだね。とはいえ実際には、Top to Bottom で診察しても異常は心雑音のみで、さらに一般的な検査をしても原因が不明であれば、積極的に考えるべきといえるだろうね。

ちなみに疑わしい場合は心エコーをすれば良いでしょうか？

その通り！ 基本的に感染性心内膜炎を疑えば速やかに心エコーはすべきだね。ただし、経胸壁心エコーでは感度は6割程度しかないので経胸壁心エコーに異常がなければ感染性心内膜炎が否定的とはならないことに注意が必要だね。経食道心エコーであれば感度は9割以上あるけど、やはり敷居が高い検査ではあるので難しいところだね[10]。

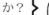
それではどうすれば良いのでしょうか？

やはり血液培養がなにより重要だね！ 原因不明の発熱では、血液培養を怠らないという姿勢があれば見逃しは相当に防げる可能性があるね。血液培養は感染性心内膜炎に限らず、血管内カテーテル感染症、感染性大動脈瘤などの他の血管内感染症の診断においても非常に重要だね。持続的な菌血症を証明するためにも、可能であれば間を空けて少

| なくとも血液培養を3セット提出すべきだね。

なるほど。血管内カテーテル感染症はやはり中心静脈カテーテルが原因として多いのでしょうか？

その通り！ 特に中心静脈カテーテルが挿入されている患者のフォーカス不明の発熱では必ず血管内カテーテル感染症を考えて、血液培養のうち1セットはカテーテルから採血すべきだね。

確かに中心静脈カテーテルから血培を取ることもありますね。ちなみに、末梢静脈カテーテルの血流感染も起こるのでしょうか？

もちろん末梢静脈カテーテルでも起こりうるね！ よって、日々の回診で末梢静脈カテーテル刺入部の発赤・腫脹は常に注意すべきと言えるだろうね。

### ポイント

- 病歴：胸痛、呼吸困難、起坐呼吸、カテーテル留置歴、弁膜症の既往・手術歴
- 診察：心雑音、結膜点状出血、手掌・足底の皮疹、血管内カテーテル周囲の発赤・疼痛・腫脹
- 胸痛・呼吸困難・動悸を伴う発熱ではウイルス性心筋炎や心不全を疑い、心電図、胸部X線を施行する。
- 発熱を伴う心不全、発熱を伴う脳梗塞は感染性心内膜炎を積極的に疑うが、実際は非特異的な倦怠感しか認めないことも多い。
- 新規の心雑音があれば感染性心内膜炎を積極的に疑う。
- 心雑音は感染性心内膜炎を疑うきっかけになりうるが、心雑音があれば感染性心内膜炎というわけではない。
- 抜歯よりも、感染性心内膜炎の既往歴、弁疾患の手術歴、弁膜症の既往歴があるほうが感染性心内膜炎のリスクは高い。
- 疑えば眼瞼結膜、手掌、足底に特に注意して診察をする。
- 経胸壁心エコーは有用だが、感染性心内膜炎の否定には使うことはできない。
- Top to Bottom で診察しても異常は心雑音のみで、さらに一般的な検査をして原因が不明であれば、積極的に感染性心内膜炎を疑い血液培養を3セット採取する。
- 中心静脈カテーテル使用者の発熱では積極的にカテーテル関連血流感染症を考え、血液培養2セットのうち1セットをカテーテルからも採取する。
- 末梢静脈カテーテル関連の血流感染を見落とさないために日々の回診で末梢静脈カテーテルの観察を怠らない。

## ⑤肝・胆道系

次は肝・胆道系のフレームだね。どのような症状を聞きたい？

そうですね。やはり、腹痛でしょうか？

そうだね。腹痛・嘔吐というのは、このフレームを疑うきっかけになるね。それでは、身体所見としては何が有用だろう？

腹部圧痛の有無やMurphy徴候でしょうか？

腹膜刺激徴候の有無も確認したいので、打診や踵落とし試験も可能ならば確認したいね。ところで胆管炎も含めた肝胆道系感染症におけるMurphy徴候の感度はどうだろう？

感度は良さそうな印象でしたが…

実は、肝胆道系感染症においてMurphy徴候の感度は30％程度で肝叩打痛のほうが診断特性がよいという報告もあるんだ。Murphy徴候は急性胆嚢炎では比較的感度に優れるのだけど、急性胆管炎の診断においては感度が低い傾向があるね[11]。

---

**肝胆道系感染症における診断特性**

| | | | | |
|---|---|---|---|---|
| Murphy徴候 | 感度30％ | 特異度93％ | LR＋4.4 | LR−0.75 |
| 肝叩打痛 | 感度60％ | 特異度85％ | LR＋4.1 | LR−0.47 |

---

確かに肝叩打痛のほうが診断特性はよさそうですね！ところで、肝叩打痛のやり方はどうすればよいのでしょうか？

基本的にはCVA叩打痛と同じ要領で肝臓を叩けば良いね。利き手ではないほうを肝臓にあてがい、その上から利き手で巧打すれば良いね。前提条件として右肋骨の痛みではないことを除外すべきなので、陽性であっても肋骨の圧痛は除外すべきだね。もうひとつのポイントは左右差だね。

左右差？

そう、左右差が極めて大切だね。痛みの閾値が低い人もいるので、明らかに左右差がある時に陽性とすることが大切だね。例えば認知症がある患者さんで自分の訴えをうまく

表現できなくても、苦悶用表情の左右差を観察し明らかに右を叩く時に痛がっていそうならば陽性とすべきだね。肝叩打痛は坐位であっても施行可能でとても有用な診察なので、発熱ではルーチンに行うべきと言えるだろうね。

なるほど！　発熱において肝叩打痛は極めて有用ということですね！　ところで検査としては、やはり採血と腹部エコーを施行すれば良いでしょうか？

そうだね。極論を言えば胆嚢炎はエコーで診断し、胆管炎は胆道系酵素上昇で診断をすると覚えるとわかりやすいかもしれないね。

というのは…

胆嚢炎の診断において腹部エコーの診断能は陽性尤度比4.3、陰性尤度比 0.22 とされていて胆嚢炎でまず行うべき検査と言えるね [12]。ところで、腹部エコーによる Murphy 徴候は知っている？

いえ。知りません…

エコーで胆嚢を描出した状態で胆嚢をエコーのプローベで押すことで痛みを誘発する手技だね。エコーのプローベで胆嚢を圧迫するイメージで行うことがコツだね。
こちらも非常に有用で診断能に優れるという報告もあるのでルーチンに行ったほうがよい手技といえるだろうね [13]。

なるほど。胆嚢炎においてエコーが大切というのはよくわかりました。でも、胆管炎も腹部エコーで診断するイメージだったのですが…

確かに腹部エコーは急性胆管炎を疑った時にもまず行うべき検査だね。実際に総胆管結石を腹部エコーで認めれば診断的といえるね。とはいえ、総胆管結石の診断における腹部エコーの診断能は以下の通りだ [14]。

- 総胆管拡張　感度 42%　特異度 96%　　LR＋10.5　　LR －0.6
- 総胆管結石　感度 38%　特異度 100%　LR＋∞　　　LR －0.62

つまり、腹部エコーは所見があれば診断的になるが、総胆管結石/胆管炎の否定は難しいということですね。ではど

うすればよいでしょうか？

胆管炎の診断において ALP/γGTP といった胆道系酵素の上昇は感度が比較的高い印象があるね．実際にγGTP ≧ 90 U/L は総胆管結石の胆嚢炎との鑑別において陽性尤度比 3.4，陰性尤度比 0.19 と優れた診断特性があるという報告もあるんだ[15]．

つまり、全く ALP/γGTP が正常で肝叩打痛も陰性で、腹部エコーでも正常であれば胆管炎の可能性は下がるということですね。

その通り！　つまり所見の組み合わせが大切ということだね．以下，急性胆管炎のガイドラインから診断基準を見てみようか．

---

**急性胆管炎の診断基準**

（急性胆管炎・胆囊炎診療ガイドライン 2013．医学図書出版より）

A）全身の炎症所見
　A-1：発熱（悪感戦慄を伴うこともある）
　A-2：血液検査；炎症反応所見
B）胆汁うっ滞所見
　B-1：黄疸
　B-2：血液検査；肝機能検査異常
C）胆管病変の画像所見
　C-1：胆管拡張
　C-2：胆管炎の成因；胆管狭窄、胆管結石、ステントなど

＊項目 A のいずれか ＋ B もしくは C のいずれかを認めるものを疑診
＊項目 A のいずれか ＋ B のいずれか＋ C のいずれかを認めるものが確診

感度 91.8、特異度 77.7%、LR ＋ 4.1、LR － 0.1

---

なるほど…　確かに胆道系酵素と画像所見の組み合わせになっていますね…
それに肝叩打痛を参考所見として組み合わせるということですね．

そ の通り！ あとは診断基準にもあるように胆管ステントは胆管炎のリスクが極めて高いので、胆管ステント留置中の発熱では胆管炎の可能性を考えるべきだね。つまり胆管炎の診断は以下の組み合わせで考えれば良いね。

> **胆管炎の診断（発熱/CRP 上昇が前提）**
> ・採血で胆道系酵素上昇
> ・肝叩打痛陽性
> ・エコーで総胆管拡張 / 総胆管結石を認める
> ・胆管炎のリスク（ステント、総胆管結石の既往）

確かにわかりやすいですね！ ところで、腹部 CT はどのように考えれば良いでしょうか？

腹部 CT も胆管炎の診断において確かに有用だね。CT で明らかに大きな総胆管結石を認める急性胆管炎では、速やかな ERCP（内視鏡的逆行性胆管膵管造影）を検討する必要があるので、ERCP を考慮すべきかどうかの判断に有用であるといえるね。

なるほど！ 発熱患者で肝叩打痛が陽性であれば胆嚢炎と胆管炎を考え、腹部エコーと肝胆道系酵素の確認をして、必要に応じて腹部 CT を撮像するということですね。

その通り！ あとは肝膿瘍も忘れてはいけない鑑別だね。

肝膿瘍ですか… でも腹部エコーでわかりますよね？

確かに腹部エコーは肝膿瘍を疑った時にまず行うべき有用な検査と言えるね。ただし感度は 85％程度であり異常がなくても否定はしきれないことに注意が必要だね[16]。

では、どうすれば良いのでしょうか？

高齢、糖尿病、アルコール多飲、肝細胞癌など肝胆道系疾患の既往などは肝膿瘍のリスクとされているね。他には ALP 上昇も比較的感度が高いという報告もあるね。

つまり腹部エコーで異常がなくても、肝膿瘍のリスクがある発熱患者で肝叩打痛や ALP 上昇を認める場合には積極的に疑うということでしょうか？

その通り！ その場合は腹部造影 CT を施行すべきと言えるね。とはいえ、ALP 上昇や肝叩打痛もはっきりしないこともありうるので、原因不明の発熱患者の腹部 CT を見る時には肝膿瘍も念頭に置くことが大切とも言えるね。

## ポイント

- 病歴：腹痛、嘔吐
- 診察：肝叩打痛、Murphy 徴候、腹部圧痛、腹部エコーでの Murphy 徴候
- 腹痛・嘔吐は肝胆道系感染症を疑う契機となる。
- 肝叩打痛は肝胆道系感染症の検出に有用な身体診察であり、左右差が明らかであること、肋骨の痛みでないことに注意して評価を行う。
- 胆嚢炎の診断において腹部エコーは有用であり、腹部エコーのプローベで胆嚢を押した時の圧痛も必ず確認する。
- 急性胆管炎の診断においては、発熱（炎症反応上昇）に加えて、胆道系酵素上昇、腹部エコー、肝叩打痛を組み合わせることが有用である。
- 胆管ステントは胆管炎のリスクが高い。
- 急性胆管炎を疑った時に、ERCP を考慮すべきかどうかの判断に腹部 CT は有用である。
- 発熱患者で肝叩打痛が陽性であれば胆嚢炎と胆管炎を考え、腹部エコーと肝胆道系酵素の確認をして、必要に応じて腹部 CT を撮像すべきであるが、肝膿瘍も忘れない。
- 高齢、糖尿病、アルコール多飲、肝細胞癌など肝胆道系疾患の既往があれば、特に肝膿瘍を念頭に置く必要があり、腹部エコー、腹部造影 CT を検討する。

## 消化管

次は消化管の問題だね。消化管の問題を考えた場合は、どんな症状が出現するかな？

やはり、腹痛・悪心・下痢でしょうか？

そうだね。腹痛における腹部のフレームワークで考えれば良いということだね。

なるほど。つまり、腹膜炎、持続痛、蠕動痛に分けて考えれば良いということですね。

その通り！ 特に腹膜炎と蠕動痛が問題になるので、それぞれ考えてみようか。

**1）腹膜炎**

ところで、腹膜炎の検出にはどのような診察が有用だったっけ？

腹部圧痛、打診、踵落とし試験ですね！

そうだったね！ それでは、発熱患者でそのような所見がある場合はどんな疾患を考えるかな？

やはり、虫垂炎、憩室炎、骨盤内炎症性疾患でしょうか？

さすがだね！ ところで、他に重要な診察はあるかな？

直腸診でしょうか？

その通り！ ルーチンで行う必要はないけど、骨盤内の虫垂炎の検出や骨盤内炎症性疾患の検出には有用な身体診察だね。少し話が変わるけど、直腸診で肛門痛が明らかな発熱患者では何を考えるかな？

痔核でしょうか？

確かに肛門痛では痔核を考えたくなるね。ただ発熱がある場合は、特に肛門周囲膿瘍を考えるべきだね。実際に、肛門周囲膿瘍でも肛門痛の訴えが乏しい場合は、直腸診をすることではじめて診断されることもあるね。

なるほど！

ところで、ピットフォールなのだけど虫垂炎が穿破すると痛みはどうなると思う？

痛みは強くなるんじゃないですか？

実は、穿破しても被包化された場合はむしろ痛みが軽減することもあるんだ。その場合は比較的長期間継続する発熱と軽度の腹痛程度という状況で来院することも経験されるね…

その場合も、腹部診察が診断への近道になるということでしょうか？

その通り。比較的経過の長い発熱では腹膜刺激徴候を見逃さずに、腹部造影 CT に繋げることが大切だね。実際に虫垂炎に限らず腹腔内の深部膿瘍は所見が乏しいので、感染症が疑わしいにも関わらず熱源が絞り切れない場合は腹部造影 CT を考慮するね。

## 2）蠕動痛

それでは、蠕動痛の鑑別疾患はどのように考えれば良いかな？

つまり感染性腸炎の鑑別を考えれば良いのですね。大腸型腸炎は高熱をきたすので、まず考えたいと思います。

そうだね！　大腸型腸炎の代表的な病原菌はなんだっただろう？

下痢のところでやりましたね。キャンピロバクター腸炎ですね！

よく覚えていたね！　実はキャンピロバクター腸炎は初期には発熱と軽度の頭痛のみで、下痢が出ないこともあるんだ。

そうなんですね！　でもそれでは診断ができないような。

その通り。実際に下痢が乏しい初期のキャンピロバクター腸炎は相当に診断が難しくて、経過を見ているうちに下痢が出現して初めて診断できることもあるね。

なるほど。やはり Time course が重要なのですね。

そうだね。そしてもう一つ重要な病歴があったよね？

生肉や焼き鳥などの食歴ですね！

さすがだね！　もし明らかに生の鳥の刺身を食べたという病歴があり、潜伏期も一致するなら積極的に考えたいところだね。もちろん、他に明らかな熱源がないことが前提ではあるのだけどね…

### ポイント

- 病歴：腹痛、嘔吐、下痢、食歴
- 身体所見：腹部圧痛、打診、踵落とし試験、直腸診、腸腰筋徴候

腹膜炎
- 腹部圧痛、打診、踵落とし試験は腹膜炎の検出に重要な身体所見である。
- 発熱に伴う腹膜炎では、虫垂炎、憩室炎、骨盤内炎症性疾患が代表的な疾患である。
- 直腸診は肛門周囲膿瘍、骨盤内の虫垂炎、骨盤内炎症性疾患の検出に有用である。
- 穿破した虫垂炎の診断は時に難しく、腹痛も軽度であることもあるので、丁寧な腹部診察による腹膜刺激兆候の検出が診断の近道になりうる。

- 腹腔内の深部膿瘍は所見に乏しいことも多く腹部造影 CT が診断に必要になることが多い。

蠕動痛
- 蠕動痛＋高熱＋水様便では大腸型の腸炎を念頭に置く。
- キャンピロバクター腸炎では、初期は発熱と軽度の頭痛などの非特異的な症状のみで下痢が出現しないこともある。
- その場合は生肉・焼き鳥などの食歴の確認と下痢が出現しないか経過観察することが重要である。

## ⑦尿路（前立腺含む）

### 1）膀胱炎と腎盂腎炎

次は、尿路のフレームワークだね！　どんな症状を聞けば良いかな？

うーん。排尿時痛でしょうか…

確かに排尿時痛は重要な症状だね。ただ感度を上げるためには尿路に関しては排尿時痛を含めた 3 つの膀胱刺激症状をセットで覚えておくと役に立つよ。

というと…

排尿時痛、残尿感、頻尿の 3 点セットのことだね。膀胱炎では原則としてこれらのどれかを認めるね。もうひとつ膀胱炎と言うためにはある症状がないことが大切なのだけどわかるかな？　女性であれば…

生殖器の症状でしょうか。

そうだね！　膣分泌物や陰部瘙痒感などの症状がないことが大切だね。それらの症状があれば相対的に性器感染症を考えるからね[17]。

なるほど。でも尿検査をすれば膀胱炎かどうかはわかりますよね。

ところで…　無症状の高齢者に尿定性を施行したところ、尿中の白血球が陽性だとするよ。これは尿路感染かな？

尿検査が異常なので、尿路感染症ですよね…

実はそうとは限らないんだ…　高齢者では尿定性で白血球および尿培養で細菌が陽性になっても、無症状であることもありえるんだ[18]。

尿検査の異常があっても尿路感染ではないこともありえるんですね！

その通り。一般的には無症候性細菌尿と言われるけど、高齢者では無症候性に細菌だけでなく、尿中白血球も陽性になることも経験されるね。

でも細菌がいるなら抗菌薬を使えばよいですよね？

必ずしも必要とは言えないね。どういうときに抗菌薬の治療が必要かな？

やはり、症状が大切ということでしょうか？

その通り！ つまり、膀胱刺激症状を認め、尿検査の異常を認めてはじめて膀胱炎として抗菌薬治療の適応になるということだね。

なるほど！ でも細菌がいれば治療をしたくなりますね。

症状がない場合は、前立腺肥大や神経因性膀胱に対する介入をまずは優先してもよいかもしれないね。

残尿が無症候性細菌尿のリスクということですね。

そうだね。それでは、膀胱炎と腎盂腎炎の違いはなんだろう？

やはり、発熱の有無ではないでしょうか。発熱があれば腎盂腎炎ということかと。

その通り！ 膀胱炎は原則発熱しないけど、腎盂腎炎では基本的に発熱を伴うことが多いというのが基本だね。他に悪心や食欲不振も腎盂腎炎には認められるけど膀胱炎では認められないね。つまり膀胱炎ではケロッとしているけど、腎盂腎炎ではいかにも辛そうというのが鑑別点と言えるね。それでは、発熱＋尿定性で白血球を認めれば、腎盂腎炎で良いだろうか？

今までの流れで言えば無症候性細菌尿＋尿路以外のフォーカスによる発熱が否定できないということでしょうか…

その通り！ 特に高齢者では腎盂腎炎であっても膀胱刺激症状を認めないことも多いね。では、どうすれば良いかな？

腹部CTで腎臓周囲の毛羽立ちを確認すれば良いと聞いたことがあります！ ただ、今回は腹部CTで異常がないので違うとは思いますが…

実は腹部CTは腎盂腎炎の診断には有用ではないんだ。実際に腎盂腎炎に対して陽性尤度比1.7、陰性尤度比0.48程度という報告があり、診断的な価値は乏しいとされているね[19]。

それでは、どうすれば良いのでしょうか？

腰痛のところでも話したようにやはり、CVA叩打痛が大切だと思う。陽性尤度比1.7、陰性尤度比0.9とされているけど、こだわるべき身体所見といえるね[17]。

CVA叩打痛ですか… CVA叩打痛のコツはあるのでしょうか？

利き手ではないほうを肝臓にあてがい、その上から利き手で叩打すれば良いね。肝叩打痛同様に左右差が極めて大切だね。痛がり方に差があるかも表情をよく観察すべきだね。あとは腎臓の位置が人によって違うので、陰性でも位置をずらして叩打をしてみたり、エコーで場所を確認したうえで叩打することが有用だね。

なるほど！ でもCVA叩打痛が陰性の腎盂腎炎もありえるのでしょうか？

そうだね。若年者であればCVA叩打痛が陰性の腎盂腎炎は珍しいけど、高齢者ではCVA叩打痛が陰性の腎盂腎炎は充分にありえるね。ではどうすれば良いかな？

尿のグラム染色はどうでしょうか？

そうだね！ 確かに尿グラム染色は非常に有用で入院患者における尿路感染の診断において、陽性尤度比2.3、陰性尤度比0.1とされているね[20]。

確かにグラム染色が陰性なら尿路感染は否定的と言えるみたいですね！ でも、グラム染色で細菌が確認できても、無症候性細菌尿であることもありえるということですよね…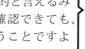

そうだね、ありえるね。では、どうすれば良いかな？

尿路感染以外のフォーカスを否定すれば良いのではないでしょうか？

さすがだね！ 実は高齢者の腎盂腎炎の診断は難しいということを認識しておくべきだね。愚直に病歴と身体診察を行うことが極めて大切で、発熱＋尿検査の異常があるだけ

ではなく、他に熱源がないことを確認したうえで初めて腎盂腎炎といえることができるということだね。その意味で腎盂腎炎は極めて診断が難しいこともありうるという認識を持つことが大切だね。

なるほど… やはり Top to Bottom の診察が大切なのですね。

そうだね。あと腰痛のところで見逃してはいけない疾患として何があったか覚えている？

結石性腎盂腎炎ですね。つまり、発熱患者で CVA 叩打痛が陽性であれば速やかにエコーで水腎症を確認すべきということでしたよね…

その通り。それでは、腎盂腎炎で抗菌薬治療をしているのによくならない場合は何を考える？

うーん。やはり抗菌薬が当たっていないのではないでしょうか？

確かにその可能性もあるね。しかしもっとも見逃してはいけないのは、腎膿瘍だね。

腎膿瘍ですか？

そうだね。これは感染症全般に言えることだけど、経過が悪い場合はドレナージや手術で感染巣を外科的に除去できる病態がないかを常に考えるべきと言えるね。

なるほど！

## 2）前立腺炎

それでは高齢男性で発熱、尿検査の異常、膀胱刺激症状があるにも関わらず CVA 叩打痛が陰性の場合は何を考える？

うーん。なんでしょうね…

女性ではなく高齢男性であるので…

あ、前立腺炎ですね！

さすがだね!! 前立腺炎では腎盂腎炎に比べて膀胱刺激徴候が出やすい傾向にあるね。あとは、尿の出にくさの自覚や尿閉も認めればより前立腺炎らしいね。

尿閉ですか…

前立腺炎では炎症により前立腺自体が大きくなるので、尿閉をきたしやすいとされているね。実際にエコーや CT で過去の前立腺が記録されているのであれば比較することも

診断に有用だね。それでは前立腺炎の診断にどんな診察が有用かな？

直腸診で前立腺を触診すればよいのではないでしょうか？

そうだね！　正確には、前立腺の圧痛を確認するということが大切だね。これも差が大切で前立腺を押す時と反対側を押すときとで痛みに明らかに差があれば有意と取るべきだね。実際に前立腺診察の異常は8割に認められるという報告もあるため、極めて大切な診察と言えるね。ただし前立腺を触りすぎると菌血症のリスクが増加するので注意が必要だね。

なるほど…　痛そうですし、最低限の触診にする必要がありそうですね。

そうだね。他には、PSA（前立腺特異抗原）の上昇も前立腺炎の診断に有用だね。

PSAは前立腺癌のイメージでしたが、前立腺炎にも有用なのですね。

その通り。診断能は以下の通りだね。

### PSA高値による急性前立腺炎の診断能 [22]
感度69%　特異度96%　LR＋17　LR－0.3

確かにこれは使えそうですね！

ただ注意点があって、導尿やバルーンを挿入後に採血をするとPSAが上昇してしまうので導尿やバルーン留置前に採血をするべきだね。あとは元々前立腺肥大症なのでPSAが高い人もいるので、可能であれば前値と比較すべきだね。

なるほど！　でも前立腺炎でも腎盂腎炎でも治療法が同じであれば分けなくても良い気もします。

前立腺炎であれば高率に尿閉を合併しうるので、$\alpha_1$ブロッカーが必要になることが多いね。尿閉の程度によっては尿道カテーテルの留置も必要になってくるね。ちなみに、前立腺炎の抗菌薬について何か知っている？

いえ…

前立腺炎であれば抗菌薬の感受性がわかり次第、ST合剤やキノロンなどの前立腺移行性が良い抗菌薬への変更を行うべきだね。必要に応じて腎盂腎炎よりも長く治療する必要もあるんだ。そういう意味で、前立腺炎と正しく診断することは大切であると言えるね。

なるほど！

## ポイント

- 病歴：排尿時痛、残尿感、頻尿、血尿、尿閉
- 身体所見：CVA叩打痛、直腸診での前立腺圧痛

膀胱炎 / 腎盂腎炎

- 膀胱刺激症状は排尿時痛 / 残尿感 / 頻尿の3点セットを確認する。
- 膣分泌物や陰部瘙痒感などの性器の症状を認めれば、膀胱炎の可能性が下がる。
- 膀胱刺激症状を認め、尿検査の異常を認めてはじめて膀胱炎といえる。
- 尿検査や尿培養で異常があっても症状がなければ無症候性細菌尿であり、神経因性膀胱や前立腺肥大への介入が優先され、抗菌薬治療は通常、必要ない（妊婦、泌尿器科処置前などは除く）
- 原則として、膀胱炎は発熱しないが腎盂腎炎では発熱を伴う。
- 悪心や食欲不振、倦怠感も腎盂腎炎を示唆する所見である。
- 腹部単純CTは結石性腎盂腎炎の評価には有用であるが、腎盂腎炎自体の診断には有用ではない。
- 発熱＋尿検査異常は必ずしも腎盂腎炎ではなく、愚直にTop to Bottomで診察することでほかの熱源がないことを確認し、CVA叩打痛の有無を確認する。
- 尿グラム染色は感度が高く尿路感染症の診断に有用である。
- CVA叩打痛があれば必ず水腎症の有無を確認する。
- 結石性腎盂腎炎はエマージェンシーであり速やかな泌尿器科コンサルトが必要である。
- 腎盂腎炎と診断した後に治療経過が不良であれば、必ず腎膿瘍を考える。

前立腺炎

- 男性の尿路感染においては常に前立腺炎を考える。
- 腎盂腎炎同様に高熱、倦怠感、食欲不振を認めるが、膀胱刺激症状や尿の出しにくさ、尿閉が前面にくることが多い。
- 可能であれば以前と前立腺の大きさを比較することも診断に有用である。
- 前立腺圧痛が極めて重要な身体所見であり、前立腺とそれ以外で明らかに痛がり方に差があることを確認するが過度な触診は菌血症のリスクであることに注意する。
- PSAは前立腺炎の診断にも有用であるが、尿道カテーテルや導尿前の採血で確認すべきであり、可能であれば前値と比較する。

- 前立腺炎であれば高率に前立腺肥大に対するマネージメントが必要になり、抗菌薬も前立腺移行性のよいST合剤やキノロンに感受性がわかり次第変更し、必要に応じて治療期間も腎盂腎炎に比べて長くなることもある。

## コラム

### 効果判定について

▶ 抗菌薬の効果判定はCRPや発熱のみで行うべきではない。

▶ 診断の根拠となった局所所見（症状、身体所見、バイタル）をそのまま効果判定のパラメーターとして用いる。

（例：発熱に加え、咳嗽・喀痰・副雑音・酸素飽和度低下・呼吸数増加で肺炎と判断した場合は、咳嗽・喀痰・副雑音・酸素飽和度低下・呼吸数増加をそのまま効果判定のパラメーターとして用いる）

▶ 抗菌薬の効果が乏しい場合はDon't Sadという覚え方で考える。

Drainage（適切なドレナージが行われていない）

抗菌薬は適切だが、ドレナージができておらず感染のコントロールができない。

＊もっと最初に考えるべき原因で、決して見逃してはいけない。

例：膿瘍、結石性胆管炎、結石性腎盂腎炎、壊死性筋膜炎

⇒速やかにドレナージを外科に依頼する。

Other infections（抗菌薬無効の感染症）

ウイルス感染症、真菌感染症、抗酸菌感染症では抗菌薬の効き目はない。

Non infections（感染症以外の原因⇒p.346のNSAIDEを参照）

感染症以外の発熱を考えるが、抗菌薬による薬剤熱、偽痛風の頻度が高い。

Tolerance（耐性により抗菌薬が効かない）

自然耐性および後天性耐性が原因で抗菌薬のスペクトラムが外れている可能性、特に入院中ではESBL産生菌が多い。

Shift（抗菌薬の移行性が悪い）

髄膜炎や前立腺炎などでは臓器移行性の低い抗菌薬を使用すると効果が乏しくなる。

Antibiotics（抗菌薬の投与量、投与経路）

抗菌薬のスペクトラムは適切だが、投与量不足や投与経路の誤りがある。

<u>Duration（発熱の継続期間）</u>
適切な抗菌薬を使っていても解熱するまでの期間が長い感染症の可能性がある。

## ⑧生殖器

次に生殖器関連だね。まず前提として生殖器関連の感染症で大切な病歴はなんだろう？

危険な性交渉歴ですね！

そうだね。それでは具体的にどのように確認したらよいかな？

うーん。風俗に行っていませんか？

確かにそうだね。あとは具体的には下記の5つを確認すればよいね。

---

**性行為感染症のリスクを示唆する所見**
① **不特定多数との性行為**
② **コンドームを使用しない性行為（妊娠希望は除く）**
③ **風俗店での性行為**
④ **性感染症の既往歴**
⑤ **男性同士の性交渉**

---

なるほど。性感染症の既往は確かにリスクが高そうですね。不特定多数というのもわかりますね。コンドームを使用しない性行為もリスクなのですか？

特定のパートナーのみであればリスクは低いけど、不特定多数の性行為がある場合にコンドームを使用しなければリスクが上乗せされるイメージだね。あとは、男性同士の性交渉は特にリスクが高く注意が必要だね。

なるほど！

それではそれぞれ各論を見ていこうか。男性と女性に分けて考えるとわかりやすいので分けて考えてみよう。

## 1）男性の生殖器関連

男性の生殖器関連ではどのような感染症が考えられるかな？

クラミジアや淋菌の尿道炎じゃないでしょうか？

それではどのような症状を認めるかな？

やはり、排尿時痛ではないでしょうか？

その通り！　膀胱炎と同様に排尿時痛、残尿感、頻尿を認めるね。ところで、若年男性は膀胱炎になるだろうか？ピカピカ先生は膀胱炎になったことある？

なったことあるわけないですよ！

そうだよね。つまり若年男性で排尿時痛などがあることは、とても違和感があることだよね。解剖学的異常がない限り、若年男性が細菌性膀胱炎にはならないよね。

つまり、若年男性の排尿時痛では、性感染症か、尿路の解剖学的異常を伴う細菌性膀胱炎を考えるということですね。

そうだね。そして大概は前者である可能性が高いね。

つまり若年男性の排尿時痛では性交渉歴を確認すべきということですね。

その通り！　それでは、若年男性が尿道から膿が出たという場合は、何を考える？

え。やはり性感染症ではないでしょうか…

それではクラミジア感染症では膿は認めるかな？

……認めない気がしてきました。

原則は、認めないね。ということは、膿を認める場合は…

淋菌感染症でしょうか？

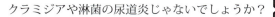その通り！　尿道の膿性分泌物は淋菌感染症を考えるべきだね。ところで、淋菌とクラミジアの潜伏期間って覚えている？

確か、淋菌感染症のほうが潜伏期間は短かったような…

その通り！　詳細は以下の通りだね。

> **性感染症の潜伏期間**
> 淋菌感染：1週間以内
> クラミジア感染：1〜3週間

なるほど……クラミジア感染症を疑った場合は3週間まで遡らないといけないのですね。

 そうだね。逆に1週間以内に風俗に行って、尿から膿が出る場合は淋菌を強く疑うこともできるね。それでは診断はどうしたらよいかな？

培養検査でしょうか？

 確かに淋菌感染症を疑った時には、培養検査を提出すべきだね。ただ淋菌は培養されにくいしクラミジアはそもそも培養検査が難しいね。それではどうすればよいかな？

PCRでしょうか？

 その通り！ 尿検体の遺伝子検査がやはり、淋菌・クラミジアの診断には有用とされているね[23]。ちなみに、淋菌では膿があるのだから、菌がいるかを見ることができるよね？

グラム染色ですね！

 さすがだね！ 女性では膣の常在菌の混入が問題になるけど、若年男性で尿道から膿が出現した場合は可能な限り膿のグラム染色でグラム陰性双球菌を確認することが有用だね[24]。ところで、男性の性感染症は尿道炎だけでよいかな？

尿道炎しか思いつかないです…

 それでは、若年者では前立腺炎はあってよいかな？

あっていいんじゃないでしょうか？

 実は細菌性前立腺炎は尿道の解剖学的異常がない限り、基本的には高齢者にしか発症しないんだ。では若年者の前立腺炎を見れば…

性感染症を考えるということでしょうか？

 その通り！ 若年者の前立腺炎は性感染症の可能性が高いね。他には腹痛のところで扱ったけど、精巣の痛みで考える病気があったよね？

精巣上体炎でしょうか？

そうだったね！ 精巣上体炎も基本的には性感染症であるので、性交渉歴と精巣上体の圧痛の確認が重要だね。とはいえ、男性の睾丸痛で見逃してはいけないのは…

精巣捻転は常に考えるべき！ でしたよね？

よく覚えていたね！ 精巣捻転は見落としてはいけないので、悩ましければ泌尿器科へのコンサルトも考慮すべきだね。

### ポイント

- 病歴：性交渉歴、排尿時痛、膿性分泌物、残尿感、頻尿、睾丸痛
- 身体所見：精巣上体の圧痛、前立腺圧痛

性交渉歴は以下の5点を確認する
①不特定多数との性行為
②コンドームを使用しない性行為
③風俗店での性行為
④性感染症の既往歴
⑤男性同士の性交渉

- 若年男性の排尿時痛では、性感染症を考え、性交渉歴を確認する。
- 性感染症の診断には、尿検体の淋菌とクラミジアの PCR が有用である。
- 淋菌は潜伏期間が1週間以内であるのに比べ、クラミジア感染の潜伏期間は1〜3週間以内である。
- 尿道から膿が出る場合は淋菌感染症を強く疑い、グラム染色を行う。
- 高齢者の前立腺炎では細菌感染症を疑うが、若年者の前立腺炎では性感染症を疑う。
- 性交渉歴があり精巣の圧痛がある場合は精巣上体炎を疑うが、精巣捻転は見逃してはいけないので、悩ましければ泌尿器科にコンサルトする。

### 2）女性の生殖器関連

それでは、女性の性感染症では何が鑑別に挙がるかな？

腹痛のところで、やりましたね。骨盤内炎症性疾患ですね！

そうだったね。骨盤内炎症性疾患の特徴は覚えている？

リスクの高い性交渉歴があり、膣分泌物や陰部瘙痒感などの外陰部の症状が目立ち、腹部全体に腹膜刺激徴候があり直腸診で子宮頸部可動時痛があることが特徴ですよね？

さすがだね。骨盤内炎症性疾患は、腹痛を伴うことが多いので、腹痛から鑑別を考えることが多いけど、発熱の鑑別としても大切な疾患だね。それでは、高齢者の生殖器感染症で鑑別に挙がるのはわかるかな？

なんでしょうね？

子宮留膿腫は聞いたことある？

子宮留膿腫？

子宮頸部が狭くなってさらに上行性の細菌感染が加わることで、子宮に膿がたまる疾患のことだね。圧倒的に高齢者に多い疾患で、高齢女性の原因不明の発熱では常に考えるべきと言えるね。発熱以外にどのような症状があると思う？

腹痛はでそうですね。

あとは、子宮に膿がたまるので…

膣から膿が出るとか？

その通り！ 発熱に加えて膿性帯下や性器出血を認めれば、必ず子宮留膿腫を考えるべきだね 25)。ところで、子宮頸部はなんで狭くなるのかな？

悪性腫瘍とかはありえそうですね。

さすがだね！ 特に子宮頸癌は子宮留膿腫の原因として常に考えるべき疾患と言えるね。ちなみに、なんで高齢者が多いと思う？

うーん。ADLが低下するからでしょうか。

そうだね。実際に高齢者では加齢による子宮頸管の狭窄や膣自浄作用の低下が原因とされていて、ADL低下が発症要因と言われているね 26)。それでは診断はどうすればよいかな？

腹部エコーですね。

その通り！ まずできる検査としては有用だね。ただし膿の貯留量が少なければ、腹部エコーは感度が低くなる可能性があるね。ではどうすればよいかな？

経腟エコーでしょうか？

そうだね！ 疑わしければ、婦人科に経腟エコーを依頼すべきだね。特に子宮頸癌の既往歴、帯下異常を伴う発熱では婦人科にコンサルトすべきと言えるだろうね。ただそれ

らの所見がない場合は、腹部造影 CT で熱源精査をして初
めて見つかることも経験されるね。

　　　なるほど。帯下異常などがない場合は診断が難しいのですね。

うん。難しいところだね… ところで、治療はどうすれば
よいかな？

　　　　　　　　　　　　　　　　抗菌薬ですよね？

確かにそうなのだけど、もう一つ大切なことがあるよね。
膿が溜まっているのだから…

　　　　　　　　　　　　　　　ドレナージでしょうか？

その通り！ 適切な治療という意味でも疑えば速やかに婦
人科コンサルトをすべき疾患と言えるだろうね。実際に敗
血症性ショックを引き起こすリスクがある疾患なので、女
性の発熱では一度は子宮留膿腫を念頭に置く必要があると
言えるね。

### ポイント

- 病歴：性交渉歴、外陰部瘙痒感、帯下異臭、帯下の濁り、膿性帯下、不整性器出血
- 身体診察：子宮頸部可動時痛、腹部圧痛、腹膜刺激徴候
- 若い女性でリスクが高い性交渉歴があり、腹痛を認める場合は骨盤内炎症性疾患を考える。
- 膣分泌物や陰部搔痒感などの外陰部の症状が目立ち、腹部全体に腹膜刺激徴候があり直腸診で子宮頸部可動時痛があることが特徴である。
- 高齢女性の腹痛＋発熱では子宮留膿腫を念頭に置く必要がある。膿性帯下があればなおさら強く疑うべきである。
- 高齢女性では加齢による子宮頸部の狭窄が多いが、子宮頸癌は見逃してはいけない原因である。若年女性ではなおさらである。
- 腹部エコーはまずできる検査として有用だが、膿の量が少なければ感度が下がる。
- 子宮頸癌の既往歴、帯下異常を伴う発熱では経膣エコーの実施も含めて、婦人科にコンサルトすべきである。
- 帯下異常などが乏しければ熱源精査で腹部造影 CT を撮像しないと診断が難しいこともある。治療には抗菌薬だけではなくドレナージも必要であり、疑えば速やかに婦人科へのコンサルトが必要である。

### ⑨骨・関節

次は、骨・関節のフレームだね。わかりやすく言うと整形外科が扱う感染症と考えればよいね。どんな疾患が考えられるかな？

腰痛のところでやりましたね。FACET のなかの化膿性脊椎炎などの Epidural abscess（infection）に該当するフレームでしょうか？

さすがだね！　腰痛＋発熱では必ず考えるべきフレームワークだね。どんな特徴があったか覚えている？

特徴的な腰痛がありましたね。化膿性脊椎炎を示唆する腰痛は以下の通りです。

#### 筋骨格系腰痛＋Epidural abscess（infection）のポイント

- 筋骨格系腰痛全般の Red flag
  Time course: 増悪傾向の痛み、長期間継続する痛み
  Severe: 重度の痛み
  Situation: 安静時の痛み、夜間・就寝時の痛み
  infection に特徴的な Red flag
  - 随伴症状：発熱、悪寒、寝汗、尿路症状、CRP 高値、硬膜外膿瘍（脱力、しびれ、膀胱直腸障害）、結核性脊椎炎（活動性結核、結核の既往歴、呼吸器症状）
  - 身体所見：脊椎叩打痛、腸腰筋徴候（腸腰筋膿瘍）
    ＊結核性脊椎炎では画像所見のわりに症状が乏しい

さすがだね！　それでは、他にどうかな

関節というぐらいなので、関節痛の有無は気になります。

ところで関節痛と関節炎の違いはわかるかな？

なんでしたっけ…

関節炎は炎症なので関節の腫脹・熱感・発赤を原則として伴うとされているね。一方、関節痛はただ関節が痛いだけなので必ずしも炎症は伴っていなくてもよいことが違いだね。例えば、インフルエンザ感染症では関節が痛くなることもあるけど、関節の熱感・発赤・腫脹は伴わないよね。関節炎は非常に特徴的な所見なので、正しく認識する必要があるね。

なるほど。関節炎のフレームワークがあったりするのですか？

そうだね！　関節炎のフレームワークについても、ここで触れておこうか。

---

● 関節炎のフレームワーク
- 単関節炎
- 多関節炎

---

関節炎の数で分類するということでしょうか？

その通り！　ここでは関節炎が1つの場合は単関節炎、2つ以上認める場合に多関節炎としているね。それでは急性経過に発症した単関節炎では何を考えるべきかな？

この流れで言えば…　感染症？

さすがだね！　具体的にどんな病名になるかな？

化膿性関節炎でしょうか？

その通り！　急性の単関節炎では化膿性関節炎を絶対に見逃してはいけないね。急性単関節炎の鑑別は主に、以下の2つになるね。

---

急性単関節炎の鑑別
① 化膿性関節炎
② 結晶性関節炎（痛風、偽痛風）

---

化膿性関節炎と結晶性関節炎の鑑別が問題になるのですね。

そうだね。特に高齢者では膝関節の偽痛風が非常にコモンであるので、化膿性関節炎との鑑別に苦慮することが多いね。では、どのように鑑別すればよいかな？

病歴で、発熱があれば化膿性関節炎とかでしょうか？

結晶性関節炎でも発熱は認めるから、何とも言えないね。

では、どうすればよいでしょうか？

80歳以上、糖尿病、関節リウマチ、最近の関節手術、大腿骨／膝の人工関節、皮膚感染症というのは化膿性関節炎のリスクとされているので参考になるね[27]。とはいえ、どの

所見も陰性尤度比は低いので除外には向かないね。

つまり、それらのリスクがあれば化膿性関節炎の可能性をより考える必要があるが、リスクがなくても否定できないということですね。

その通り！　それでは、どうしたらよいかな？

身体診察は否定には使えそうですね。

確かに、関節の他動時痛、可動域制限、関節液貯留はいずれも感度が90%以上あるという報告もあるね[28]。なので発熱があるときに関節所見が全くなければ、化膿性関節炎は否定的と言えるだろうね。しかし、結晶性関節炎との鑑別に使えるかな？

いえ、結晶性関節炎でも同じように関節炎所見が出るので鑑別には使えなさそうです。

そうだね。それではどうすればよい？

関節液を調べればよいのではないでしょうか？

さすがだね！　それでは、関節液のどのような所見を確認したいかな？

関節液の培養検査でわかると思います。

確かに、関節液は基本的には無菌状態なので、実質的に関節液培養は化膿性関節炎の診断のゴールデンスタンダードと言えるだろうね。ところで培養検査ってすぐに結果はわかるかな？

いえ。わかりません…

そうだよね。であれば、どうすればよいかな？

グラム染色でしょうか。

そうだね！　グラム染色は確かにとても有用だね。実際にグラム染色で関節液に細菌を認めれば化膿性関節炎と診断できるからね。とはいえ、感度はグラム陽性球菌で50〜75%、グラム陰性桿菌では50%以下と感度は決して高くないことに注意が必要だね[29]。

でも結晶性関節炎なら、結晶が見えますよね？　見えれば化膿性関節炎は否定的と言えるのではないですか？

確かに、結晶が見えれば化膿性関節炎の可能性は下がるかもしれないね。とはいえ化膿性関節炎と結晶性関節炎が合

併することもあるので、否定はできないね。

では、どうすれば良いのでしょうか？

関節液の白血球数と白血球分画は、化膿性関節炎の診断に有用とされているね。

### 化膿性関節炎の診断における関節液の白血球数と白血球分画の診断特性

白血球　25000/μL 以上　　LR ＋2.9　　LR －0.32
白血球　50000/μL 以上　　LR ＋7.7　　LR －0.42
白血球 100000/μL 以上　　LR ＋28　　 LR －0.71
多核白血球　90%以上　　　LR ＋3.4　　LR －0.34

なるほど！ つまり関節液の白血球数が多く、多核白血球の割合が高ければ化膿性関節炎らしいと言えるのですね。

そうだね。特に関節液の白血球が100000（10万）/μLを超えると化膿性関節炎の可能性が相当に上がると言えるけど、関節液の白血球が25000/μL未満でも否定に使えるほどの診断特性ではないことに注意が必要だね。

確かに。化膿性関節炎の診断は難しいのですね。

そうだね。最終的には総合的な判断が要求されると言えるだろうね。あとは全身状態が非常に重要だね。つまり食事摂取量や本人の元気さ、シバリングの有無、バイタルサインなど敗血症を示唆するような所見がないかを確認する必要があるね。

なるほど！

それを踏まえて、結晶性関節炎との鑑別は以下のように整理されるね。

### 化膿性関節炎と結晶性関節炎の鑑別ポイント

① 全身状態が不良で食事摂取が低下しているなら化膿性関節炎の可能性が上がる。
② シバリングやバイタルサインが不安定など敗血症を示唆する所見は化膿性関節炎の可能性を上げる。
③ 関節液のグラム染色で菌を認めれば化膿性関節炎と診断するが、否定には使えない。
④ 関節液の白血球数が多く、多核白血球の割合が高ければ化膿性関節炎の可能性

が上がる。
⑤ 関節液で結晶を認めれば結晶性関節炎の可能性が上がるが、化膿性関節炎を否定しきれない。

なるほど！　総合的な判断が必要なんですね。

そうだね．とはいえ結局、関節液を調べないとわからないので、急性単関節炎では関節穿刺が原則として必須であることが大切だね．

確かに関節穿刺は大切なのですね．これらのポイントが全て問題なければ安心しても良いということですね．

そうだね…　ただし、化膿性関節炎は見逃した場合、致死的になるだけではなく関節予後を著しく悪化させる疾患なので、迷ったら関節液培養が出るまでの抗菌薬使用や、整形外科へのコンサルトを考慮すべきだね．

わかりました！

## 化膿性脊椎炎のポイント

- 病歴：腰痛、悪寒、戦慄、尿路症状、硬膜外膿瘍（脱力、しびれ、膀胱直腸障害）、結核性脊椎炎（活動性結核、結核の既往歴、呼吸器症状）
- 身体所見：脊椎叩打痛、体動時の著明な腰痛

## 化膿性関節炎のポイント

- 病歴：糖尿病、関節リウマチ、最近の関節手術、大腿骨／膝の人工関節、皮膚感染症
- 身体所見：関節可動域制限、関節他動時痛、関節腫脹
- 関節炎は関節痛と違い、熱感・発赤・腫脹を伴う．
- 急性の単関節炎を認めた場合は、化膿性関節炎と結晶性関節炎の鑑別が重要になるが、化膿性関節炎は関節予後を著しく悪化させた時に致死的になるので見落とさない．
- 糖尿病や関節リウマチなどのリスクがあれば化膿性関節炎の可能性が上がるが、否定に使うことは困難である．
- 発熱患者で関節所見が全く正常であれば化膿性関節炎は否定的だが、結晶性関節炎との鑑別は困難である．
- 急性の単関節炎では関節穿刺で関節液を精査することが必須である．
- 関節液培養は化膿性関節炎の診断のゴールドスタンダードだがすぐに結果は出

ない。

- 関節液のグラム染色は有用だが、化膿性関節炎を否定する程の診断特性はない。
- 関節液に結晶を認めれば結晶性関節炎の可能性が上がるが、化膿性関節炎が否定できるわけではない。
- 関節液の白血球が 100000（10 万）/μL を超え、関節液の多核白血球が 90%以上になると化膿性関節炎の可能性が上がる。
- 関節液の白血球が 25000/μL 未満であれば可能性は下がるが、否定できるほどではない。
- 全身状態が不良で食事摂取が不良、バイタルサインが不安定、シバリングを認める場合は化膿性関節炎の可能性が上がる。
- 化膿性関節炎と結晶性関節炎の鑑別は総合的に判断する必要がある。
- 化膿性関節炎は見逃した場合、致死的になるだけではなく関節予後を著しく悪化させるので、迷ったら関節液培養が出るまでの抗菌薬使用や、整形外科へのコンサルトを考慮すべきである。

## コラム

### 関節炎のフレームワーク

関節炎は以下の 4 つのフレームワークで考える。

① 急性単関節炎

② 急性多関節炎

③ 慢性多関節炎

④ 慢性単関節炎

① 急性単関節炎

すでに解説したように、化膿性関節炎と結晶性関節炎を考える。

② 急性多関節炎

急性多関節炎では、性感染症関連、ウイルス感染症、感染性心内膜炎を考える。

性感染症関連では、淋菌、HIV、B 型肝炎を考える。性行為や輸血歴、肝炎の家族歴の病歴が重要である。

ウイルス感染症としては、パルボウイルス感染症が代表的な疾患である。レース様の紅斑、Sick contact が重要である。なお、海外渡航歴があればチクングニア熱、デング熱、ジカ熱も鑑別に挙げる。

感染性心内膜炎も急性多関節炎をきたすため、血液培養は躊躇しない。

### ③ 慢性多関節炎

慢性多関節炎は、関節リウマチ、脊椎関節炎などのリウマチ性疾患、全身性エリテマトーデスなどの抗核抗体に関連した疾患、血管炎を考える。

ときに、偽痛風などの結晶性関節炎が慢性～急性の多関節炎をきたすことがある。関節液における結晶の証明が診断的であり、NSAIDsへの反応性が良好であることも参考になる。

### ④ 慢性単関節炎

珍しいタイプの関節炎で、結核や悪性腫瘍が鑑別に挙がる。

## ⑩ 皮膚・軟部組織

### 1) 蜂窩織炎と蜂窩織炎に見誤られる疾患

　最後に、皮膚・軟部組織の問題だね。どんな疾患が考えられるかな？

　　　　　　　　　　　　　　　　　　蜂窩織炎ですよね！

　そうだね。それでは、蜂窩織炎の診断はどうやってすれば良いかな？

　　　　　　皮膚が赤くなっていれば蜂窩織炎ではないでしょうか？

　そうだね。つまり、皮膚・軟部組織の発赤・腫脹・熱感を認めれば、蜂窩織炎と言えるね。それでは、蜂窩織炎の診断は簡単だろうか？

　　　　　　　　　　　　　　見ればわかるような気がしますが…

　確かに、見れば明らかであることが多いね。ただ、うっ滞性皮膚炎などでも皮膚の発赤は認めることがあるので、皮膚の発赤＋発熱＝蜂窩織炎ではないんだ。

　　　　尿路感染の診断のように、除外診断が重要ということでしょうか？

　そうだね！　他に感染源がないことを確認し、さらに皮膚の所見自体が蜂窩織炎に矛盾しないことを確認する必要があるね。あとは、そもそも皮膚所見自体が見逃されることもあるね。

　　　　　　　　　　　　　　　　　　　　　　というと？

わかりやすいのは、臀部や背部の褥瘡感染や足先に起こり靴下で隠れる蜂窩織炎などが典型的だね。

なるほど。意識して見ないとわからないわけですね。

その通り！ 特に寝たきり高齢者では背部を見る、靴下をはいている人は靴下を脱がせるという手間を惜しまないことが大切だね。

なるほど！

ちなみに、蜂窩織炎に見えるけど蜂窩織炎ではない感染症はわかるかな？

丹毒でしょうか？

確かに、丹毒は蜂窩織炎と鑑別が難しいね。違いはわかるかな？

なんでしょうね…

蜂窩織炎は皮下軟部組織の問題だけど、丹毒は表皮の問題であり深さが違うと言われているね。表皮の問題である丹毒は、より境界が明瞭とされているよね。ちなみに、耳介に皮下軟部組織は存在するだろうか？

存在しないと思います。

それでは、耳介に蜂窩織炎は起こっても良い？

軟部組織がないので起こらない気がします。

その通り！ それらが鑑別点だね。ただし、蜂窩織炎とマネージメントは大きく変わりはないと言えるね。それでは、他に蜂窩織炎に見えるけどマネージメントが異なる疾患はあるかな？

さっきおっしゃった褥瘡感染はそうではないでしょうか？

そうだね！ 褥瘡感染ではデブリードマンが必要になることもあるので、特に寝たきり高齢者では熱発時に褥瘡のチェックは怠らないことが大切だね。ただ蜂窩織炎との鑑別で悩むことは少ないかもしれないね。

なるほど。

例えば、経過が不良な腎盂腎炎の場合に何を考えるのか覚えている？

腎膿瘍ですね！ あ！ ということは、皮下膿瘍も鑑別になるのではないでしょうか？

その通り！　外見のみでは蜂窩織炎と皮下膿瘍の鑑別は困難だね。では、どのように鑑別すれば良いかな？

腎膿瘍に準じて考えれば、治療経過が不良であれば皮下膿瘍を考えればよいのではないでしょうか？

確かにそうだね。他には何かないかな？

触診は有用だと思います。

確かに、妙にブヨブヨしている場合は皮下膿瘍を疑うね。ただそれだけで診断は難しいかもしれないな。

となれば、エコーではないでしょうか？

その通り！　エコーが極めて有用だね。蜂窩織炎では軟部組織のび漫性の浮腫を認めるけど、皮下膿瘍であれば1か所に低エコーの液体貯留を認めるので鑑別が可能だね。ちなみに皮下膿瘍であればどんな治療が必要だろう[30]？

穿刺でしょうか？

そうだね。実際に穿刺を行うことは、診断的に非常に有用だね。ただ治療としては、皮下膿瘍であれば外科的に切開排膿をすることが勧められているね[30]。

なるほど！　確かにマネージメントが蜂窩織炎とは異なるのですね。

そういうことだね。それでは、他に蜂窩織炎と紛らわしい病態として、入院中の患者ならどうだろう？　例えば、末梢ルートが入っているのならば…

末梢ルート感染でしょうか。でも、ルートが入っていれば誰でもわかるような…

確かに、末梢ルートが入っていれば容易にわかるだろうね。ただし、末梢ルートがすでに抜かれていて、後で発赤・腫脹が顕在化してくると、どうだろう？

つまり、発赤・腫脹だけが目立つということですね。確かに蜂窩織炎と区別がつかないかもしれませんね。

実際に、最初は蜂窩織炎として治療して、血液培養で緑膿菌が検出してはじめてルート感染だったと気づくこともあるくらいだからね。ルート刺入部と発赤・腫脹との関連は常に気を付けるべきと言えるだろうね。

なるほど。ちなみにマネージメントは何が変わるのでしょうか？

院内のルート感染であれば、MRSA（メチシリン耐性黄色ブドウ球菌）と緑膿菌をカバーする抗菌薬が必要になるので、抗菌薬選択がかわってくるね。

なるほど…

それでは、もう一つ。足の蜂窩織炎がずっと長引いていて、妙に痛がっていて、かといって膿瘍もエコーではなさそう。こんなときは何を考える？

なんでしょうね…

それでは、糖尿病もあって、潰瘍病変も伴っているのであれば…

骨髄炎でしょうか！

さすがだね！　下肢骨髄炎の身体所見の診断特性は以下の通りだね。

---

**下肢骨髄炎の臨床診断**[31]
- 潰瘍径が2cmを超える　　陽性尤度比 7.2　　陰性尤度比 0.48
- ゾンデが直接骨に触れる　　陽性尤度比 6.4　　陰性尤度比 0.39

---

つまり、下肢の潰瘍が大きくて、さらにその潰瘍底にゾンデを入れて、骨が触れれば骨髄炎らしいと言えるのですね。

そうだね！　これらは通常の褥瘡感染にも応用可能だね。

つまり、背部の褥瘡であってもゾンデで直接骨に触れれば骨髄炎を疑うということですね。

その通り！　ただし、いずれも臨床的に強く疑うことはできるけど、否定をすることは困難であることに注意が必要だね。では、否定をするにはどうすれば良いかな？

スワブの培養に出せばよいのではないでしょうか？

実は、スワブ培養は信頼性が低いと言われていて、あくまで参考程度だね。本当に診断をつけるのであれば、骨生検が必要と言われているね。ただ診断がついていないのに、生検はできないよね…　化膿性脊椎炎に準じて考えれば…

あ．MRI でしょうか！

さすがだね。下肢骨髄炎における MRI の診断特性は以下の通りだね。

> **下肢骨髄炎の MRI の診断特性**[31]
> **陽性尤度比 3.8　陰性尤度比 0.14**

ということは、MRI で正常ならば可能性が相当に下がるということですね。

そうだね。MRI は極めて重要な検査だね。とはいえ、全例でMRI を撮るのは現実的ではないよね。

やはり経過が大切ということでしょうか？

そういうことだね。痛みが長引く下肢の蜂窩織炎では常に骨髄炎を疑うべきだね。あとは触診も大切だね。

触診？

蜂窩織炎では皮膚から皮膚軟部組織の炎症だよね。しかし骨髄炎は当然骨の問題だよね。

深い触診で痛みが出れば骨髄炎らしいということでしょうか？

そうだね。ちゃんとしたエビデンスがあるわけではないけど、骨髄炎だと骨を触診したら相当に痛がる印象があるので、判断材料に使える可能性があるね。

つまり潰瘍がなくても、経過が不良で痛みが長引く蜂窩織炎で深い触診で強い痛みが出る場合は、積極的に骨髄炎を疑い MRI の撮像を考慮するということでしょうか？

そうだね。ただ MRI は感度が高いけど、特異度は高くはないので、最終的には整形外科コンサルトも含めた総合的な判断が必要だね。

### ポイント

- 病歴：皮疹、ルート刺入歴、潰瘍
- 身体所見：視診（発赤 腫脹 色調変化、潰瘍、ルート刺入部との関係）、触診（痛がり方、皮下気腫、ブヨブヨ感）、ゾンデ試験
- 検査：エコー（皮下膿瘍）、MRI（骨髄炎）

- 局所の発赤・腫脹・熱感に発熱を伴う場合は蜂窩織炎を考えるが、他の熱源がないかを総合的に判断する必要がある。
- うっ滞性皮膚炎でも局所の発赤を認めうるため、皮膚の発赤＋発熱＝蜂窩織炎ではない。
- 特に寝たきりの患者で、臀部や背部の褥瘡感染や足先に起こり靴下で隠れる蜂窩織炎は見逃されやすいので、側臥位で背中を見る、靴下をはいている人は靴下を脱がせるという手間を惜しまない。
- 蜂窩織炎は皮下軟部組織の問題だが、丹毒は表皮の問題であり深さが異なる。
- 表皮の問題である丹毒は、より境界が明瞭であり、皮下軟部組織を有さない耳介には蜂窩織炎は起こらないが、丹毒は起こってもよい。
  ただし、丹毒も蜂窩織炎もマネージメントに大差はない。
- 褥瘡感染ではデブリードマンが必要になることもあるので、特に寝たきり高齢者では褥瘡のチェックは常に怠らない。

- 経過が不良の「蜂窩織炎」では、常に皮下膿瘍を鑑別に入れる。
- 皮下膿瘍の診断は外見だけでは困難であり、触診でブヨブヨしていないかを確認する。
- 皮下膿瘍の診断には、エコーが極めて有用であり、低エコーの液体貯留を認める。
- 皮下膿瘍の穿刺は診断には有用だが、治療は切開排膿を行うべきである。

- 末梢ルート刺入歴のある「蜂窩織炎」では末梢ルート感染を疑う。
- 末梢ルートがすでに抜かれている場合、末梢ルート感染で発赤・腫脹が前面に出る場合は、蜂窩織炎との鑑別が時に困難である。
- ルート刺入部と発赤・腫脹との関連は常に気を付けるべきであり、末梢ルート感染を疑うのであれば血液培養の結果が出るまでは MRSA と緑膿菌のカバーも考慮する。

- 糖尿病患者で下肢の潰瘍を伴う「蜂窩織炎」では骨髄炎を常に考える。
- 潰瘍径が 2 cm を超える、ゾンデが直接骨に触れる場合は特に骨髄炎を疑うが、否定できるほどの診断特性ではない。
- 骨髄炎の診断で、スワブ培養は信頼性が低い。
- MRI は骨髄炎の診断において有用である。
- 潰瘍がなくても、経過が不良で痛みが長引く「蜂窩織炎」で深い触診で強い痛みが出る場合は、積極的に骨髄炎を疑い MRI の撮像を考慮する。
- MRI は感度が高いが、特異度は高くないため、最終的には整形外科コンサルトも含めた総合的な判断が必要になる。

## 2）壊死性筋膜炎

　最後に蜂窩織炎の鑑別で最も大切な疾患について扱おうか。

　まだ、あるんですか？

　一番大切で致死的になるので、見逃してはいけない疾患だね。

　なんでしょうね？

　壊死性筋膜炎って聞いたことない？

　はい、なんとなく。でも、筋膜の問題だから皮膚は関係ないですよね。

　例えば、ある熱発の患者さんで 図10-1 のような所見があればどう考える？　ちょうど、肘の付近を見ているのだけど。

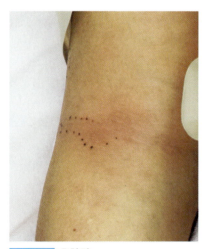

図10-1　入院時

　軽度の発赤がありますね。他に熱原がないのであれば、蜂窩織炎でよいのではないでしょうか？

　最初はそう思うよね。ただ写真だとわからないのだけど、どのあたりまで痛いと思う？

　それは、発赤があるところではないでしょうか？

　実は、この症例は発赤を超えて痛みがあるんだ。

　え。発赤がないところも痛いのですか？

その通り。そして、図10-2 が6時間後だね。

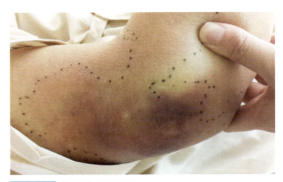

図10-2 入院後6時間後

あれ、発赤の範囲が随分と広がっていますね。6時間しか経っていないのですよね？

 そうだね。あと、色はどうだろう？

なんだか、紫斑が出てきていますね。ちょっと気持ち悪いです。

 そうだよね。そこからさらに6時間経った後の図10-3 が次だね。

えー！ 全然、色が違いますね！

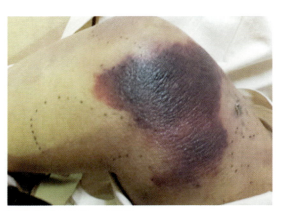

図10-3 入院後12時間後

これが、壊死性筋膜炎だね。

こんなに、進行が速いのですね… しかも、最初は軽症の蜂窩織炎にしか見えませんでしたね。

その通り。それが壊死性筋膜炎の恐ろしいところだね。壊死性筋膜炎の治療は知っている？

抗菌薬でしょうか？

実は、壊死性筋膜炎であれば抗菌薬だけでは、決して治癒しないんだ。

そうなのですか！ では、どうすれば良いのでしょうか？

壊死性筋膜炎は速やかに外科的なデブリードマンを行わないといけない、1分・1秒を争う疾患なんだ。早期にデブリードマンを行ったほうが、死亡率も低下するという報告もあるくらいだからね[32]。

恐ろしいですね… 診断はどうすれば、よいのでしょうか？

まず、疑うことだね。今回の症例からどんな所見が壊死性筋膜炎らしいと言えるかな？

紫斑を認めれば壊死性筋膜炎ということでしょうか。

確かに、紫斑があれば壊死性筋膜炎と言っても良いだろうね。それでは、紫斑がなければ壊死性筋膜炎ではないと言えるかな？

確かに… 最初は紫斑がありませんでしたね…

病歴の基本に戻って考えればどうだろう？

つまり、進行が速い、痛みが強いということでしょうか？

その通り！ 壊死性筋膜炎を疑うポイントは、Time course と Severe で考えればよいね。

---

**壊死性筋膜炎を疑う所見**

（Stevens DL, et al. Clin Infect Dis. 2014; 59: e10-52[33] より改変）

**Time course:** 皮疹の拡大が極めて速い
**Severe:** 痛みが比較的強い。皮疹を超えた範囲で痛みがある。重篤感がある・バイタルサインが不安定（低血圧、頻呼吸、意識障害など）

---

このうち、特に Time course が極めて重要と言えるね。

確かに、今回の症例も進行がものすごく速いですよね。

その通り。実際、この症例も昼間は問題なかったのに、夜になって急速に皮疹が拡大し、紫斑が出現し、バイタルが不安定になったからね。そのような急速な悪化を見れば、壊死性筋膜炎を念頭に置くので、夜であっても緊急の対応が必要だね。

なるほど！

他に壊死性筋膜炎を疑う所見は以下の通りだね。

- 壊死所見（紫斑）
- 皮下気腫
- 水疱
- 知覚鈍麻
- 緊満性浮腫

これらの所見は、あれば壊死性筋膜炎を積極的に疑うけど、ないからといって壊死性筋膜炎を否定できる訳ではないことに注意が必要だね。

そういえば、皮下気腫を確認するためにCTを撮るという方法を聞いたことがあります。CTで皮下気腫がなければ壊死性筋膜炎は否定的ということでよいでしょうか？

確かにCTで皮下気腫があれば壊死性筋膜炎を強く疑うことができるので、有用であると言えるね。しかし皮下気腫がなくても壊死性筋膜炎が否定できるわけではないので、注意が必要だね。実際に、今回の症例では皮下気腫は認めなかったからね。

それでは、採血はどうでしょうか？

確かに、採血は一定の有用性があり、白血球・CRPの著増、腎機能障害、貧血、高血糖、低ナトリウム血症があれば壊死性筋膜炎を示唆するとされているね。これらの所見があれば積極的に壊死性筋膜炎を考えることができるね[34]。とはいえこれも壊死性筋膜炎の早期発見には向かないし、これらの所見がなくても壊死性筋膜炎が否定できるわけではないね。

それでは、どうすればよいのでしょうか？

壊死性筋膜炎の診断に、エコーが有用という報告があって深部筋膜層に 4 mm の液体貯留があれば壊死性筋膜炎を示唆するとされているね[35]。

つまり、エコーで診断が可能なのですね。

確かにエコーは有用ではあるね。しかし、それだけで除外ができるほどではないのだよね。

うーん。難しいですね…

そう。壊死性筋膜炎は緊急性が高いにもかかわらず診断が難しく、非常に悩ましい疾患と言えるね。一つ診断において非常に有用な方法があるね。

なんでしょうか？

試験切開だね。Up to Date®にも試験切開が壊死性筋膜炎を診断する唯一の方法であると記載があるね[36]。

試験切開ですか… どのように行えばよいのでしょうか？

皮疹の中心部分に局所麻酔を行い、筋膜付近まで切れ込みを入れ、濁った液体を認める場合や、Finger test といって指を入れると筋膜上の組織が簡単に剥がれる所見があれば壊死性筋膜炎を強く示唆するね。

なるほど。ただ、どこを切開するかを迷いそうですね。

紫斑や水疱などが明らかにあればそこを切開すればよいけど、悩ましい場合はエコーが有用だね。

つまり、深部筋膜層に液体貯留を認めるところを試験切開すればよいということでしょうか？

その通り！ 疑えば、エコーで当たりをつけて、試験切開するとよいと言えるだろうね。とはいえ、試験切開は可能であれば慣れた外科医がやったほうがよいので、疑った段階で壊死性筋膜炎の経験がある整形外科や形成外科にコンサルトするべきとも言えるね。

なるほど！

ポイント

壊死性筋膜炎は進行が速いうえに、診断が難しく、さらに早期にデブリードマンをしなければ致死的になりうる非常に悩ましい疾患である。

以下の臨床所見は、壊死性筋膜炎を疑うきっかけになる。

- 皮疹の拡大が極めて速い
- 痛みが比較的強い
- 皮疹を超えた範囲で痛みがある
- 重篤感があり、バイタルサインが不安定（低血圧、頻呼吸、意識障害など）

以下の臨床所見があれば壊死性筋膜炎を強く疑うが、なくても否定はできない。
- 壊死所見（紫斑）
- 皮下気腫
- 水疱
- 知覚鈍麻
- 緊満性浮腫

- CT で皮下気腫を認めれば壊死性筋膜炎を強く疑うことはできるが、皮下気腫を CT で認めなくても否定ができるわけではない。
- 採血で白血球・CRP の著増、腎機能障害、貧血、高血糖、低ナトリウム血症があれば壊死性筋膜炎を積極的に考えるが、これらの所見がなくても否定することはできない。
- エコーで深部筋膜層に 4 mm の液体貯留があれば壊死性筋膜炎を示唆する。
- 唯一の診断的な検査は試験切開であり、濁った液体を認める場合や、Finger test が陽性（指を入れると筋膜上の組織が簡単に剥がれる）であれば壊死性筋膜炎と診断する。
- エコーで筋膜層に液体貯留を認めるところで試験切開を行うとよいかもしれない。
- 臨床的に疑えば、壊死性筋膜炎の経験がある外科医へ試験切開を含めてコンサルトすべきである。

## コラム

### 発熱＋全身性皮疹の鑑別

参考: J-hospitalist network 長谷川先生、佐田先生スライド。成人患者の急性発熱 ＋ 全身性紅斑（http://hospi.sakura.ne.jp/wp/wp-content/themes/generalist/img/medical/jhn-cq-kameda-150723.pdf）

　J-hospitalist network はご存じだろうか？　日本におけるホスピタリストの普及を目指す学術組織であり、同ホームページには有用な情報が多数記載されている。「JHN ＋ホスピタリスト」で是非 Google 検索をしてほしい。発熱＋皮疹に関しても、上記のスライドが無料で見ることができるので是非ご覧になってほしい。今回はそこに載っていた有用なフレームワークを筆者

がアレンジした形を紹介する。

発熱＋全身性皮疹は以下の 7 つのアプローチで診療する。＊上記スライドに一部追加。

1) ショックバイタル
2) 2 か月以内の薬剤歴
3) 海外渡航歴
4) 性交渉歴
5) 野外活動歴
6) ウイルス感染のリスク（Sick contact、ワクチン、流行歴）
7) 追加検査が必要な病態

### 1）ショックバイタル

発熱＋皮疹に加えてショックバイタルであれば、上記の壊死性筋膜炎を第一に考える。特に紫斑や痛みが強い場合はなおさらである。

淡い紅斑が広がっている程度で、それにも関わらずショックバイタルが遷延する場合はトキシックショックシンドロームを考える。ブドウ球菌が産生するトキシンが原因でショックバイタルに陥る。タンポンの使用や、術後感染などが原因となりうる。

紫斑があれば髄膜炎や肺炎球菌の菌血症も鑑別に挙がる。

発熱＋皮疹でかつ心原性ショックであれば感染性心内膜炎を考える。感染性心内膜炎は時に致死的になるので、速やかな心臓血管外科への紹介がキーとなる。

### 2）2 か月以内の薬剤歴

2 か月以内の薬剤歴があれば、薬疹を考える。

特に、抗てんかん薬、抗菌薬でリスクが高い。

結膜、口腔内の粘膜疹があれば、Stevens Johnson（スティーブンス - ジョンソン）症候群などの重症薬疹を考える必要がある。結膜と口腔の診察は怠らない。

### 3）海外渡航歴

海外渡航歴がある場合はマラリアを常に疑う。デング熱も比較的、出会う可能性がある。

海外渡航歴がある場合は、以下の 3 つを必ず確認する。

海外渡航歴からマラリアやデング熱の可能性が否定できない場合は、マラ

リアの末梢血スメアや迅速検査が実施可能な医療機関への紹介を考慮する。

①渡航歴

　どこに渡航したかを必ず確認する。

　都市部なのか、田園部なのかも確認する。

　FORTH・厚生労働省検疫所のホームページが有用であり、どのような感染症が流行っているかを調べる必要がある。http://www.forth.go.jp

②潜伏期間

　感染から発症までの時間を潜伏期間という。

　例えば、デング熱・ジカ熱・チクングニア熱などのウイルス性疾患の潜伏期間は 10 日以内である。

　一方、マラリアは 7 日以上経過してから発症し、帰国後 3 か月以内まではリスクが高いため、常に鑑別に挙げるべきである。

③曝露歴

　曝露歴に関しては、飲食の内容、水への曝露、蚊への曝露などを中心に聴取する。

　特に、蚊への曝露に関しては蚊帳を使ったのか、虫よけスプレーを使ったのかを含めて詳細に聴取する必要がある。

## 4）性交渉歴

　性交渉歴を確認する。リスクの高い性交渉はすでに説明した通りである。

　それらのリスクの高い性交渉があれば、積極的に急性 HIV 感染症、急性ウイルス性肝炎、梅毒、淋菌感染症などを考える必要がある。

## 5）野外活動歴

　山に入ったなどの野外活動歴があれば常にリケッチア感染症を考える必要がある。

　しかし山に入っていなくても、流行している地域であれば常に鑑別に入れる必要がある。

　疑えば、虫の刺し口がないかを限なく調べる。

　日本紅斑熱とツツガムシ病が多く、両者のペア血清は診断に有用である。

　肝障害、血小板低下も疑うきっかけとなる。

　疑わなければ診断できないので、発熱＋皮疹では鑑別疾患に想起して野外活動歴を聴取することが大切である。

　なお血球の減少が目立つ場合は、マダニを介するウイルス感染症である重症熱性血小板減少症候群も鑑別に入れる必要がある。

### 6）ウイルス感染のリスク（Sick contact、ワクチン、流行歴）

ワクチン接種歴がない場合や、Sick contact を認める場合に積極的に考える。

流行歴の把握が極めて大切であり、国立感染症研究所感染症疫学センターのホームページを適宜参照する。https://www.niid.go.jp/niid/ja/from-idsc.html

全身性の小紅斑を認める場合は、麻疹と風疹を考える。

風疹では発熱と同時に皮疹を認めるが、麻疹ではいったん解熱してから再度発熱し皮疹を認める。

麻疹では口腔内にコプリック斑を認め、風疹では後頸部のリンパ節腫脹が目立つ。

ただ、両者の鑑別は難しく、総合的な判断が求められる。

水疱を認める場合は、手足口病と水痘を考える。

手足口病では、その名の通り、手掌、足底、口唇に水疱を認める。特に口腔内に有痛性の粘膜疹を認めることも特徴的であり、「口内炎」ができたという訴えも多い。

水疱は手足口病に比べて体幹に水疱が目立つ傾向がある。

蝶形紅斑と四肢近位のレース状の淡い紅斑を認めればパルボウイルス感染症を考える。関節炎が目立ち、関節リウマチ様になることもある。

### 7）追加検査が必要な病態

白血病や悪性リンパ腫などの血液系悪性腫瘍、成人スティル病、血管炎などの自己免疫疾患、感染性心内膜炎を念頭に置く。

末梢血目視、血液培養、ANCA、フェリチン、抗 IL-2 レセプターなどを適宜追加する。

紫斑があれば血管炎を念頭に、皮膚生検を考慮する。

原因不明の LDH 高値があればたとえリンパ節腫脹がなくても、血管内リンパ腫を想起すべきであり、ランダム皮膚生検が診断に有用である。

---

## その後

先ほどの患者さんをもう一度詳細に診察してみました。結果は以下の通りになります。

### ROS

| | |
|---|---|
| 中枢神経 | 頭痛・脱力・しびれ・意識変容なし |
| 頭頸部 | 鼻閉・鼻汁・耳痛・歯痛・咽頭痛なし |
| 気道 | 咳嗽・喀痰なし |
| 心・血管 | 胸痛・呼吸困難なし |
| 肝・胆道系 | 嘔吐・腹痛なし |
| 腹腔内・消化管 | 下痢なし |
| 尿路 | 排尿時痛・残尿感なし、**1日前から頻尿あり、右腰痛あり** |
| 生殖器 | 帯下異常なし、リスクの高い性交渉なし、外陰部瘙痒感なし |
| 骨・関節 | 関節痛なし、体動時に悪化する腰痛なし |
| 皮膚・軟部組織 | 皮疹なし |

### 身体所見

| | |
|---|---|
| 中枢神経 | 後部硬直なし、意識障害なし |
| 頭頸部 | 副鼻腔叩打痛なし、耳介牽引痛なし、歯圧痛なし　扁桃腫大なし |
| 気道 | 呼吸音左右差なし、肺副雑音なし |
| 心・血管 | 心雑音なし、結膜点状出血なし、septic emboli なし |
| 肝・胆道系 | Murphy なし、肝叩打痛なし |
| 腹腔内・消化管 | 右側腹部圧痛あり |
| 尿路 | **右 CVA 叩打痛強陽性** |
| 生殖器 | 子宮頸部可動時痛なし |
| 骨・関節 | 関節他動時痛なし、関節腫脹なし、脊椎叩打痛なし |
| 皮膚・軟部組織 | 皮疹なし、褥瘡なし、皮下気腫なし |

上記の結果より尿路、特に右腎盂の問題が考えられます!! しかし… 腹部単純 CT も尿検査も異常がないので、違う気がします…

いや、AFBN ならありうるね！

AFBN？

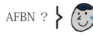

Acute focal bacterial nephritis 急性巣状性細菌性腎炎のことだね。つまり腎盂腎炎と腎膿瘍の中間的な疾患で、簡単に言うと腎膿瘍一歩手前ということだね。また腎実質の問題なので、腎盂には所見が乏しいこともあり、尿検査が全く正常であることもありうるね[37]。

なるほど！　でも腹部単純 CT は正常だったのですよ。

造影 CT をしないと AFBN は診断ができないので、単純 CT が正常であるからと言って AFBN を否定はできないね。AFBN では 図10-4 のように腎臓の部分的な造影不良域を認めるね[38]。

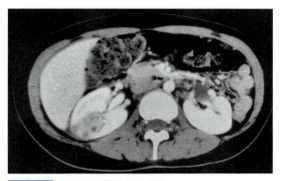

**図10-4** **AFBN の造影 CT 所見**
（陶山恭博先生の御好意により提供）

エコーではどのような所見があるのでしょうか？

腎臓の限局した低エコー領域と同領域に一致して、ドプラーエコーで血流低下を認めることが特徴的とされているね。

なるほど！　いまエコーをあててみますね。確かに右腎臓の一部が低エコーに見えます…　早速、造影 CT を撮像してみます！

その後…

メガネ先生、確かに右腎の一部に造影不良域を認めるので AFBN だと思います！

確かに…　造影不良域を認めるね。ところで、この造影 CT の鑑別はなんだろう？

なんでしょうね…

腰痛のところで話したことは覚えている？

あ！　腎梗塞ですね！

その通り！　腎梗塞では腎皮質の外側に帯状の造影効果が残存することがあって、Cortical rim signと呼ぶんだ[39]。

腎臓の外側だけが造影されるんですね。今回の症例ではこのような所見を認めませんね。

もちろん、この所見だけで診断できるわけではないね。LDHやD-dimerの上昇があれば腎梗塞を疑うので、これらを総合的に判断すべきだね。ただし、今回は腎梗塞のリスクが低く、感染症らしい病歴もあるのでAFBNとしての対応でよいだろうね。

AFBNは腎盂腎炎とマネージメントは違うのでしょうか？

腎膿瘍のように穿刺は原則として必要はないけど、慎重なフォローアップが必要だね[40]。治療経過が思わしくなければ抗菌薬投与の延長や腎膿瘍への進展の有無を確認するために、エコーの再検が必要になるね。

なるほど！　尿検査が正常だったので全く尿路感染が頭から抜けてしまいました。やはり病歴と身体所見は大切なのですね。

ピカピカ先生も、とても成長したね。あとは先生なりのフレームワークを作っていければ、よいだろうね。

ありがとうございます!!　少し外来に自信がつきました。

## ● 文献 ●

1) 上田剛士. ジェネラリストのための内科診断リファレンス. 医学書院; 2014.
2) Attia J, et al. JAMA. 1999; 282（2）: 175-81.
3) Uchihara T, et al. Headache. 1991; 31（3）: 167-71.
4) Waghdhare S, et al. Clin Neurol Neurosurg. 2010; 112（9）: 752-7.
5) 中泉博幹, 他. 家庭医療. 1999; 6: 10-5.
6) Metlay JP, et al. JAMA. 1997; 278（17）: 1440-5.
7) Khalil A, et al. Emerg Med J. 2007; 24（5）: 336-8.
8) Manford M, et al. J R Soc Med. 1992; 85（5）: 262-6.
9) Storm BL, et al. Ann Intern Med. 1998; 129（10）: 761-9.
10) Evangelista A, et al. Heart. 2004; 90（6）: 614-7.
11) Ueda T, et al. Curr Gerontol Geriatr Res. 2015; 2015: 431638.
12) Kiewiet JJ, et al. Radiology. 2012; 264（3）: 708-20.
13) Soyer P, et al. AJR Am J Roentgenol. 1998; 171（1）: 183-8.
14) Abboud PA, et al. Gastrointest Endosc. 1996; 44（4）: 450-5.
15) Peng WK, et al. Br J Surg. 2005; 92（10）: 1241-7.
16) Lin AC, et al. Emerg Med J. 2009; 26（4）: 273-5.
17) Bent S, et al. JAMA. 2002; 287（20）: 2701-10.
18) Ducharme J, et al. CJEM. 2007; 9（2）: 87-92.
19) Fukami H, et al. Int J Gen Med. 2017; 10: 137-44.
20) Zaman Z, et al. J Clin Pathol. 1998; 51（6）: 471-2.
21) Etienne M, et al. BMC Infect Dis. 2008; 8: 12.
22) Everaert K, et al. Spinal Cord. 1998; 36（1）: 33-8.
23) Cook RL, et al. Ann Intern Med. 2005; 142（11）: 914-25.
24) Geisler WM, et al. Sex Transm Dis. 2005; 32（10）: 630-4.
25) 赤澤憲治, 他. 日産婦会誌. 1991; 43: 1539-45.
26) 具 芳明, 他. 感染症学雑誌. 2007; 81（3）: 302-4.
27) Margaretten ME, et al. JAMA. 2007; 297（13）: 1478-88.
28) Carpenter CR, et al. Acad Emerg Med. 2011; 18: 781-96.
29) Goldenberg DL. Lancet. 1998; 351: 197-202.
30) Singer AJ, et al. N Engl J Med. 2014; 370（11）: 1039-47.
31) Butalia S, et al. JAMA. 2008; 299（7）: 806-13.
32) Wong CH, et al. J Bone Joint Surg Am. 2003; 85-A（8）: 1454-60.
33) Stevens DL, et al. Clin Infect Dis. 2014; 59（2）: e10-52.
34) Wong CH, et al. Crit Care Med. 2004; 32（7）: 1535-41.
35) Yen ZS, et al. Acad Emerg Med. 2002; 9（12）: 1448-51.
36) Stevens DL, et al. Necrotizing soft tissue infections. Up to Date.
37) Conley SP, et al. J Emerg Med. 2014; 46（5）: 624-6.
38) Suyama Y, et al. Emerg Med J. 2017; 34（5）: 346.
39) Hsiao PJ, et al. CMAJ. 2010; 182（8）: E313.
40) Sieger N, et al. BMC Infect Dis. 2017; 17（1）: 240.

## コラム

### フレームワーク毎の代表的な市中感染の起因菌

フレームワーク毎に代表的な起因薬を覚えることが感染症診療で有用である。

＊院内感染や重症例は、下記に加えて腸内細菌に代わり緑膿菌が、MSSA（メチシリン感受性黄色ブドウ球菌）に代わり MRSA が問題なると考えるとわかりやすい。

① 中枢神経

肺炎球菌（PRSP 含む）、髄膜炎菌、リステリア（高齢者、免疫不全）、腸内細菌群

脳炎を疑う場合：ヘルペスウイルス

② 上気道（副鼻腔・咽頭・中耳・歯）

肺炎球菌、レンサ球菌、MSSA、インフルエンザ桿菌、モラキセラ・カタラーリス、嫌気性菌

③ 下気道

市中肺炎：肺炎球菌、インフルエンザ桿菌、モラキセラ・カタラーリス

非定型肺炎：マイコプラズマ・ニューモニエ、レジオネラ、クラミジア・ニューモニエ

誤嚥・膿胸：肺炎球菌、腸内細菌群、嫌気性菌

④ 心・血管（感染性心内膜炎、血管内カテーテル）

IE：連鎖球菌、黄色ブドウ球菌、その他グラム陰性桿菌、MRSA

血管内カテーテル：緑膿菌、MRSA、カンジダ

⑤ 肝・胆道系

腸内細菌群、腸球菌、嫌気性菌

⑥ 消化管

虫垂炎・憩室炎・肛門周囲膿瘍：腸内細菌群、腸球菌、嫌気性菌

感染性腸炎：キャンピロバクター、サルモネラ、エルシニア

院内発症・抗菌薬曝露歴：クロストリジウム・ディフィシル

⑦ 尿路（前立腺含む）

市中発症：腸内細菌群（腸球菌）

⑧ 生殖器

骨盤内炎症性疾患 or 若年者の精巣上体炎：淋菌、クラミジア・トラコマティス

重症の骨盤内炎症性疾患：上記の骨盤内炎症性疾患に加えて、腸内細菌群、嫌気性菌

⑨ 骨・関節

化膿性関節炎・化膿性脊椎炎：MSSA、レンサ球菌、腸内細菌

＊化膿性関節炎を疑えば最初からMRSAを考える。

⑩ 皮膚・軟部組織

市中発症の蜂窩織炎：MSSA、レンサ球菌

傷部が深く、悪臭を伴う蜂窩織炎：MSSA、レンサ球菌、腸内細菌、嫌気性菌

壊死性筋膜炎：緑膿菌、MRSA、レンサ球菌、嫌気性菌

## コラム

### 入院中の敗血症を見逃さない

時間外、特に18時頃に病棟患者に発熱があれば「なぜこの時間に」と思うのは仕方がないかもしれない。もしその日に飲み会や懇親会があればなおさらである。

しかし、敗血症は見逃してはいけない。そのためのポイントを列挙する。

① 意識変容を含めたバイタルサインの異常を軽視しない

2016年に敗血症の定義が変更され、感染症に加え以下の2項目が陽性の場合に外来セッティングでは敗血症と考えるとされている。

• 呼吸数 ≧ 22/分

• 意識変容（GCS < 15）

• 収縮期血圧 ≦ 100mmHg

(Singer M, et al. JAMA 2016; 315: 801-10)

つまり意識変容を含めたバイタルサインの異常を見逃さないということが極めて大切であると言えるだろう。

筆者は意識変容に関してはJCS I-1に相当する「今ひとつはっきりしない」というのも有意として良いと考えている。「いつもと比べて」というのがポイントで、受け答えにいつもと比べて違和感がある場合は、その違和感を軽視しないことが大切である。

② 全身状態（general appearance、食事量、シバリング）

全身状態の確認も重要である。ここではgeneral appearanceと食欲、

シバリングを強調したい。見た目の元気さというのはやはり大切で、患者がグッタリしている場合はすぐに行動に移したほうが良いと言える。また食事量も全身状態の評価において重要である。発熱が出て食事量が目に見えて減少している場合は要注意と言える。またシバリングを伴う発熱は原則として菌血症を強く疑うので、抗菌薬を投与する目安と言える。

③ 院内で敗血症の 3 大原因の診察

　院内で敗血症を引き起こす 3 大原因は以下の 3 つである。

- 尿路感染症
- 肝胆道系感染症
- 血管内カテーテル関連感染症

　つまり診察としては最低限、CVA 叩打痛±前立腺触診、肝叩打痛、カテーテルのチェックを行うことが大切である。

　Top to Bottom の診察で原因臓器と起因菌を推定する努力は怠るべきではないが、少なくとも発熱患者においてこの 3 つの項目において異常を認める場合は、必ず培養を採取のうえ、抗菌薬の投与を考慮する。抗菌薬投与が遅れるほど敗血症患者では死亡率が上昇することが示唆されているからである。(Seymour CW, et al. N Engl J Med. 2017; 376 (23): 2235-44)

## コラム

### 感染症診療の 3 つの軸について

　感染症診療では、以下の 3 つの軸で考えて、抗菌薬の決定を行うべきである。

○感染症診療の 3 つの軸

- 患者背景
- 原因臓器
- 原因微生物

　原因臓器はフレームワーク毎に考え、フレームワーク毎に代表的な起因菌を覚えるとよい（既述）

　患者背景は以下の 3 つに分けて考える。

○患者背景の 3 つの軸

- 全身状態：食欲・ADL の低下、バイタルサインの異常、シバリング、臓

器障害
- 基礎疾患：心不全、腎不全、肝不全・肝硬変、DM、慢性呼吸不全、担癌状態、脾摘、免疫抑制状態、好中球減少、HIV
- 耐性菌：抗菌薬使用歴、入院中の発症・入院歴、老健施設、中心静脈カテーテル使用
- 患者背景、原因臓器、原因微生物の3つを念頭に、抗菌薬を選ぶべきである。
- 患者背景でリスクが高くなればなるほど、広域の抗菌薬を選択する可能性が高まる。

## コラム

**入院患者の発熱**（上田剛士．ジェネラリストのための内科診断リファレンス．医学書院；2014 より改変）

入院患者の発熱では以下の 10 個で大半を説明可能である。

<u>4つの感染症⇒肺炎（高齢者では特に誤嚥性肺炎）、尿路感染、肝胆道系感染症、創部感染</u>

4つの診察（聴診、CVA 叩打痛±直腸診、肝叩打痛、創部観察）を行い、必要があれば4つの検査（肝胆道系酵素を含めた採血、尿検査、胸部 X 線、腹部エコー）と4つの培養（痰培養、尿培養、血液培養、創部培養）を行う。

<u>6D ⇒（Device, Drug, Difficile, Decubitus, DVT, cppD）</u>

デバイス、薬剤、下痢、褥瘡、下腿左右差、関節（特に膝）を重点的にチェックする。

Device （血管内カテーテル、尿道カテーテル、気管チューブ、経鼻胃管、シャント、ペースメーカーなどの埋め込み人工物）

Drug （薬剤熱）

Difficile （*Clostridium difficile* 感染症）

Decubitus （褥瘡感染）

DVT （深部脈血栓症）

cppD （偽痛風）

## コラム

### 非感染症が原因の発熱

NSAIDE という覚え方がある。

#### N : Neoplasm

- 血液系腫瘍、肝臓癌、腎臓癌が発熱をきたす代表的な悪性腫瘍である。
- 血液系悪性腫瘍の診断は時に難渋する。
- 原因不明の LDH 上昇ではリンパ腫を鑑別に挙げることを忘れない。

#### S: Syukketu（出血）, Sokusen（塞栓）

- 血腫、下肢静脈血栓症では発熱を認める。

#### A: Autoimmune

- 巨細胞性動脈炎、高安動脈炎、リウマチ性多発筋痛症、成人発症スティル病などは特異的な抗体が存在せず時に診断に難渋する。

#### I: Inflammation

- 痛風や偽痛風の炎症性疾患は発熱を起こす。
- 同様のエピソードを繰り返すのであれば、家族性地中海熱などの自己炎症性疾患も発熱の原因として考える。

#### D: Drug

- 薬剤熱だけでなく、ベンゾジアゼピンでは中止に伴う離脱も考える。また、抗精神病薬過量投与による悪性症候群、SSRI 過量投与によるセロトニン症候群、全身麻酔に伴う悪性高熱も鑑別に挙がる。

#### E: Endocrine

- 甲状腺機能亢進症、褐色細胞腫、副腎不全で発熱を認めることがある。
- 特に亜急性甲状腺炎は甲状腺の触診を怠ることで見逃しうるため注意が必要である。

#### E: Environment

- 熱中症など高体温環境でも発熱を認める。
  他に稀ではあるが視床下部の脳血管障害、てんかん発作でも高熱をきたすことがある。

# あとがき

　メガネ先生とピカピカ先生の長い旅にここまでお付き合いいただき、ありがとうございます。臨床は難しい…　医師9年目になりますが、改めて臨床の難しさを痛感する毎日です。

　本書では、内科診断学の基本を扱いました。特にフレームワークを意識して、効率よく網羅的に鑑別を挙げる訓練を意識しました。また各論で扱ったトピックは、皆さんが日常臨床をしていれば必ず遭遇するようなコモンディジーズを中心に扱いました。本書を読み終えた今、主訴からどのように診断に至ればよいか、少しでも皆様が自信を持っていただけたのなら、これ以上の喜びはありません。しかし、本書で扱う診断は、臨床のあくまで入り口に過ぎません。当然ですが、診断だけでなく治療もしないと患者さんは幸せになりません。しかし、そもそも診断や治療だけでなく、悩める患者さんを全人的に診る能力も医師として必要とされています。病気を診断して、治療すれば終わりというだけではなく、病んだ患者さんにどのように寄り添うかが臨床医として求められる資質です。若い研修医の先生方は臨床という大海の航海をはじめたばかりです。本書がその航海の最初の確かな羅針盤になると信じています。そしてゆくゆくは各々が自分自身の羅針盤を手に入れ、自分にしかできない航海をしていただけることを願っています。

　里帰りの電車の中で　快晴の5月の空を見上げながら…

# 索 引

## あ

| | |
|---|---|
| 亜急性甲状腺炎 | 207, 208, 291 |
| 悪性腫瘍 | 179, 183 |
| 悪性腫瘍に伴う腰痛 | 247 |
| 圧迫骨折 | 170, 239 |
| アナフィラキシーショック | 262 |
| アルコール依存症 | 30 |
| アルコール性ケトアシドーシス | 171 |
| アルコール度数 | 29 |
| アレルギー | 32 |
| 安定狭心症 | 107 |
| 胃潰瘍 | 96 |
| 医学的世界 | 5 |
| 胃癌 | 179 |
| 異型リンパ球 | 203 |
| 意識障害 | 139, 288, 289 |
|  鑑別 | 72 |
|  フレームワーク | 87 |
| 異所性妊娠 | 80, 155, 156, 157 |
| 痛み | 11 |
| 一過性脳虚血発作 | 82 |
| 一酸化炭素中毒 | 144 |
| 咽後膿瘍 | 191, 194 |
| 飲酒歴 | 29 |
| インスリノーマ | 225 |
| 陰性尤度比 | 62 |
| 咽頭痛 | 187 |
|  フレームワーク | 188, 211 |
| インフルエンザ | 266 |
| ウイルス性上気道炎 | 198, 199, 292 |
| ウイルス性腸炎 | 277 |
| ウイルス性脳炎 | 290 |
| 壊死性筋膜炎 | 329, 331, 332, 333 |
| 壊死性筋膜炎を疑う所見 | 331 |
| 演繹的過程 | 8 |
| 炎症性腸疾患 | 270 |
| 延髄外側症候群 | 121 |
| 音過敏 | 146 |

## か

| | |
|---|---|
| カーネット徴候 | 169 |

| | |
|---|---|
| 開口障害 | 191 |
| 咳嗽のフレームワーク | 231, 233 |
| 踵落とし試験 | 172, 174 |
| 可逆性脳血管攣縮症候群 | 136 |
| 可逆性白質脳症 | 136 |
| 蝸牛症状 | 126 |
| 家族性地中海熱 | 13 |
| 褐色細胞腫 | 145, 224, 226 |
| 化膿性関節炎 | 318, 319, 320, 321 |
|  診断 | 320 |
| 化膿性脊椎炎 | 170, 244, 317 |
|  MRI 所見 | 247 |
| 過敏性腸症候群 | 181 |
| 下部消化管出血 | 270 |
| 寛解因子 | 17 |
| 肝叩打痛 | 297 |
| 肝細胞癌破裂 | 161 |
| 患者背景 | 23 |
| 関節炎 | 4, 317 |
|  フレームワーク | 318, 322 |
| 感染症 | 223 |
|  フレームワーク | 46, 286 |
| 感染症診療の 3 つの軸 | 344 |
| 感染性心内膜炎 | 294, 295 |
| 感染性大動脈瘤 | 251, 295 |
| 感染性腸炎 | |
| 12, 181, 182, 261, 269, 273, 281 | |
| 感染の起因菌 | 342 |
| 肝胆道系感染症 | 297 |
| 肝膿瘍 | 300, 301 |
| 黄色ブドウ球菌 | 276 |
| 既往歴 | 25, 49 |
| 気胸 | 94 |
| 喫煙歴 | 28, 29 |
| 機能性頭痛 | 145 |
| 帰納的過程 | 8 |
| 基本情報の把握 | 23, 58 |
| 逆流性食道炎 | 206 |
| キャンピロバクター | 279 |
| キャンピロバクター腸炎 | 279, 281, 303 |
| 吸収不良症候群 | 272 |
| 急性 HIV 感染症 | 286 |

索引

| | |
|---|---|
| 急性間欠性ポルフィリン | 171 |
| 急性冠症候群 | 167 |
| 急性冠動脈症候群 | 105, 106, 107, 108 |
| 急性下痢のフレームワーク | 261 |
| 急性喉頭蓋炎 | 190, 192, 194 |
| 急性心筋炎 | 107 |
| 急性腎不全 | 254 |
| 急性心膜炎 | 107 |
| 急性巣状性細菌性腎炎 | 339 |
| 急性大動脈解離 | 101 |
| 急性胆管炎の診断基準 | 299 |
| 急性腸炎 | 153, 181 |
| 急性閉塞性緑内障 | 141 |
| 急性腰痛症 | 235, 237 |
| 狭心症 | 92 |
| 強直性脊椎炎 | 240 |
| 胸痛 | 91 |
| 　　フレームワーク | 92, 109 |
| 胸部 X 線 | 293 |
| 胸膜炎 | 94, 167 |
| 虚血性大腸炎 | 270 |
| 起立性試験 | 114 |
| 起立性低血圧 | 39, 78, 81, 114 |
| 起立性の血圧変化 | 79 |
| 筋骨格系腰痛 | 235, 236, 238 |
| 　　フレームワーク | 238 |
| 緊張性頭痛 | 147, 148 |
| 筋肉痛 | 169 |
| 筋力低下 | 6 |
| 薬手帳 | 27 |
| クモ膜下出血 | 82, 136, 137, 196 |
| 　　画像検査 | 150 |
| クラミジア | 204, 205, 312, 313 |
| グラム染色 | 319 |
| 群発性頭痛 | 148 |
| 経済状況 | 24 |
| 憩室出血 | 270 |
| 結核性脊椎炎 | 246 |
| 血管内カテーテル感染症 | 295, 296 |
| 月経 | 155 |
| 結晶性関節炎 | 318, 319, 320 |
| 結石性腎盂腎炎 | 254 |
| 血沈 | 224 |
| 下痢 | 260 |
| 検査結果 | 67 |
| 現実世界 | 5 |
| 検診歴 | 26 |
| 顕微鏡的大腸炎 | 272 |

| | |
|---|---|
| 口蓋垂偏位 | 194 |
| 口蓋点状出血 | 202 |
| 効果判定 | 310 |
| 抗菌薬関連下痢症 | 272 |
| 後索障害 | 118 |
| 甲状腺 | 207 |
| 甲状腺機能亢進症 | 224, 226, 264 |
| 甲状腺クリーゼ | 264 |
| 　　診断基準 | 265 |
| 喉頭蓋炎 | 193 |
| 後頭神経痛 | 143 |
| 項部硬直 | 288 |
| 硬膜外血腫 | 237 |
| 硬膜外膿瘍 | 244, 245 |
| 肛門周囲膿瘍 | 302 |
| 絞扼性イレウス | 164 |
| 呼吸困難のフレームワーク | 38, 221 |
| 骨髄炎 | 326, 327 |
| 骨粗鬆症 | 239 |
| 骨盤内炎症性疾患 | |
| | 176, 177, 185, 268, 314 |
| コンサルト | 54 |

▶ さ

| | |
|---|---|
| 細菌性髄膜炎 | 290 |
| 細菌性の唾液腺炎 | 291 |
| 細菌性扁桃腺炎 | 200, 201 |
| 再発性多発軟骨炎 | 13 |
| 坐骨神経痛 | 242 |
| サルモネラ | 279 |
| 子宮頸癌 | 315 |
| 子宮留膿腫 | 315 |
| 試験切開 | 333 |
| 事後確率 | 61, 66, 67 |
| 歯髄炎 | 291 |
| 耳石置換法 | 132 |
| 事前確率 | 61, 66, 67 |
| 持続性めまい | 119, 122 |
| 市中肺炎 | 293 |
| 市中発症感染性腸炎 | 276 |
| 失神 | 4, 52 |
| 　　検査 | 85 |
| 　　前提 | 71, 86 |
| 　　フレームワーク | 38, 70 |
| 失神とてんかん発作の区別 | 73 |
| 縦隔炎 | 192 |
| 縦隔気腫 | 94 |
| 重症度 | 18, 57 |

| | |
|---|---|
| 十二指腸潰瘍 | 96 |
| 手術歴 | 26 |
| 主訴の解析 | 10, 58 |
| 主訴の決定 | 10, 57 |
| 消化管穿孔 | 162 |
| 小腸型 | 276 |
| 小腸型腸炎 | 277 |
| 上部消化管出血 | 269 |
| 食後低血圧 | 83 |
| 褥瘡感染 | 324, 326 |
| 食道炎 | 96 |
| 食道破裂 | 95 |
| 食欲不振の鑑別 | 44 |
| ショック指数 | 262 |
| ショックのフレームワーク | 263 |
| 心因性動悸 | 213, 215, 227 |
| 腎盂腎炎 | 304, 305, 306 |
| 心筋炎 | 294 |
| 心筋梗塞 | 3, 64, 106, 267 |
| 神経介在性失神 | 39, 84 |
| 神経学的診察 | 129 |
| 深頸部感染症 | 189, 190, 191, 192, 193 |
| 心原性失神 | 74 |
| ポイント | 78 |
| 強く疑う状況 | 77 |
| 心原性の前失神 | 115 |
| 腎梗塞 | 155, 249, 255, 340 |
| 心疾患の既往における心原性失神の | |
| 診断特性 | 76 |
| 心室性不整脈 | 215 |
| 身体診察 | 45, 286 |
| 心電図 | 63 |
| 腎膿瘍 | 307 |
| 心不全 | 221 |
| 心房細動 | 255 |
| 膵癌 | 179, 180 |
| 水腎症 | 253 |
| 髄膜炎 | 140, 288, 289 |
| 頭蓋内疾患 | 138 |
| 頭痛 | 15 |
| 性行為感染症 | 311 |
| 性交渉歴 | 33, 176 |
| 精索捻転 | 159, 160 |
| 正常圧水頭症 | 117 |
| 成人 Still 病 | 206 |
| 精巣挙筋反射 | 160 |
| 精巣上体炎 | 160, 314 |
| 精巣捻転 | 314 |

| | |
|---|---|
| 脊椎関節炎 | 240, 241 |
| 脊椎叩打痛 | 239 |
| 石灰化頸長筋腱炎 | 207 |
| 前下小脳動脈の脳梗塞 | 120 |
| 前失神 | 114 |
| 全身倦怠感 | 5, 6 |
| 全身性浮腫のフレームワーク | 111 |
| 仙腸関節 | 241 |
| 前庭神経炎 | 120 |
| 蠕動痛 | 180 |
| 前立腺移行性 | 309 |
| 前立腺炎 | 307, 309, 313 |
| 増悪因子 | 17 |
| 側頭動脈炎 | 143 |
| 鼠径ヘルニア | 163 |

### ▶ た

| | |
|---|---|
| タール便 | 269 |
| 体幹失調 | 121, 122 |
| 代謝性アシドーシス | 171 |
| 帯状疱疹 | 98, 99, 141, 168, 256 |
| 大腿ヘルニア | 163 |
| 大腸型腸炎 | 278, 303 |
| 大腸癌 | 163, 179, 270, 271 |
| 大動脈解離 | 82, 102, 250 |
| 唾液腺炎 | 291 |
| 胆管炎 | 298, 299 |
| 診断 | 300 |
| 胆石 | 178, 179 |
| 丹毒 | 324 |
| 胆囊炎 | 298 |
| ダンピング症候群 | 225 |
| 中耳炎 | 143, 291 |
| 虫垂炎 | 12, 173, 175 |
| 中枢性頭位性めまい症 | 124 |
| 中毒性表皮壊死融解症 | 196 |
| 腸間膜動脈閉塞症 | 155 |
| 腸閉塞 | 162 |
| 腸腰筋徴候 | 245, 257 |
| 腸腰筋膿瘍 | 245, 246, 257 |
| 直腸診 | 80, 243, 302, 308 |
| チョコレート囊腫 | 161 |
| チョコレート囊胞の破裂 | 185 |
| 椎間板ヘルニア | 242 |
| 椎骨脳底動脈解離 | 136, 196 |
| 通院歴 | 26 |
| 低血糖 | 225 |
| 低髄液圧性頭痛 | 151 |

| | |
|---|---|
| デブリードマン | 331 |
| てんかん | 72, 73 |
| 伝染性単核球症 | 202, 203 |
| 頭位性めまい | 119, 122 |
| 動悸 | 212 |
| 　フレームワーク | 213, 230 |
| 頭頸部癌 | 206 |
| 洞性頻脈 | 217, 218 |
| 糖尿病性ケトアシドーシス | 171 |
| 動脈塞栓症状 | 295 |
| トキシックショックシンドローム | 262 |
| 毒素型 | 276 |
| 特発性腹腔内出血 | 161 |

### ▶ な

| | |
|---|---|
| 内服薬 | 27, 49 |
| 鉛中毒 | 171 |
| 入院患者の発熱 | 345 |
| 入院歴 | 26 |
| 乳糖不耐症 | 272 |
| 尿管結石 | 253 |
| 尿グラム染色 | 306 |
| 尿道炎 | 312 |
| 尿路感染症 | 304 |
| 尿路結石 | 178, 179, 235, 253 |
| 妊娠 | 156 |
| 妊娠反応 | 157, 158 |
| 年齢 | 23 |
| 脳炎 | 140, 289 |
| 膿胸 | 94 |
| 脳血管性失神 | 82 |
| ノロウイルス | 174, 276 |

### ▶ は

| | |
|---|---|
| パーキンソン病 | 117 |
| 肺エコー | 223 |
| 肺炎 | 292 |
| 敗血症 | 343 |
| 肺塞栓 | 102, 103, 104 |
| バイタルサイン | 3, 57, 63 |
| バセドウ病 | 207 |
| 発熱 | 284 |
| 　フレームワーク | 285 |
| 発熱＋全身性皮疹の鑑別 | 334 |
| パニック発作 | 227 |
| 馬尾症候群 | 242 |
| バルサルバ法 | 216 |
| 反跳痛 | 172 |

| | |
|---|---|
| 皮下気腫 | 332 |
| 皮下膿瘍 | 325 |
| 光過敏 | 146 |
| 非感染症が原因の発熱 | 346 |
| 非筋骨格系の腰痛 | 249 |
| 皮膚・筋骨格系の胸痛 | 97, 100 |
| 　分類 | 98 |
| 病歴 | 2 |
| 貧血 | 219, 220 |
| 深い触診 | 327 |
| 副腎不全 | 265 |
| 腹直筋血腫 | 169 |
| 腹痛 | 11, 16, 152 |
| 　フレームワーク | 186 |
| 副鼻腔炎 | 142 |
| 腹部エコーによる Murphy 徴候 | 298 |
| 腹部大動脈瘤 | 268 |
| 腹部大動脈瘤破裂 | 161, 237, 250 |
| 腹膜炎 | 172, 185, 302 |
| 浮腫 | 104, 111 |
| 不整脈 | 213, 214 |
| 腹筋 | 169 |
| フレーム法 | 42 |
| フレーム法＋Think worst scenario 法 | |
| | 40, 59 |
| フレームワーク | 37, 41, 42 |
| プレーン徴候 | 159 |
| 平衡障害 | 116, 117 |
| ヘルニア | 163 |
| 片頭痛 | 147 |
| 便潜血 | 180 |
| 便潜血検査 | 271 |
| 扁桃周囲膿瘍 | 191, 193, 194, 201, 210 |
| 便秘のフレームワーク | 165 |
| 蜂窩織炎 | 141, 323, 324, 325, 327 |
| 膀胱炎 | 304, 305 |

### ▶ ま

| | |
|---|---|
| マラリア | 266 |
| 慢性硬膜下血腫 | 117 |
| ミオクローヌス様痙攣 | 74 |
| 無顆粒球症 | 189, 195 |
| 無症候性細菌尿 | 305 |
| 迷走神経反射 | 71 |
| メニエール病 | 120 |
| めまい | 18 |
| 　神経学的所見 | 127 |
| 　フレームワーク | 113, 124, 126 |

索引

351

| | |
|---|---|
| めまいと眼 | 128 |
| メルカゾール | 195 |
| 毛様充血 | 142 |
| 問診 | 66 |
| モンドール病 | 99 |

### ▶ や

| | |
|---|---|
| 薬剤性過敏症症候群 | 196 |
| 薬剤性下痢 | 271 |
| 薬剤性の動悸 | 218, 219 |
| 薬剤による有害事象 | 27 |
| 薬剤熱 | 28 |
| 薬剤乱用頭痛 | 145 |
| 誘因 | 17 |
| 尤度比 | 62 |
| 指タップ | 217 |
| 陽性尤度比 | 62 |
| 腰椎圧迫骨折 | 238 |
| 腰痛 | 234 |
|     red flag | 236 |
| 溶連菌感染 | 200 |

### ▶ ら

| | |
|---|---|
| 雷鳴様頭痛 | 133, 135 |
| 卵巣出血 | 157 |
| 卵巣腫瘍 | 159 |
| 卵巣捻転 | 158, 160 |
| 離脱 | 28, 218 |
| 離脱症状 | 145 |
| 流行性筋痛症 | 169 |
| 良性発作性頭位性めまい症 | 123 |
| 緑内障 | 141 |
| 淋菌 | 204, 205, 312, 313 |
| 臨床推論 | 8 |
| ルート感染 | 325 |
| レジオネラ肺炎 | 266 |
| 肋軟骨炎 | 99 |
| 肋骨骨折 | 99 |

### ▶ 数字

| | |
|---|---|
| 1文サマリー | 48, 50, 52, 53, 59 |
|     構造 | 51 |
| 3C フレームワーク | 37 |
| 5D | 121 |
| 5 killer chest pain | 36, 92, 93 |

### ▶ A

| | |
|---|---|
| ACEP の入院適応の基準 | 76 |

| | |
|---|---|
| ACS | 197 |
| acute focal bacterial nephritis | 339 |
| ADL | 23, 24 |
| AFBN | 338 |
| AUDIT | 31 |

### ▶ B

| | |
|---|---|
| Bezold-Jarisch reflex | 267 |
| BPPV | 113, 123 |

### ▶ C

| | |
|---|---|
| CAGE スコア | 30, 31 |
| Centor スコア | 200, 201 |
| Central-PPV | 124 |
| *Clostridium difficile* 感染症 | |
| | 274, 275, 281 |
| cortical rim sign | 340 |
| CRP | 224 |
| CVA 叩打痛 | 253, 306 |

### ▶ D

| | |
|---|---|
| DEATH | 24 |
| Don't Sad | 310 |
| DVT | 105 |

### ▶ E

| | |
|---|---|
| EB ウイルス | 203 |
| EGSYS score | 75 |
| ERCP | 300 |

### ▶ F

| | |
|---|---|
| FACET | 238 |
| FAST | 80, 157 |
| finger test | 333 |
| fracture | 238 |

### ▶ G

| | |
|---|---|
| GERD-PPI | 44 |

### ▶ H

| | |
|---|---|
| head impulse test | 128 |
| heart rate perception | 227 |
| heart rate perception test | 216 |
| high yield | 6 |
| HINTS | 128 |
| HIV 感染症 | 205, 266 |

## I

| | |
|---|---|
| I–ADL | 25 |
| irregularly irregular | 231 |

## J

| | |
|---|---|
| Jolt accentuation | 289 |

## K

| | |
|---|---|
| killer abdominal pain | 153 |
| killer throat pain | 189, 190 |

## L

| | |
|---|---|
| Lemierre 症候群 | 191 |
| low yield | 6 |
| Ludwig's angina | |

## M

| | |
|---|---|
| McBurney | 174 |
| Murphy 徴候 | 297 |

## N

| | |
|---|---|
| neck flection test | 290 |
| NKDA | 32 |
| NKFA | 32 |

## O

| | |
|---|---|
| onset | 14, 17 |
| open question | 57 |
| OPQRST | 11, 19 |

## P

| | |
|---|---|
| pack years | 29 |
| pain scale | 18 |
| position | 20 |
| POUND | 147 |
| precordial catch syndrome | 97 |
| PSA | 308 |
| PSVT | 215, 216, 229 |

## Q

| | |
|---|---|
| quality | 20 |

## R

| | |
|---|---|
| radiaton | 20 |
| regularly irregular | 231 |
| review of systems（ROS） | 12, 43, 45, 53, 59, 286 |
| review of systems に重きを置いたフレームワーク | 41 |

## S

| | |
|---|---|
| scombroid poisoning | 33 |
| severity | 18 |
| SHAFT | 25 |
| situation | 17 |
| SQ（semantic qualifier） | 48 |
| STATES | 34 |
| STD | 204 |
| sudden onset | 15, 16 |
| 頭痛 | 133, 135, 138 |
| sudden onset abdominal pain | 154 |
| S 状結腸捻転 | 163 |

## T

| | |
|---|---|
| think worst scenario | 36 |
| Tietze 症候群 | 99 |
| time course | 11 |
| top to bottom | 286 |
| TOSS | 10, 41 |
| TOSS に重きを置いたフレームワーク | 41 |

## V

| | |
|---|---|
| vallecula sign | 194 |
| VINDICATE | 37, 42 |

## W

| | |
|---|---|
| Wells criteria | 102, 103 |

## 著者略歴

森川　暢（もりかわ　とおる）
2010 年　兵庫医科大学卒業
2010 年　住友病院初期研修医
2012 年　洛和会丸太町病院救急・総合診療科
　　　　　後期研修医
2015 年　東京城東病院総合内科スタッフ
2016 年　東京城東病院総合内科チーフ
2018 年〜東京城東病院総合診療科チーフ

日本プライマリ・ケア連合学会病院総合医委員会、
　専門医部会若手医師部門
関西若手医師フェデレーション元代表
関東若手医師フェデレーション創設者・元代表

---

総合内科　ただいま診断中！
フレーム法で、もうコワくない　　　　　　　　　　ⓒ

| | |
|---|---|
| 発　行 | 2018 年 6 月 20 日　1 版 1 刷 |
| | 2018 年 8 月 10 日　1 版 2 刷 |
| 監修者 | 徳田安春 |
| 著　者 | 森川　暢 |
| 発行者 | 株式会社　中外医学社 |
| | 代表取締役　青木　滋 |
| | 〒 162-0805　東京都新宿区矢来町 62 |
| | 電　話　　（03）3268-2701（代） |
| | 振替口座　　00190-1-98814 番 |

---

印刷・製本/横山印刷㈱　　　　　　　　　〈MM・HO〉
ISBN978-4-498-02078-8　　　　　　　　Printed in Japan

**JCOPY** ＜(社)出版者著作権管理機構 委託出版物＞

本書の無断複写は著作権法上での例外を除き禁じられています.
複写される場合は，そのつど事前に，(社)出版者著作権管理機構
（電話 03-3513-6969, FAX 03-3513-6979, e-mail: info@jcopy.
or.jp）の許諾を得てください.